Las Fuerzas Sanadoras de los Sonidos y Vibraciones Armónicas

El Poder de Sanación por medio de la Voz y la Mente

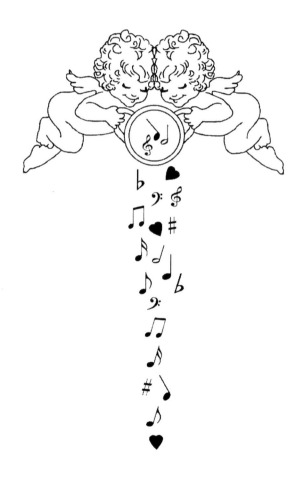

"Las Fuerzas Sanadoras de los Sonidos y Vibraciones Armónicas"

ISBN-13: 978-0991623709
ISBN-10: 0991623703

Publicado Por: JEM Productions

Los Derechos del Autor © 2014 Jay Emmanuel Morales

Todos los derechos son reservados.

Ninguna parte de esta publicación puede ser reproducida o transmitida en ninguna forma, sin la autorización escrita del autor, a excepción de breves fragmentos citados para su revisión.

Edición técnica: Teodorico Enrique Ampudia
Revisión Editorial: María Guadalupe Doris Vélez Márquez
Gestión de la producción y la logística por: Teodorico Enrique Ampudia
Diseño de la portada y contraportada: Carlos Alberto Quintero
Fotografías: Marco Antonio Olmos, Teodorico Enrique Ampudia

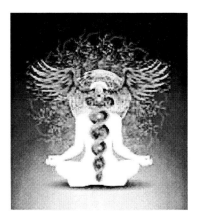

Organización del Poder de la Armonía, Salud y Red Global de Bienestar
Jay Emmanuel Morales, A.K., V.M.
P. O. Box 2618
New York, N.Y. 10108-2618
Tel: (212) 465-8163
Correo Electrónico: **powerofharmony1@aol.com**
healingpowerofharmony.com

Dedicatoria

Dedico este libro "A la Inteligencia Creadora de todo el Universo" por haberme concedido el regalo de poder cantar, de producir sonidos armónicos por medio de mi voz, por concederme la bendición de poder apreciar y disfrutar la música creada por grandes compositores de la música clásica, los cánticos gregorianos, los cánticos tibetanos, los cánticos védicos, las voces melodiosas e inspiradoras de cantantes que cantan con la fuerza de su corazón y los músicos que hacen música con la profunda sensibilidad de su espíritu, por concederme la oportunidad de estar al servicio y de poder inspirar y ayudar a la humanidad para que puedan activar su proceso natural de sanación de la mente, cuerpo y espíritu por medio de **"Las Fuerzas Sanadoras de los Sonidos y Vibraciones Armónicas y El Poder de Sanación por medio de la Voz y la Mente"**.

Por que ese poder de sanación está latente dentro de cada uno de nosotros y por medio de nuestra mente y voz, cuando generamos pensamientos y sonidos armónicos creativos y cuando agudizamos nuestras capacidades de percepción, la apreciación a la música y la asimilación de esos sonidos, se manifiesta la transformación atómica que activa sanación en todos nuestros sistemas.

Dedico este libro también a mis amados padres que de humilde manera y con muchos sacrificios a través de la vida me enriquecieron con la fuerza más poderosa de todo el universo, el amor que me brindaron, los valores espirituales, la compasión, el respeto y consideración por mis semejantes. A mi querido hermano, a mi hermana política y a mis queridas sobrinas por todo el cariño y apoyo que me han brindado a través del tiempo.

Dedico este libro a todos los grandes maestros, mentes y científicos que han dejado legados de sabiduría que contribuyen y contribuirán a través del tiempo inspirando el despertar de la conciencia y los corazones de los seres humanos, para que podamos lograr elevar nuestra frecuencia vibracional en el poder de la armonía, la paz, el amor incondicional, la buena voluntad, la integridad, la honestidad, la sabiduría de las altas esferas y para crear un mundo mejor donde los hombres valoren y protejan los recursos naturales del planeta.

Al maestro de maestros, Jesús El Cristo, el Buda Siddharta, Los Maestros Ascendidos, Los Maestros Tibetanos, Los Maestros de la India, Los Maestros de Egipto, Los Maestros Mayas de México y Guatemala, Los Maestros Budistas Chinos, Los Maestros Sufis de Islam, Los Monjes Taoístas y de Shaolin de China, Los Monjes Gregorianos, Rimpoche Tenzin Wangyal, Los Aborígenes Australianos y Nativos de Norte América, Sur América, México y Centro América, Geshi Lobsang Jamyang el Lama Thupten Kunkhyer, Pitágoras de Samos, Thoh (Hermes Trismegisto, el Atlante), Nicolás Tesla, Albert Einstein,

George Lakhovsky, Dr. Royal Raymond Rife, Dr. Alfred A. Tomatis, Leonardo Pisano Bigollo Fibonacci, Leonardo da Vinci, Guido de Arezzo, Dr. Daniel David Palmer, Edgard Cayce, Rudolf Steiner, Dr. Winfried Otto Shumann, Ernst Chladni, Dr. Hans Jenny, Dr. Joseph Puleo, Dr. Leonard G. Horowitz, Dr. Lee Lorenzen, Dr. Masaru Emoto, Maestro Pablo Casals, Maestro Jesús María Sanromán, Profesora Raquel Gandía, Dra. Valerie V. Hunt, Dr. Robert O. Becker, Dr. Harold Saxton Burr, Dr. Reinhold Voll, Bruce Taino, Dr. Samuel Hahnemann, Dr. Hebert Benson, Dr. Mitchell Gaynor, Dra. Pat Moffit Cook, Dr. Jeffrey Thompson, Professor Richard J. Saykally (UC), Dr. Steven Angel, Dr. Glen Rein, (NY), Vic Showell, John Stuart Reid, Thomas Aksness, Dra. Premala Brewster-Wilson, Dr. Leonel Eduardo Lechuga, Dra. Raquel Liberman, Dra. Estela Laufer, Dr. José Miguel González, Dr. Bruno Casatelli, Dr. Rubén Ong, Dr. Edmund L. Gergerian, Dra. Gloria Godínez Leal, Dr. J. J. Hurtak, y otros.

Palmira Ubiñas, Pilar Alvear Farnsworth, Anita Vélez Rieckehoff Mitchell, Marisol Carrere, Teodorico Enrique Ampudia, Marco Antonio Olmos, Carlos Alberto Quintero, Jesús Gutiérrez, Carlos Motta, Yolanda Motta, Laura Toapanta, William Jones (Lupito), Paul Utz, (Crystal Tones), Susana Bastarrica, Antonio Kabral, Omar Cabrera, Mirian Cruz, María Guadalupe Doris Vélez Márquez, Dra. María Corbett, Dr. Bill Akpinar, Profesor Darío Cárdenas, Hermelinda Cárdenas, Sonia Llanos, Linda Russo y otros.

"El poder de nuestra mente es infinito y extraordinario como el universo y por medio de ella creamos los pensamientos que generan frecuencias vibracionales que manifiestan y crean nuestro mundo".
— J.E.M.

Índice

Prólogo	i
Prefacio	ii
Testimonios científicos	iii
Introducción	1
1. El universo macro y microcósmico	5
2. Pitágoras de Samos	13
3. Sonidos en el espacio y percepción auditiva de los seres humanos y otros mamíferos	17
4. Sonidos de los animales, la naturaleza y sus efectos curativos	25
5. La naturaleza del sonido y la energía electromagnética	31
6. La emisión de frecuencias	39
7. El cuerpo humano, la materia y sus frecuencias	43
8. Thoth	49
9. Libros de la antiguedad y el poder del sonido	57
10. La geometría sagrada y los sonidos	61
11. La medicina vibracional y el origen de las enfermedades	67
12. La ley de atracción	73
13. Los beneficios de los sonidos armónicos	83
14. El origen de la técnica de curación por medio de los sonidos armónicos	89
15. Las culturas antiguas y el poder curativo del sonido	95
16. Sanación con sonidos en los tiempos modernos	103
17. Los sonidos musicales utilizados para manipular	109
18. Historia del solfeo antiguo	117
19. La frecuencia de 432 Hz, 8 Hz y la resonancia de Schumann	127
20. La frecuencia de 528 Hz y sus efectos sobre el ADN	131
21. La ciencia y el poder del sonido	137
22. El sonido y el electromagnetismo	151
23. La terapia magnética armónica vibracional	155

24. El poder de resonancia del cuerpo humano	165
25. Las fuerzas sanadoras de los sonidos y las vibraciones armónicas	169
26. Análisis de los sonidos y la música	173
27. Efectos de los sonidos sobre la materia	183
28. El efecto curativo de la meditación	187
29. La naturaleza vibracional de la materia	197
30. La homeopatía y la medicina vibracional	205
31. Sanación de los huesos por medio del ultrasonido	209
32. Instrumentos para la terapia con sonido	213
33. El color del sonido y los campos de energía del cuerpo humano	219
34. El poder de sanación de la voz	227
35. Los mantras	233
36. El sonido es parte primordial de toda la creación	239
37. Los Vedas	243
38. Activación de los chakras	247
39. Los chakras y los sonidos	251
40. Dr. Alfred Tomatis	263
41. Mantras védicos	267
42. Poderosos mantras tibetanos	277
43. Mantras, oraciones y sonidos sagrados	281
44. Activación de la glándula pineal	287
45. Los 6 sonidos curativos del Chi Kung (Qigong del Tao)	293
46. Los 5 sonidos de las sílabas tibetanas	301
47. La musicoterapia	305
48. Los cantos gregorianos	315
49. El efecto de la música en los animales	319

Cartas testimoniales

Agradecimientos

Acerca de Jay Emmanuel Morales

Prólogo

En el misterio infinito de la vida y el tiempo, ciertos individuos encarnan en el mundo con un talento muy específico y una misión única y urgente grabada en lo más profundo de sus almas...

Esta vocación específica es una llamada que en el proceso evolutivo de la humanidad ha estado viajando a través de los siglos y, en el Sagrado Misterio de la Redención Humana, requiere de un momento preciso para su realización.

La tradición de los indios norteamericanos nos recuerda que estamos entrando a la Era del Oído, cuando la humanidad va a recobrar olvidadas tecnologías de sonido. En este momento crítico en la evolución de la conciencia humana, este libro de Jay Emmanuel nos brinda los acordes celestiales esenciales para el despertar de toda la humanidad.

Jay Emmanuel Morales, nacido en Puerto Rico hace algo más de medio siglo, ofrece en este libro de profunda sabiduría, todo el legado de su alma con poderosas enseñanzas antiguas y pruebas científicas sobre el inmenso poder curativo de los sonidos armónicos, la voz y la mente. Su texto informativo reaviva fuegos sagrados latentes en nuestra cultura moderna absolutamente necesarios para que estas joyas imperecederas de la Sabiduría Perenne iluminen nuestro futuro.

El propósito de este libro es dar a conocer el poder innato que cada uno de nosotros poseemos para manifestar cambios hacia una vida más creativa y productiva, de plena salud y crecimiento espiritual.

Desde los 18 años cuando llegó a los Estados Unidos con una importante beca musical, Jay ha sido un gran representante de la cultura hispana en la ciudad de Nueva York. Además de la música, Jay ha dedicado su vida también a muchas otras actividades curativas en las profesiones de salud. Nuestra columna vertebral, gran maravilla de maravillas en el Templo Sagrado de nuestro cuerpo físico fue una de sus primeras llamadas, por eso estudió kinesiología aplicada. Para él, la columna vertebral es un instrumento musical cósmico absolutamente perfecto que por el tamaño, forma y peso de cada vértebra, contiene dentro de su onda, toda la música de la vida. Artes escénicas, entrenamiento de la voz, Yoga, Qi Gong, estudios e iniciaciones esotéricas y psicológicas, meditación, tonificación, el canto y la práctica de mantras sagrados, además de la apreciación de la música de muchas culturas en todas partes y todos los días, junto con numerosos viajes a todos los continentes y a lugares antiguos sagrados, todo esto es parte de los muchos ingredientes que se han unido para iluminar esta obra extraordinaria, la cosecha de una gran vida. Agreguemos también que Jay posee enormes entendimientos de mapas estelares, del poder de la pirámide y la sacro geometría, unidos a su innata comunión íntima con el mundo natural, el poder de la herbología, la nutrición orgánica de alimentos vivos, la magneto terapia, la energía curativa de la luz y la magia transformadora del sonido de su voz en combinación con el sonido de los cuencos de alquimia de cristal de cuarzo y de piedras preciosas...! Todo esto sobre la sólida base espiritual de su crianza en Puerto Rico.

En las páginas de este libro Jay nos guía con gran cuidado, cariño, paciencia y sabiduría a través de muchas interpretaciones de "Las Fuerzas Sanadoras de los Sonidos y Vibraciones Armónicas y El Poder de Sanación por medio de la Voz y la Mente".

Estemos agradecidos de recibir los muchos susurros del alma que este libro trae. Nosotros, los seres humanos somos aspectos individualizados del Creador Divino y todos y cada uno de nosotros, de diversas razas, idiomas y culturas, pertenecemos a una sola humanidad. A cada uno y a todos nosotros Dios nos ha dado la voz, el divino legado del verbo y el sonido. Con nuestra voz conscientemente sanemos nuestros cuerpos y bendigamos al mundo.

Pilar Alvear Fansworth,
Escritora Colombiana,
Fundadora del Movimiento para el Nacimiento
de Forma Natural (Birth Movement)
http://www.farnsworthproductions.com/PilarDeLaLuz/

Prefacio

El trabajo extraordinario ejecutado por Jay Emmanuel Morales en este libro, expone el uso de técnicas innovadoras de sanación a través del poder del sonido armónico, las cuales él combina magistralmente con las energías generadas por medio de los sonidos de vocales específicas en los códigos del solfeo antiguo, su voz melodiosa, los cuencos de cristales de cuarzo y tibetanos. Jay Emmanuel es también egresado del Conservatorio de Música de Puerto Rico.

Más que una obra literaria, podríamos decir que este es un libro didáctico, el cual describe una serie de técnicas donde el sonido es el elemento protagónico de su tesis, encargado de potenciar y despertar frecuencias armónicas para crear un balance perfecto a nivel celular, resultando en la integración y auto-sanación del cuerpo, mente y espíritu.

Entendemos que en la actualidad, la ciencia médica moderna recurre cada vez con mayor frecuencia a técnicas de sanación holística, como alternativa para hacer más efectivo los tratamientos de la medicina tradicional.

Jay Emmanuel es considerado un gran maestro de sanación en el área de la Medicina Vibracional, Kinesiología, Homeopatía, Medicina Ayurvédica, Nutrición y al igual un gran conocedor de las técnicas ancestrales provenientes de los atlantes, de los vedas de la India, de los tibetanos, de las escuelas de sabiduría antiguas de los egipcios y otras civilizaciones antiguas que probaron la efectividad de las mismas. Todas estas modalidades terapéuticas han sido corroboradas científicamente y experimentadas con gran acierto por el autor en pacientes que han aprendido y que han logrado activar su proceso natural de sanación.

Su misión como ser de luz evolucionado, trasciende fronteras para dejarnos un legado de sabiduría milenaria que nos hace consciente del infinito poder que está latente dentro de cada uno de nosotros, y como puede ser incorporado para transformar nuestras vidas de forma creativa en la frecuencia de amor, de paz y de armonía que manifiesta buena salud.

¡Felicidades Jay, y te deseo muchos éxitos en tu misión! Un abrazo envuelto en luz divina desde mi corazón al tuyo.

Palmira Ubiñas
Presidenta y Fundadora: Asociación International de Arte y Cultura Hispana AIPEH
P. O. Box 720927, Orlando, FL 32872-0927, Tel: (407) 851-9191
Email: poetasyescritores@gmail.com

Testimonios Científicos

Healthtech Sciences AS

Health-Optimizin Clinic
Daniel Hansens, Gate 9
5008 Bergen, Norway
Tel: 011-47-5-562-9595
Org.nr: 892.976.562. MVA
E-Post: post@htsnorge.no
Post@healthtechsciences.com

La terapia de sonido eficaz para mejorar los chakras

Las Ciencias Tecnológicas de la Salud (Health Sciences Tech) es una compañía de investigación centrada en tecnologías de salud y también está detrás de las franquicias clínicas de optimización de la misma, donde se integran tecnologías de salud eficaces para la evaluación y el tratamiento dentro de muchas categorías.

Hemos hecho pruebas del CD de terapia de Jay Emmanuel Morales "Las Fuerzas Sanadoras de los Sonidos y Vibraciones Armónicas".

Las pruebas se han realizado con la tecnología de "análisis de voz" de Aquera, integrando todas las diferentes metodologías de análisis de los factores emocionales, los chakras, etc., basados en los sonidos producidos por la voz.

Los sujetos han sido examinados antes y después de escuchar el CD 2 o 3 veces con la música específica que tiene resonancia con el chakra más débil.

Hemos encontrado que la terapia de sonidos de Jay Emmanuel "Las Fuerzas Sanadoras de los Sonidos y Vibraciones Armónicas" es muy eficaz, y en cada prueba el chakra que fue tratado mejoró significativamente.

Bergen, 27 de diciembre del 2013.

Thomas Aksness

Thomas Aksness
Director Científico
Health Tech Sciences AS

Institute of Preventive Medicine & Nutrition
(Instituto de Medicina Preventiva y Nutrición)

1342 Atwood Road
Silver Spring, MD 20906
www.drbrewsterwilson.com
Tel: (301) 460-6600

Jay Emmanuel Morales, A.K., V.M
Organización del Poder de la Armonía, Salud y Red Global de Bienestar
400 West 43rd Street, Suite 24-B
New York, N.Y. 10036

"Las Fuerzas Sanadoras de los Sonidos y Vibraciones Armónicas" y "La Terapia Magnética Armónica Vibracional" son excelentes para el manejo del estrés, bienestar, prevención y longevidad.

Desde 1983 el Instituto de Medicina Preventiva y Nutrición ha ofrecido tratamientos para todas las enfermedades y a las personas de todas las edades implementando solo los métodos holísticos de terapias naturales.

Para la curación exitosa, creemos y dependemos en gran medida de la restauración del balance de la energía de la "fuerza vital", también nos referimos a esta energía como parte del sistema de inmunología del paciente. La enfermedad surge cuando esta fuerza vital no está sintonizada propiamente y para poder reestablecer la sintonización de la fuerza vital de equilibrio armónico del cuerpo, es necesario sintonizar la energía vital con el fín de activar el poder natural de auto-sanación.

Utilizamos un enfoque integral terapéutico multidimensional que incluye: homeopatía clásica, consejería de nutrición, hierbas, medicina botánica y la medicina energética.

Nos sentimos agradecidos y satisfechos de reportar el beneficio increíble adquirido por nuestros pacientes cuando estos escuchan el CD "Las Fuerzas Sanadoras de los Sonidos y Vibraciones Armónicas", creado por Jay Emmanuel Morales, el cual es una excelente grabación con sonidos muy efectivos para el equilibrio de los centros energéticos del cuerpo o los chakras. Desde el año 2004 de forma rutinaria se le ha recomendado a nuestros pacientes a escuchar este CD como una parte importante de su protocolo de salud. Los resultados han sido asombrosos y los usuarios han respondido muy positivamente.

Mi esposo y yo hemos personalmente recibido los tratamientos intuitivos y el experto conocimiento de Jay Emmanuel Morales y le estamos muy agradecidos por su dedicación. El trabajo de Jay Emmanuel consiste en las ciencias de la Kinesiología Aplicada, terapia de frecuencias de sonidos armónicos por medio de los cuencos de cristal de cuarzo puro y tibetanos y su poderosa voz, tratamientos magnéticos, ejercicios y consejos de nutrición.

Gracias Jay por dar tanto de tu ser, por tu toque único, por tu voz, tu corazón y tu espíritu. Deseo que el libro "Las Fuerzas Sanadoras de los Sonidos y Vibraciones Armónicas y El Poder de Sanación por Medio de la Voz y la Mente" llegue a todos los seres en el planeta y que active sanación en todos aquellos que optan por recibir este regalo. Deseo de corazón que El Creador del Universo bendiga tu trabajo.

4 de febrero del 2014

Sinceramente,

Premala E. Brewster-Wilson

Premala E. Brewste – Wilson, PhD. CCH., CNS, LN.
Fundadora & Directora: Instituto de Medicina Preventiva y Nutrición
1342 Atwood Road, Silver Spring, Maryland, zip 20906
Tel: (301) 460-6600, Email: drpbwilson@gmail.com

Instituto de Medicina Energética y Biológica S.C.
Autopista Escénica Tij-Ens # 12520-3
San Marino, Tijuana B.C. México C.P. 22560
Tel. 52-664-6312725
www.papimimexico.com

Durante las últimas dos décadas he tenido la oportunidad de dirigir la investigación científica y clínica en el Instituto de Medicina Energética y Biológica, en México. Como investigadora independiente he viajado y conocido renombrados científicos, médicos, investigadores e inventores, que en esencia se encontraban en la misma búsqueda que yo. Fue ahí donde Jay Emmanuel y yo tuvimos un luminoso punto de encuentro: la resonancia de un sueño compartido en desarrollar una metodología que fuera coadyuvante con la medicina moderna, para lograr que el ser humano asuma los principios integradores de la vida de Energía, Ciencia y Espíritu, y con ello recupere la capacidad de sanarse a sí mismo.

Medicina Vibracional o Medicina Cuántica integra la sabiduría ancestral y natural, los grandes avances científicos y la nanotecnología, que nos permite evaluar y examinar a detalle la relación entre el cuerpo físico y los cuerpos sutiles de luz y energía que contribuyen a la naturaleza multidimensional de los Seres Humanos. Es cada vez más evidente con los avanzados aparatos de bioelectrodiagnostico medir el impacto terapéutico a nivel físico, emocional y energético de la Medicina Vibracional.

Los sonidos de la naturaleza y la música previamente seleccionada, han acompañado siempre a nuestro método terapéutico, y en especial la voz grabada del Doctor Jay Emmanuel, quien no solamente me honra con su amistad sino que ha inspirado en mí el interés de seguir explorando sobre el tema de Frecuencias y Sonidos como vías seguras de sanación y evolución espiritual.

He asistido a sus talleres y he presenciado momentos prodigiosos en donde su mantralización armonizada, con sus peculiares cuencos de cristales de cuarzo puro y cuencos tibetanos, abren portales interdimensionales, creando torrentes de luz y de armonía que se recrean y manifiestan en la naturaleza, y en estados de supraconciencia en las personas que con él hemos incursionado en lugares históricos y sagrados vg.r en la Basílica de Guadalupe, o bien en poderosos centros ceremoniales como la Pirámide del Sol en Teotihuacán y en la Cámara Astronómica de la Acrópolis en Xochicalco Morelos. También en vórtices energéticos en Sedona Arizona y en las profundidades del majestuoso Colorado Canyon.

Estoy segura de que el libro de Jay Emmanuel nos revelará importantes aspectos científicos y místicos, desde su cosmovisión como maestro guardián del sonido terapéutico y de la voz como instrumento de sanación. El ha sido ungido como fiel transmisor de culturas milenarias y pone ahora a nuestro alcance la comprensión de esta sabiduría ancestral.

Gracias Jay, por permitirnos participar como observadores conscientes en la develación de este Gran Misterio!

6 de febrero del 2014

Gloria Godínez Leal

Gloria Godínez Leal, M.A.Sc., N.D., H.M.D., O.M.D
Presidenta Fundadora y Directora del Instituto de Medicina Energética y Biológica S.C.

Dr. Leonel Eduardo Lechuga

Espacio Metatrón
Playa Mirador 427, CP 08830, México, D.F.
Tel: 011-52-55-5634-5969
Tel: 011-52-55-24-4848
Email: leo8888@prodigy.net.mx
Webpage: **metatron-galactron.com**

"Las Fuerzas Sanadoras de los Sonidos y Vibraciones Armónicas y La Terapia Magnética Armónica Vibracional"

Lo que admiro del sistema de sanación de Jay Emmanuel Morales, es la convergencia de un conocimiento profundo, la alta tecnología y la apertura de su corazón.

Esa dedicación y cuidado por sus pacientes que lo llevarían a su más alto estado de salud, lo cual requiere estar centrado en su mente sensitiva y en amor hacia una vida de perfección evolucionaria.

Esto es un reflejo de una combinación de una vida disciplinada y una búsqueda constante de lo más avanzado del mundo científico y espiritual de la cultura mundial actual.

Lo impresionante y expresivo del tratamiento con **"Las Fuerzas Sanadoras de los Sonidos y Vibraciones Armónicas"**, **"La Terapia Magnética Armónica Vibracional"** y el sistema Ayurvédico, es que tiene un impacto profundo en el proceso de sanación natural propio que el cuerpo reencuentra y se enriquece debido a lo que Jay Emmanuel da a la humanidad. Consecuentemente su libro aparece como una propuesta muy especial.

3 de febrero del 2014

Leonel Lechuga

Dr. Leonel Lechuga
Inventor, Arquitecto, Profesor,
Diseñador de los espacios para la energía armonizadora,
Director y Fundador del Espacio Metatrón en la Ciudad de México,
Premio Nacional de la Ciencia 2006

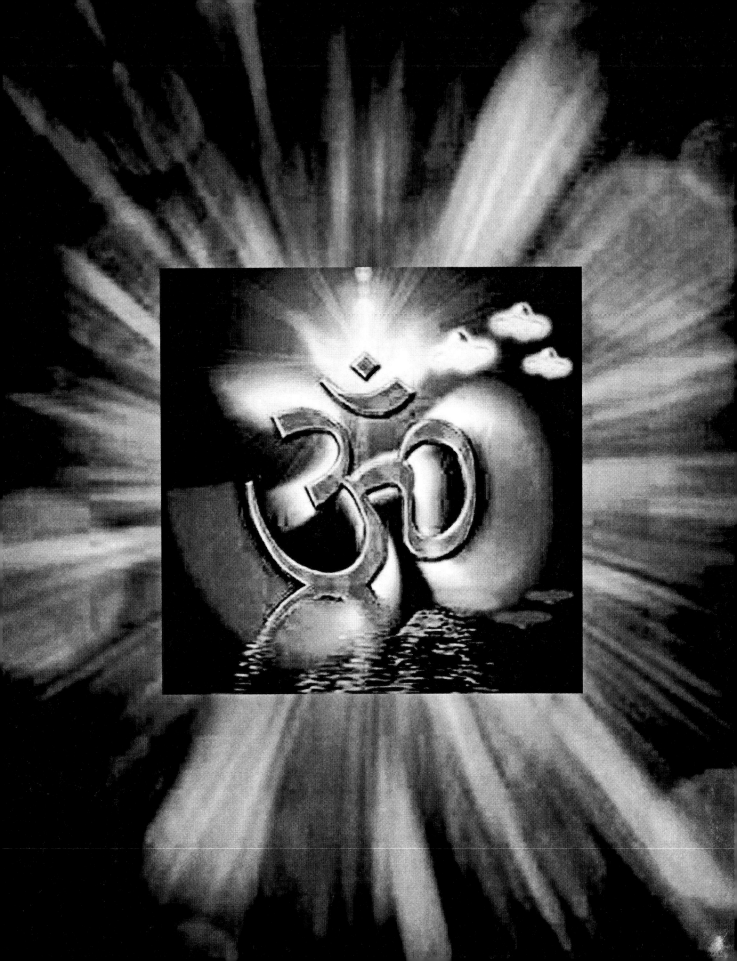

Introducción

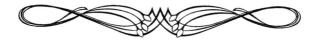

Desde mi infancia, pude percibir y observar el poder de la música y su impacto sobre los seres humanos, ya que cuando cantaba podía observar que algunas personas se llenaban de alegría y se reían y otras lloraban probablemente debido al efecto que les causaba al escuchar la melodía, activándose sentimientos y memorias en sus vidas.

Recuerdo que tuve una maestra de canto que tenía varios gatitos y después de finalizar los ejercicios de vocalización y cuando comenzaba a cantar, los gatitos llegaban a donde yo estaba y se enroscaban en mis pies y se mantenían a mi alrededor y cerca del piano mientras yo cantaba. Muchas de las especies del reino animal tienen un gran sentido de percepción para los sonidos armónicos. Al igual he observado que las plantas de mi apartamento viven por muchos años debido a que acostumbro a cantar y escuchar música clásica, mantras, cánticos gregorianos y música de nueva era. Las plantas son muy receptivas a las frecuencias de sonidos y especialmente los sonidos armónicos influyen en su desarrollo, crecimiento y en la preservación de éstas a lo largo de su existencia.

Siempre amé la buena música, las artes y las ciencias naturales y he sido muy afortunado de que El Creador Universal me ha concedido el regalo de poder cantar. La música y el canto me encausaron a través de la vida en una trayectoria donde pude descubrir y comprender el inmenso y grandioso poder de los sonidos armónicos, de las frecuencias vibracionales que son generadas por medio del sonido y verdaderamente pude entender que la música y los sonidos van más allá, hacia las altas esferas, al nivel cuántico que ha dado origen a la creación del universo.

Luego a nivel metafísico pude corroborar esa información al leer en La Biblia en Génesis, el primer libro de Moisés. El viejo testamento, "Y Dios habló y dijo: que se manifieste la luz y la luz fue manifestada", también en la Biblia, en el Nuevo Testamento, Juan 1: "En el principio la Palabra era (la palabra es sonido) y la Palabra estaba con Dios, y la Palabra era Dios". En el libro sagrado de la India, Los Vedas; "Y en el principio fue el Brahman el cual fue la palabra y la palabra es Brahman".

Las Fuerzas Sanadoras de los Sonidos y Vibraciones Armónicas

El poder de la palabra da origen a los sonidos y los sonidos crean frecuencias vibracionales que tienen efectos sobre toda la materia. Las religiones, trayectorias espirituales y tradiciones de diferentes culturas llegan a la misma conclusión de que por medio de un sonido primordial se abrieron los caminos para la creación y la manifestación de la existencia de vida en el planeta Tierra.

A lo largo de mi vida me interesé también en conocer la música de las diferentes culturas y eso me llevó al estudio de los sonidos producidos por los mantras védicos de la India, los mantras egipcios, los mantras tibetanos, los mantras hebreos, los cánticos gregorianos en latín y el impacto de los sonidos armónicos producidos por los mantras y cánticos y como éstos influyen activando el proceso natural de sanación del cuerpo, la mente y a su vez reparando el ADN.

Pero no sólo en la música producida por las diferentes culturas, sino en la vida misma pude descubrir y activar muchas sensaciones escuchando el sonido de la naturaleza. Es primordial para mí estar en contacto con la Madre Naturaleza y logro estar en contacto con ella cuando camino en los bosques, en los parques rodeados de árboles, con lagos o ríos. En las costas cerca a la orilla del oleaje del océano. Cuando estoy en un ambiente natural mis átomos, moléculas y células se revitalizan, me lleno de energía y se agudizan mis sentidos de percepción y puedo oír el sonido del aire, de la tierra, del agua, de los insectos, los grillos, las avecillas, de los animalitos, las ranas y cuando estoy en Puerto Rico el sonido del coquí.

De hecho, cuando estaba estudiando en la Universidad de Puerto Rico en el departamento de ecología, hice un estudio de los sonidos del coquí (eleutherodactylus portoricensis – 16 especies). Esas pequeñas ranitas del reino anfibio crean una serenata de sonidos armónicos que generan frecuencias vibracionales extraordinarias que ayudan a establecer el estado mental de alfa de 8 a 9 a 14 Hz, y el cual es el estado más propenso para activar el proceso natural de sanación de la mente y el cuerpo. En el estado mental de alfa también se estimula el proceso de aprendizaje, de retención y asimilación de información. El sonido de los coquís lo pueden escuchar en la grabación de mi CD.

Desde tiempos ancestrales se ha hecho hincapié sobre el poder de los sonidos y las vibraciones armónicas y sus efectos sobre los seres vivos. Un gran ejemplo, lo fue el filósofo griego Pitágoras de Samos (560 – 480 a. C.). El concebía el universo como un inmenso instrumento musical y denominó al sonido sagrado del universo y sus energías vibracionales **La Música de las Esferas**. Mucho antes el maestro, "Padre de la Sabiduría" el Atlante, Thoth, también conocido como Hermes Trismegisto y el cual fue también deificado en Egipto, reiteraba que **la música tiene el poder de atraer la energía cósmica al planeta Tierra**. De acuerdo a la mitología del continente de la Atlántida y Egipto, Thoth por medio del verbo habló e inició el sonido que activó el plan en moción que dio origen a la estructura de la creación del universo.

El universo es pura energía de frecuencia vibracional. Los sonidos y las frecuencias vibracionales son los bloques fundamentales que forman el universo macrocósmico y es también la estructura básica que forma nuestro universo microcósmico, es decir nuestro cuerpo energético, la mente y el cuerpo físico. Sin sonidos y vibraciones nada podría existir en esta tercera dimensión.

El sonido es vibración y la vibración es energía. El cuerpo humano funciona utilizando energía vibracional. Las células, tejidos y órganos del cuerpo responden a la energía producida por los sonidos y vibraciones. Los sonidos y las vibraciones tienen un efecto directo en el ADN, en nuestra fisiología y nuestra conciencia. El sonido puede ejercer influencia en el cuerpo de muchas maneras: desacelerando y acelerando el proceso rítmico de la respiración, alterando la temperatura de la piel, reduciendo la presión sanguínea y también tiene un efecto muy directo estimulando los estados mentales de Gamma, Beta, Alfa, Theta y Delta. El sonido puede ser utilizado para promover buen estado de salud.

El sonido emerge de un nivel que no ha sido manifestado, a lo que me refiero es que es en nuestro cerebro es donde se origina el proceso mental para la producción de sonidos. En otras palabras, los sonidos que nosotros producimos cuando hablamos y cuando cantamos contienen mensajes que son grabados en la memoria celular y el ADN.

En la mente se producen mensajes que al ser exteriorizados por medio del verbo, originan sonidos que reflejan el estado de la conciencia del individuo. Se podría decir, entonces, que la conciencia es sonido. Si nosotros cambiamos los mensajes que generan sonidos a un nivel profundo de nuestra conciencia, entonces nosotros podemos hacer cambios en nuestras vidas que permanecerán activos en nuestro ser por un largo tiempo y estos cambios también serán reflejados a nuestro alrededor y en los asuntos de nuestra vida diaria.

A lo largo de la historia grandes mentes y científicos también han reconocido el poder curativo de las vibraciones y sonidos armónicos. Un ejemplo de ellos fue Nicolás Tesla (1856 -1943 Smiljan, Croacia) que dijo "si nosotros deseamos encontrar los secretos del universo, tenemos que pensar en términos de energía, frecuencias y vibraciones. Nosotros vivimos en un océano de energía, frecuencias y vibraciones". Albert Einstein: (1879 - 1955 Ulm, Alemania), reconoció la música armónica como uno de los factores principales que le ayudó y le inspiró en la realización de sus grandes descubrimientos científicos. El Dr. Royal Raymond Rife, (1888 - 1971 Nebraska, Estados Unidos), inventó la máquina que utilizó una combinación única de ondas electromagnéticas de radio que pulsaban frecuencias de sonidos de altas y bajas frecuencias que efectivamente desactivan y destruyen los microorganismos que causan las enfermedades. El Dr. Alfred A. Tomatis (1920 - 2001 Niza, Francia) investigó, desarrolló y probó su teoría acerca de que la voz solo produce lo que el oído escucha.

Basado en mis estudios de medicina vibracional produje un CD titulado **Las Fuerzas Sanadoras de los Sonidos y Vibraciones Armónicas,** el cual ha sido programado con frecuencias de sonidos específicos que armonizan y equilibran los chakras.

El poder que el sonido y las vibraciones tienen sobre nosotros va más allá de nuestra imaginación. Nuestro desarrollo mental, emocional y físico está directamente afectado por los sonidos y frecuencias que son generadas en nuestro ambiente desde el momento que entramos en la existencia de esta tercera dimensión, desde el momento que nacemos y a lo largo de nuestras vidas.

1
El universo macro y microcósmico

El universo macro y microcósmico es un inmenso instrumento musical que está en constante estado de vibración.

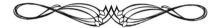

La ciencia moderna está reconociendo lo que los sabios antiguos nos han venido diciendo a través de muchos años. Todo lo que se mueve y vibra, desde el sub-átomo hasta la molécula, produce sonido. **Toda la materia existente en el universo y el planeta Tierra está en constante estado de vibración y emite ondas de sonido que tienen frecuencias específicas.**

La forma más fundamental de vibración en la creación del universo es el sonido. Todos los seres en el planeta Tierra del reino vegetal y del reino animal estamos constantemente respirando las frecuencias vibracionales de los sonidos y señales luminosas que vienen del sol y de la energía que es emitida por los cuerpos celestes del universo.

El universo es un inmenso instrumento musical que está en constante estado de vibración. Por medio de las vibraciones y sonidos armónicos se crean, se organizan y se ordenan nuevas realidades.

El sonido es vibración y la vibración es energía. El cuerpo humano es un **universo microcósmico** que opera por medio de energía vibracional. Las células del cuerpo responden a las vibraciones y a la energía que es producida por los sonidos. Los sonidos y las vibraciones afectan el ADN, nuestra fisiología y nuestra conciencia. Los sonidos pueden influenciar el cuerpo de muchas maneras: desacelerando el ritmo de la respiración, alterando la temperatura de la piel, reduciendo la presión sanguínea y también afectando los estados de las ondas cerebrales Gamma, Beta, Alfa, Theta y Delta. El sonido armónico es utilizado para producir homeóstasis o sea para el mantenimiento y buen estado de salud de todo el sistema biológico.

Todos nuestros sentidos; lo que vemos, oímos, olemos, gustamos, tocamos y percibimos vibra. Cada sub-átomo, átomo, molécula, célula, tejido, órgano, sistema y hueso de nuestro cuerpo vibra. Las vibraciones producen sonidos y luz.

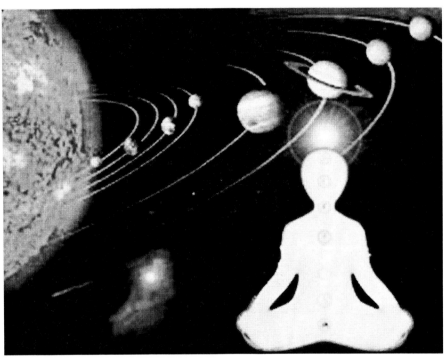

Nuestro cuerpo es un universo microcósmico que está en estado constante de vibración y produce sonidos.

El universo macrocósmico y el universo microcósmico están constantemente generando vibraciones y sonidos. **En conclusión, nosotros nos movemos y vivimos produciendo vibraciones y sonidos constantemente.**

El movimiento de rotación de los planetas y su movimiento de traslación alrededor del sol generan una energía electromagnética que produce sonidos y vibraciones de altas frecuencias. El sol también emite una energía electromagnética muy poderosa que produce sonidos y vibraciones. Es como una supersinfonía de alta energía de sonidos y energía electromagnética vibracional que mantiene los planetas en sus respectivas órbitas.

Las partículas, materia y sustancias que vibran y que producen sonidos a nivel microcósmico y a nivel macrocósmico

- El movimiento de **los electrones alrededor del núcleo del átomo** emite sonido (nivel microcósmico).
- El movimiento de **los planetas, sistemas solares y cuerpos celestes en la galaxia** produce sonidos de altas frecuencias (nivel macrocósmico).
- El movimiento de **las células, los minerales y substancias cristalinas que viajan en el plasma sanguíneo a través de las arterias y venas de nuestro cuerpo,** emiten ondas de sonidos y están en constante estado de vibración (nivel microcósmico).

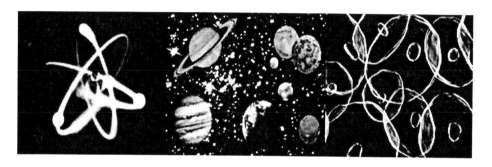

En conclusión el movimiento de los electrones alrededor del átomo, el movimiento de los planetas y cuerpos celestes en la galaxia, el movimiento de las células, minerales y sustancias cristalinas dentro de nuestro cuerpo, todos estos emiten ondas de sonidos y están en constante estado de vibración.

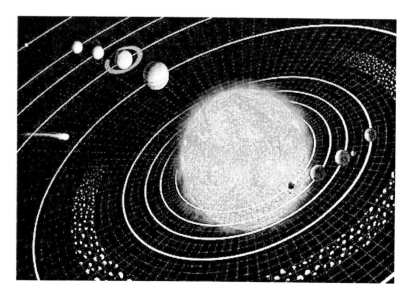

El universo exterior, el interior y los efectos de sus frecuencias de sonidos sobre los sistemas en los seres vivientes.

En el espectro de magnitudes, que abarca la creación del universo, el famoso Big Bang, es una teoría unificada de la evolución que dice que no hay sino solo un cosmos en el que todo lo que existe está en constante movimiento expandiéndose a través del espacio y generando constantemente vibraciones y diferentes frecuencias.

Lo que unifica todos los universos en el cosmos es la existencia de un espacio contiguo de extensión infinita y que de tal manera el universo macrocósmico se extiende a través del espacio contiguo sin interrupción, desde las galaxias a las estrellas y desde las partículas microcósmicas, los neutrinos, sub-átomos y átomos, hacia todas partes. Y en el espacio de este universo macrocósmico existe el universo microcósmico del hombre y dentro del cuerpo físico del hombre existe este espacio. Así que el cosmos, el universo y los seres humanos están contenidos dentro de un espacio contiguo de extensión infinita.

La existencia de universos en terceras (3) dimensiones dentro de los universos de diferentes magnitudes de masas, ocupan simultáneamente el mismo espacio y tienen el mismo eje interior, al mismo tiempo, hay también evidencia de la existencia de una cuarta dimensión espacial ocupando el mismo espacio.

El movimiento de la expansión continua del espacio, el nacimiento de nuevas galaxias, estrellas, sistemas solares y al igual que la desintegración de muchos de los sistemas en la galaxia a nivel macrocósmico están en contante estado de vibración y generando frecuencias de sonidos. De igual manera el movimiento de la sangre a través de las arterias en el cuerpo humano, la reproducción de los billones de células y la desintegración de las células que mueren a diario a nivel del cuerpo microcósmico están vibrando y constantemente produciendo frecuencias de sonidos.

De acuerdo a innumerables estudios científicos y a muchas enseñanzas místicas del este y el oeste, existe el universo interior (microcósmico) y el universo exterior (macrocósmico) y ambos universos emiten una corriente de sonidos que generan frecuencias vibracionales que impregnan toda la creación.

El sonido está constantemente activo a nuestro alrededor generando frecuencias vibracionales que tienen efectos sobre todos los sistemas de los seres vivientes en el planeta Tierra. Se podría definir como las ondas sonoras de la sinfonía astrofísica y de la sinfonía microfísica de la creación.

Todos los sistemas del universo macrocósmico (las galaxias, las estrellas) y del microcósmico (los átomos, las células) generan rangos de frecuencias de sonidos fundamentales que tienen resonancia armónica que influyen sobre la creación de la vida, tienen efectos sobre toda la naturaleza del planeta y especialmente sobre el ADN de todos los seres vivientes.

El astrofísico Don Jurtz dice: "Las estrellas producen sonidos y éstas suenan como campanas gigantescas o como inmensos instrumentos musicales.

A las personas que estudian los sonidos de las estrellas le llaman Asteroseismólogos (asteroseismologists).

Se podría decir que el filósofo y matemático griego, Pitágoras de Samos en el siglo 6 antes de Cristo, fue el primero que sugirió la idea de "La música de las esferas" y por medio de la tecnología actual los científicos han podido comprobar que si se pueden escuchar los sonidos de los astros y de los cuerpos celestes del universo.

Las ondas de sonido de Perseo, se podría decir que es mucho más que una forma interesante que define la acústica del agujero negro (blackhole). Estas ondas de sonido pueden ser la clave para saber cómo se acumulan las galaxias y cómo las estructuras más grandes del universo se forman, se expanden y crecen.

En la física cuántica moderna se entiende que hay un promedio de 80 octavas a cada lado del espectro de los sonidos producidos por el universo macrocósmico, a pesar de que muchas de las combinaciones de las vibraciones cósmicas no son percibidas por medio de nuestros oídos, pero si podemos conectarnos a esas vibraciones por medio de nuestro subconsciente y también por medio de otros sistemas internos de nuestro cuerpo. De acuerdo a las tres gunas de la tradición sánscrita, esas vibraciones inaudibles provienen de las radiaciones de mayor, media y baja resonancia del universo.

El universo y nuestro cuerpo está constantemente generando sonidos y vibraciones. Todo es vibración - por lo tanto, todo lo que emite sonidos y frecuencias puede ser audible o inaudible. Los investigadores están ahora interesados y experimentando con ciertos sonidos específicos que tienen efectos sobre los átomos, molécula, células y cuerpos de los seres humanos y también en los animales y como esos sonidos pueden influenciar estimulando diferentes estados de conciencia. Por medio de esta nueva ciencia que se podría definir de muchas maneras "Terapia Vibracional, Medicina Vibracional, Músicoterapia" "Terapia Magnética Armónica Vibracional" y "Las Fuerzas Sanadoras de los Sonidos y Vibraciones Armónicas" se estimulan y se activan cambios positivos en la conciencia psicológica y también a nivel fisiológico en la mayoría de los seres vivientes.

Por medio de sonidos específicos bajos y altos se generan frecuencias de ondas que estimulan el cerebro y que tienen efectos para sintonizar la mente a diferentes realidades y a múltiples experiencias. Podemos entender que estas vibraciones han sido expresadas a lo largo de todas las tradiciones en muchos textos sagrados. Por ejemplo: el OUM en los libros sánscritos, AUM (o AM) en el hebreo antiguo, Abba o Amén en la lengua semítica y en el cristianismo y el OM incluso fue utilizado por los antiguos egipcios como una vibración de potentes cualidades. Muchos de los dioses egipcios eran precedidos por la palabra Amón. Al igual que Amén que significa "así sea", es de origen hebreo. AUM "es el reflejo de la realidad absoluta, que se dice es "Adi Anadi", sin principio ni final y que abarca todo lo que existe.

El Bhagavad Gita dice que la Energía Universal, o sea Dios, es el sonido de OUM. La Biblia declara: "En el principio era el Verbo, y el Verbo era con Dios, y el Verbo era Dios". El Yoga Nada, en las tradiciones sánscritas, ve el mundo macrocósmico y microcósmico como que todo está compuesto de sonido.

"OUM es el latido primordial del universo. Es la forma más racional de conciencia (Atma)"-. Maitri Upanishad "Nadam" [sánscrito] puede ser descrito como corriente de sonido, la corriente de la vida y de la conciencia, vibración rítmica cósmica y supracósmica. También tenemos sonidos internos de los mundos que no son escuchados. El sonido manifiesta la energía, toda la materia está compuesta de energía y por lo tanto todos los seres vivos generan diferentes tipos de sonidos.

Los grandes templos del mundo, muchas edificaciones, pirámides, iglesias, las rocas y los sistemas de cavernas de la naturaleza producen patrones de sonidos y tienen espectros acústicos que se relacionan con los sonidos de las estrella y también con los sonidos generados por nuestro sistemas biológicos. Así, que nuestro cuerpo es también una especie de templo del sonido y en las proporciones geométricas en relación con el pi y phi, estas pueden ser reprogramadas por ciertas frecuencias de sonidos.

Si miramos a las estrellas en los mapas antiguos de la china, podemos ver la conexión con "La Música de las Esferas". Se revela cómo el embrión, el cuerpo humano y la mayoría de los patrones de nuestro cuerpo están conectados con la resonancia de los sistemas estelares mayores del universo. Estos son llamados las líneas axiatonales que se describen en el libro de "Las Claves de Enoch" escrito por el Dr. J.J. Hurtak. Las líneas axiatonales generan sonidos de frecuencias acústicas específicas que se pueden conectar con el sistema de meridianos del cuerpo humano hasta llegar a las estructuras micro tubulares piramidales que se encuentran en las células del cerebro.

Así, que nosotros somos emisores y receptores de ondas de radio de cristal y podemos darnos cuenta de cómo algunos sonidos pueden ayudarnos a activar el proceso natural de sanación de nuestra mente, cuerpo y espíritu. Básicamente todos los seres estamos conectados a la matriz de la conciencia colectiva universal y podemos transmitir frecuencias de sonidos y luz que tienen efectos dentro de nuestro sistemas biológicos, en nuestro ADN, en las células, órganos y sistemas, en nuestro entorno, en nuestro planeta, en los sistemas planetarios y en el cosmos. Somos emisores de sonidos y generamos ondas de frecuencias que tienen efectos sobre las estructuras atómicas del universo microcósmico y del universo macrocósmico.

2
Pitágoras de Samos

Pitágoras de Samos fue un filósofo y matemático griego que vivió de 580 - 495 antes de Cristo. En un sentido muy real, él está considerado como el padre de la musicoterapia. En la Escuela de Misterios de Pitágoras localizada en la isla de Crotona en Grecia se utilizaba y se enseñaba el uso de la flauta y de la lira como instrumentos de curación primaria. El fue considerado como uno de los pilares fundamentales que contribuyó muy significativamente en el avance de la matemática helénica, la geometría y la aritmética.

Pitágoras concebía el Universo como un inmenso instrumento musical. El le llamó al sonido sagrado del Universo y sus energías vibracionales. **La Música de las Esferas**.

La historia de la ciencia occidental comienza con Pitágoras y los pitagóricos. La escuela de Pitágoras era secreta y sus enseñanzas se transmitían solo de forma oral.

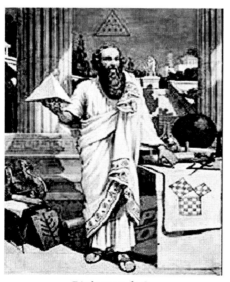

Pitágoras de Samos

Pitágoras utilizaba un instrumento musical que se remonta a la historia antigua de la humanidad llamado el monocordio. Se cree que él fue el inventor de ese instrumento. El monocordio es un instrumento musical de cuerda que utiliza un peso fijo para proporcionar la tensión de la cuerda.

Pitágoras utilizó el monocordio para crear los conceptos de los intervalos armónicos de la música, los cuales fueron representados en proporciones de números enteros: la octava 2:1, la quinta 03:03, la cuarta 4:03. Se cree que este instrumento también le ayudó a describir su teoría sobre la matemática de los fenómenos naturales y las relaciones numéricas.

De acuerdo a escritos griegos, Pitágoras aprendió geometría de los egipcios y también fue influenciado por matemáticos de ese poderoso imperio. El estableció que había una relación entre los números, la música, la geometría y la astronomía. El fundó la Hermandad Pitagórica, la cual era una organización de tipo religioso que se interesaba por la filosofía, medicina, cosmología, ética, política y otras disciplinas.

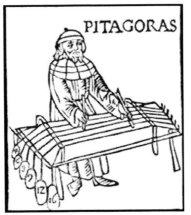

El monocordio

Pitágoras consideraba que la música ha contribuido en gran medida a la salud. El llamó a su método, **medicina musical**. Pitágoras y sus seguidores cantaban en unísono ciertos cantos durante sus reuniones. En muchas ocasiones sus discípulos empleaban la música como medicina utilizando algunas melodías compuestas con el propósito de ayudar a curar las pasiones psíquicas de ira y agresión.

Pitágoras descubrió que hay una relación aritmética muy intrínseca entre la matemática y la escala musical. Los principios de la música fueron muy importantes para el sistema pitagórico y de la misma manera los principios matemáticos. Los fenómenos que toman lugar en el universo se llevan a cabo en un orden de secuencia matemática que pueden ser expresados por medio de ecuaciones numéricas.

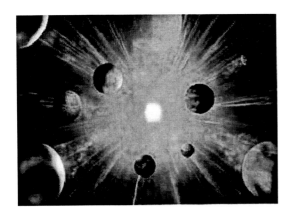

De acuerdo a la escala pitagórica, la naturaleza puede ser expresada en términos de proporciones matemáticas. Los filósofos de esa escuela llegaron a la conclusión de que la armonía musical puede ser expresada por medio de proporciones numéricas.

Pitágoras hizo investigaciones sobre la distancia entre las órbitas del Sol, de la Luna y de las estrella fijas. El concluyó que esas órbitas correspondían a las proporciones de octava, quinta y cuarta de los siete planetas y de las estrellas fijas. Los espacios entre las órbitas de los planetas y cuerpos celestes producen intervalos que son expresados por medio de medidas matemáticas y también por medio de la armonía musical.

Pitágoras poseía una capacidad intuitiva que le permitía agudizar sus oídos al acorde de la música producida por los astros y cuerpos celestes en el universo. El decía que muchas personas no pueden oír la música generada por los cuerpos celestes en el universo debido a que estamos acostumbrados a oír esos sonidos constantemente y no los podemos distinguir. Otra razón podría ser que el sonido generado por los cuerpos celestes es tan potente que no lo podemos detectar por medio de nuestras capacidades auditivas. Todo esto inspiró a Pitágoras a llamar el sonido sagrado del universo y sus energías vibracionales **la música de las esferas.**

Por medio de la vibración se manifiesta el movimiento, por medio del movimiento se manifiesta el color y por medio del color se manifiesta el tono. **Pitágoras fué el primero en afirmar que el universo es gobernado por las leyes de la música.**

El sonido y la música se originan en las altas esferas

En el mismo momento cuando sucedió la primera explosión cósmica en el espacio que dio formación a la creación del universo, galaxias, sistemas solares y cuerpos celestes, se originó el sonido. El universo es un inmenso instrumento musical que está en constante estado de vibración y produce sonidos.

3

Sonidos en el espacio y percepción auditiva de los seres humanos y otros mamíferos

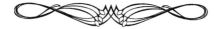

Sonidos en el espacio

El planteamiento de Pitágoras referente a que **el universo es un inmenso instrumento musical** y su concepto de **la música de las esferas**, planteado por este gran filósofo griego hace 495 años antes de Cristo, ha sido demostrado científicamente que sí tiene veracidad.

Desde mediados del siglo 20, se vienen recolectando sonidos procedentes del espacio por medio de instrumentos de astronomía como el radiotelescopio.

La radioastronomía por medio de sus radiotelescopios y especialmente por medio de uno de los más grandes existentes en el mundo, que está localizado en el centro de las islas del Caribe, en Arecibo, Puerto Rico, recibe señales del espacio, procedente de las ondas de radio emitidas por los distintos cuerpos celestes y otros fenómenos cósmicos.

En el espacio exterior se encuentra un vacío total donde no se propaga el sonido. Sin embargo, si son audibles las emisiones de sonidos de las auroras polares y boreales, las emisiones del viento solar y emisiones de planetas como Júpiter.

La propagación del sonido es posible donde no hay vacío. Por medio de micrófonos se han podido detectar sonidos procedentes de la atmósfera de los cuerpos celestes. Los científicos han podido captar los sonidos emitidos por diferentes cuerpos celestes que componen nuestro sistema solar. Entre ellos, sonidos emitidos por Júpiter, tormentas solares, el campo magnético del planeta Tierra y otros sonidos obtenidos en lugares donde hay atmósfera. La atmósfera de los cuerpos celestes tales como el satélite natural de Saturno "Titán" y de la superficie del planeta Marte han sido detectados por medio del radiotelescopio.

Los sonidos de la radio y el video de la televisión se transportan a través de la atmósfera por medio de ondas de radio que tienen longitudes de ondas cortas de menos de un metro de diámetro. Esas ondas son moduladas para difundir las frecuencias que activan los sonidos en la radio y el video de la televisión. Las ondas de radio también son producidas por las estrellas en las galaxias distantes, y pueden ser detectadas por los astrónomos usando radiotelescopios especializados como el que está localizado en Arecibo, Puerto Rico. Se han detectado ondas largas que provienen de varios millones de millas de longitud, que irradian hacia la Tierra desde las profundidades del espacio. Debido a que las señales son muy débiles, el radiotelescopio agrupa un conjunto de antenas con receptores paralelos que pueden registrar las ondas de radio y sonidos provenientes de los cuerpos celestes en el espacio.

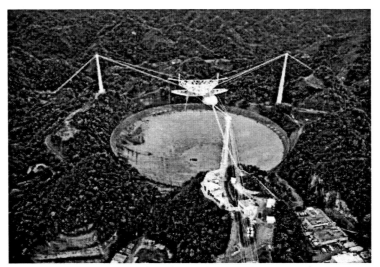

El Radio telescopio más grande del mundo, situado en Arecibo, Puerto Rico.

El 15 de agosto del 2006 El Centro de Investigaciones de Neuroacústica y el Instituto de Ciencias Humanas de California (California Institute for Human Science) (Center of Neuroacoustic Research) publicaron un artículo sobre las grabaciones del espacio exterior subministradas por la NASA. Las grabaciones del espacio exterior suenan notablemente muy parecidas a los sonidos de los océanos, coros de voces cantando, delfines, aves y los grillos.

En las grabaciones también observaron que los sonidos producidos por los anillos del planeta Urano son prácticamente parecidos a los sonidos producidos por los cuencos tibetanos. Increíble, pero ciertamente se sabe que los cuencos tibetanos y los cánticos de coros tienen efectos curativos en los seres vivientes. ¿Podría ser éste el "inconsciente colectivo" o tal vez "la biblioteca colectiva" que contiene todo el conocimiento del universo?

Los astrónomos por medio de sus instrumentos como **el radiotelescopio**, han recolectado sonidos procedentes del espacio, lo cual confirma científicamente que **toda la materia existente en el universo y en el planeta Tierra están en constante estado de vibración y emiten ondas de frecuencias de sonidos**. De esa manera también ha quedado confirmado científicamente el planteamiento del gran filósofo griego Pitágoras de Samos, el cual concebía el universo como un inmenso instrumento musical y le llamo al sonido sagrado del universo y sus energías vibracionales **la música de las esferas.**

La capacidad de percepción auditiva de los seres humanos, los delfines, ballenas y otros mamíferos

Muchos de los sonidos que son generados a nuestro alrededor no son detectados por medio de nuestros oídos, pero esto no quiere decir que los sonidos no existan. El oído humano tiene la capacidad de oír solo de 16 a 20 Hz hasta 16,000 a 20,000 Hz o ciclos por segundo. La cual está considerada como una capacidad auditiva muy limitada.

Los delfines y ballenas tienen una gran capacidad para oír y pueden percibir sonidos desde 75 a 150,000 Hz y algunos llegan hasta 200,000 Hz o ciclos por segundo. Estudios científicos de biólogos marinos han comprobado que las ballenas y los delfines se comunican a través de un lenguaje de sonidos con otros de su misma especie a distancias que cubren espacios de cientos y miles de millas por medio de las ondas de sonidos que estos emiten. A estos animales inteligentes, que además de poseer una gran capacidad de percepción de sonidos hasta de 200,000 Hz o ciclos por segundo, les favorece el medio que habitan, debido a que los sonidos producidos dentro del agua viajan de 4 a 5 veces más rápido que en el aire.

La mayoría de los delfines marinos tienen un gran repertorio de sonidos. Estos emiten sonidos en forma de pulsaciones de dos tipos: los sonidos que se utilizan para la eco localización sonar y los sonidos que definen su estado emocional. Los delfines también emiten sonidos de tonos puros llamados silbidos. Cada delfín emite su propio silbido único que lo identifica y lo distingue de los demás.

Nuestro cuerpo tiene la capacidad de absorber y detectar sonidos que van más allá de la capacidad auditiva que tenemos por medio de nuestros oídos. Nosotros no sólo escuchamos sonidos y percibimos vibraciones por medio de los oídos, sino también por medio de nuestro cuerpo. Nuestros huesos, el tejido epidérmico y las sustancias cristalinas que viajan a través de nuestra corriente sanguínea en los conductos de arterias, venas y capilares son particularmente grandes conductores y receptores de sonidos y vibraciones. El famoso Dr. Alfred A. Tomatis (1920 -2001) demostró científicamente que el tejido epidérmico (la piel) y la masa ósea de los huesos tienen la capacidad de percibir ondas de frecuencias de sonidos que no son percibidos por el oído. En conclusión oímos las vibraciones de sonidos por medio de nuestro cuerpo.

Capacidad de percepción auditiva de los seres humanos en comparación con la capacidad auditiva de otros seres vivientes en el planeta Tierra

Elefantes -------------- = 5-16 Hz hasta 12,000 Hz
Seres Humanos ------- = 20-30 Hz hasta 16,000-20,000 Hz
Perros ----------------- = 40-50 Hz hasta 46,000 Hz
Gatos ------------------ = 45-100 Hz hasta 32,000-65,000 Hz
Ratones --------------- = 70 Hz hasta 150,000 Hz
Murciélagos ----------- = 1,000-2,000 Hz hasta 150,000 Hz
Ballenas Belugas ------ = 1,000 Hz hasta 120,000 Hz
Delfines --------------- = 8-100 Hz hasta 150,000-200,000Hz

La capacidad de percepción auditiva de los seres humanos es muy limitada en comparación con la de otros seres que habitan el planeta Tierra. Los seres humanos tenemos mayor capacidad de percepción para las frecuencias de sonidos por medio del tejido óseo (los huesos), el tejido epidérmico (la piel) y por medio de las sustancias cristalinas de minerales que viajan a través de la corriente sanguínea de nuestras arterias y venas.

El poder curativo de los sonidos producidos por los delfines y ballenas

Los delfines emiten sonidos que generan frecuencias vibracionales de 8 Hz por segundo. Esos sonidos son inaudibles para el oído humano, pero se conducen de forma natural al cerebro y a todo el sistema bio-molecular del cuerpo en su estado natural vibracional de 8 Hz.

Estudios científicos han comprobado que los sonidos de 8 Hz producidos por los delfines activan un balance mental y físico en las personas que han sido expuestas a esas frecuencias de sonidos. Esos sonidos también son muy efectivos para liberar la tensión, el estrés y activan un sentido muy amplio de calma y tranquilidad. Esto se debe a que las frecuencias de 8 Hz están presentes de forma natural en el campo armónico del planeta Tierra y muy efectivamente estimulan el estado mental de Alfa y Theta en los seres humanos.

Se ha comprobado también científicamente que los delfines además de emitir frecuencias de sonidos de 8 Hz, también emiten ondas de frecuencias de 20 Hz a 20,000 Hz, las cuales desencadenan cambios fisiológicos en el tejido y en la química de la sangre que contribuyen a acelerar el proceso natural de sanación del cuerpo. Algunos expertos creen que los delfines usan su virtuosa capacidad sonar y se concentran en el área afectada de la persona. Estos animales inteligentes pueden localizar los tumores y problemas médicos en la persona que está nadando junto a ellos e intuitivamente envían las frecuencias curativas al área afectada de la persona.

El proceso de comunicación entre las ballenas produce frecuencias de sonidos muy bajos que viajan a miles de kilómetros de distancia. Estudios científicos han demostrado que nuestros ritmos cerebrales tienden a desacelerarse para coincidir y armonizar con la frecuencia del sonido musical producido por estos animales inteligentes y de esa manera logramos establecer el estado delta más profundo para un sueño restaurador. Es indudable que el sonido emitido por las ballenas nos ayuda a dormir muy profundamente.

Las frecuencias de sonidos de 8 Hz son reconocidas por el cerebro y activan la conducción de ondas vibracionales a través de las neuronas del sistema nervioso, resultando en el equilibrio de todos los sistemas del cuerpo humano.

En mi CD **Las Fuerzas Sanadoras de los Sonidos y Vibraciones Armónicas,** incluyo el sonido de los delfines y ballenas, debido a que los sonidos que estos animales inteligentes emiten, generan frecuencias de 8 Hz que tienen efectos muy terapéuticos en los seres humanos, en las plantas y otros seres vivientes. De igual manera cuando esos sonidos son combinados con los sonidos de vocales armónicas emitidas por medio de la voz humana y los sonidos de los cuencos de cristales de cuarzo puro, se logra muy efectivamente establecer el estado mental de Alfa y Theta. Se ha demostrado científicamente que los sonidos emitidos por los delfines, ballenas, las avecillas y los sonidos armónicos de vocales emitidos por la voz humana son muy beneficiosos y ayudan a activar el proceso natural de sanación de nuestra mente, cuerpo y espíritu.

Los investigadores científicos observaron que cuando las personas meditan correctamente con los ojos cerrados, se estimula el estado mental de Alfa y esto conduce a la sincronización de los dos hemisferios cerebrales, el hemisferio derecho y el hemisferio izquierdo. Este proceso se comienza a efectuar a partir de 8 Hz ciclos por segundo.

Albert Einstein dijo que su teoría de la relatividad de la materia había sido formulada gracias a la sincronización de los dos hemisferios de su cerebro y esto le permitió una mayor expansión de sus facultades cerebrales. La sincronización de los dos hemisferios del cerebro incrementa la producción de endorfinas y también la producción de las sustancias endógenas que actúan como si fueran analgésicos.

En los años sesenta el Dr. Puharich y el Dr. John Taylor encontraron que las frecuencias vibracionales de 8 Hz ciclos por segundo activan habilidades extrasensoriales como la telepatía, la visión remota, la telequinesia y muchas otras capacidades latentes que están presentes en cada uno de nosotros.

Gracias a los antecedentes científicos del Dr. Puharich, este pudo observar que frecuencias específicas tienen efectos muy poderosos sobre la mente humana. Por ejemplo las frecuencias de 8 Hz ciclos por segundo son capaces de aumentar la predisposición para aprender, llevando a la persona al estado cerebral de Theta. Las frecuencias de 8 Hz o ciclos por segundo también estimulan una actitud de creatividad y activan intuiciones místicas profundas y de naturaleza científica.

Si los dos hemisferios de nuestro cerebro se sincronizan entre si en 8 Hz ciclos por segundo, trabajan más armoniosamente y con un flujo máximo de información. En otras palabras, la frecuencia de 8 Hz parece ser la clave para el potencial de activación completo y soberano de nuestro cerebro.

3 • Sonidos en el espacio y percepción auditiva de los seres humanos y otros mamíferos

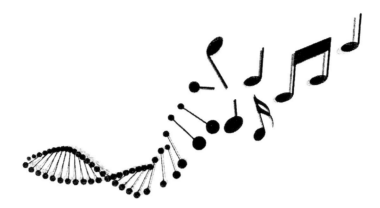

La frecuencia de 8 Hz es el sonido armónico de la doble hélice del ADN en su estado de replicación.

La frecuencia de 8 Hz ciclos por segundos es también la frecuencia de la doble hélice en la replicación del ADN. La melatonina y pinolina trabajan en el ADN, induciendo una señal de 8 Hz para habilitar la replicación de mitosis y del ADN. Este proceso activa una forma de superconductividad que tiene efectos sobre la temperatura que es generada por el cuerpo humano.

4
Sonidos de los animales, la naturaleza y sus efectos curativos

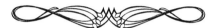

Los sonidos de animales que tienen efectos curativos

Elizabeth Von Muggenthaler es una científica investigadora y especialista en bio-acústica que ha ido a donde ningún hombre o mujer ha ido antes. Ella ha estudiado el misterioso reino de la energía curativa del ronroneo de los gatos, el canto producido por las ballenas, el rinoceronte de Sumatra, y también investiga acerca de los sonidos que sentimos pero que nunca oímos. Ella es la presidenta del Instituto de Estudios de Comunicación de Fauna (Fauna Communication Research Institute).

Los rinocerontes de Sumatra producen sonidos muy similares a las ballenas. Estos expulsan el aire a través de su orificio nasal. Elizabeth observo que el silbato del sonido del rinoceronte produce una frecuencia vibracional muy similar a la que es producida por las ballenas y esa frecuencia viaja a millas de distancia.

En la naturaleza, estos rinocerontes son supuestamente solitarios y rara vez se ven juntos. Es realmente curioso que una criatura tan solitaria haya desarrollado un amplio repertorio de sonidos. A estas criaturas les gusta estar en sus revolcaderos de barro y les gusta cantar. Elizabeth cree que es algún tipo de meditación.

Sólo hay alrededor de 200 rinocerontes en todo el mundo, y no se está haciendo mucho por su preservación. Al igual que las ballenas, estas maravillosas criaturas eventualmente se pueden extinguir y de ser así, perderemos los sonidos terapéuticos que esos seres nos ofrecen.

El canto de los pájaros y otras aves

El canto de los pájaros y el sonido producido por muchas de las aves crea efectos relajantes en todo el mundo. La frecuencia vibracional generada por el sonido del canto de las avecillas es de 5 Hz a 7 Hz y es la misma frecuencia de las ondas cerebrales theta. El sonido de los pájaros además de producir relajación profunda también puede ayudar a las personas que escuchan esos sonidos a mejorar el enfoque y a encontrar la resolución sus problemas con mayor facilidad.

Los sonidos de las avecillas también generan frecuencias vibracionales que estimulan el crecimiento de la yerba y de la vegetación. Esto fue publicado en la revista científica NATURE hace más de veinte años. La nota prevalente de sus canciones es unos pocos decibeles diferentes de nuestra nota de FA#. A esta nota los chinos le llaman campana amarilla (yellow bell). En la India, esta "nota central de la naturaleza" es llamada MA.

El sonido de las ranas

El sonido emitido por las ranas de árbol coincide con la frecuencia de las ondas cerebrales theta asociadas con la creatividad. Esto se debe a que sus sonidos están en el extremo inferior del espectro de theta de 3 Hz a 7 Hz y son de gran ayuda para activar el nivel más profundo de nuestro subconsciente, lo cual permite que nos conectemos con nuestro lado creativo.

El sonido del ronroneo sanador del gato

El ronroneo del gato produce una frecuencia vibracional en el rango anabólico de 20 a 50 Hz, y se extiende hasta 140 Hz. El sonido de ronroneo del gato es creado por su diafragma y la laringe. Todos los miembros de la familia de los gatos, excepto los leopardos, tienen un armónico dominante o fuerte de 50 Hz.

Hace aproximadamente dos años que los científicos descubrieron que las vibraciones entre 20 y 140 Hz ayudan a sanar las fracturas de los huesos y también ayudan a reparar desgarres musculares, de ligamentos, reduce la inflamación y el dolor. Los armónicos de tres especies de gatos caen exactamente en o dentro de 2 puntos de 120 Hz, lo cual es una frecuencia que se ha encontrado que repara los tendones y que ayudan a sanar las fracturas de los huesos.

El Instituto de Comunicación de la Fauna (Fauna Communications Institute) localizado en Carolina del Norte (USA), ha encontrado que el ronroneo de un gato coincide con las vibraciones de 20 a 140 Hz. Las frecuencias dominantes producidas por el ronroneo del gato son de 25 a 50 Hz y esas son las frecuencias óptimas que estimulan el crecimiento de la masa ósea de los huesos y que también estimulan la curación de fracturas.

Todos los gatos, incluso los más grandes como los pumas, los ocelotes y los leones tienen otras series de armónicos fuertes que también son de 25 a 50 Hertz que les ayudan a generan su fuerza muscular, aumentan la movilidad de sus articulaciones y alivian el dolor. Recientemente también se descubrió que la razón por la cual los gatos ronronean es debido a que le ayuda a desintoxicar el exceso de dióxido de carbono de su cuerpo.

El tipo de frecuencias que es producido por el sonido del ronroneo del gato es bueno para la curación de músculos, tendones y lesiones de ligamentos, así como para el fortalecimiento muscular y tonificación. También es bueno para cualquier tipo de lesión de las articulaciones, la cicatrización de las heridas, la reducción de infecciones, las inflamaciones y alivia el dolor. Además, este sonido también ayuda a aliviar a estos animales de sus enfermedades pulmonares crónicas.

Los autores del manual de la cirugía de los veterinarios dicen que básicamente los gatos en comparación con otros animales simplemente no contraen la enfermedad pulmonar crónica, lesiones musculares, tendinosas, enfermedades de los huesos y un sinnúmero de otras cosas en comparación con los perros.

El sonido del ronroneo del gato comienza en su cerebro cuando las neuronas del sistema nervioso central disparan un mensaje rítmico, repetitivo, a este tipo de mensaje se le llama un oscilador neuronal y de ahí se envía un impulso eléctrico a los músculos de la laringe. Esto hace que se contraigan a razón de 25 a 150 vibraciones por segundo en un patrón consistente y constante.

Estudios científicos han demostrado que todos los gatos ronronean a la misma frecuencia. La frecuencia vibratoria del sonido del ronroneo del gato es similar a cuando se hace el sonido vocal de OUM en un tono grave o bajo durante la meditación. Es un sonido de tipo gutural y de tono muy bajo que sale de lo más profundo de la garganta y del área torácica. El sonido es similar al sonido del ronroneo de un motor, pero con un tono de frecuencia muy bajo, suave y agradable al oído.

Los seres humanos podemos imitar este sonido, pero es muy importante que cuando se haga este sonido se piense en el OUM, se mantengan los labios juntos, la boca cerrada y llena de aire, se expulsa el aire desde el diafragma muy lentamente y se siente que el sonido vibra las cuerdas vocales en un tono vocal muy grave o bajo. Se visualiza y se siente que el sonido sale del área entre la cavidad torácica, arriba del timo y la parte baja de la garganta. Cuando producimos este sonido, la poderosa frecuencia que se genera internamente, estimula el proceso natural de sanación de nuestro cuerpo.

Cuando se está cerca del ronroneo del gato se obtienen buenos beneficios de salud. Estudios han demostrado que el sonido del ronroneo del gato puede aliviar el estrés, alivia la presión arterial, produce tranquilidad, paz y calma a los seres humanos.

Tenemos mucho que aprender del poder intuitivo de los animales, de los sonidos que estos emiten y de como sus sonidos pueden estimular el proceso natural de sanación en los seres humanos. Si intentamos y por lo menos imitamos algunos de los sonidos que estos producen de alguna manera similar, podríamos observar grandes beneficios en el mantenimiento de buena salud.

Sonidos del planeta Tierra

> *"Nuestro Planeta, la Madre Tierra (Gaia),*
> *es la gigantesca orquesta sinfónica,*
> *que incesantemente está en concierto,*
> *generando sonidos y vibraciones de forma natural".*
> *- J.E.M.*

La madre naturaleza se encarga de mantener en equilibrio a todos los sistemas de nuestro planeta Tierra. Todos los sistemas en la Tierra están constantemente en estado de vibración produciendo frecuencias de sonidos. El sonido del aire, del viento, del agua, los sonidos internos producidos dentro de la Tierra, los volcanes, los árboles, los insectos, los animales, las avecillas, el sonido producido por el campo magnético de nuestro planeta Tierra, etc., todos estos sonidos tiene un efecto directo en nuestro ecosistema natural y también en nuestro sistema biofísico y mental.

El ecosistema natural de nuestro planeta depende directamente de las frecuencias de sonidos producidas por las aves, abejas, mariposas, grillos (insectos), ranas (anfibios), culebras (reptiles) y muchos otros, los cuales ayudan a mantener un equilibrio en la producción natural de semillas, flores y frutos. Se ha observado que las plantaciones en cautiverio o invernaderos cuando son expuestas a los sonidos naturales producidos por las avecillas, insectos, anfibios y el sonido de los cinco elementos naturales, crecen mucho más saludables y con más rapidez. A este proceso en las ciencias botánicas se define como Agro Sónico y también como Bio Sónico.

En estudios realizados con las plantas que han sido expuestas a la música de Mozart, éstas tienden a crecer de un 50 % a 100 % mucho más rápido de lo normal. El sonido definitivamente interactúa con la fisiología tanto de las plantas, animales y los seres humanos. Si podemos aprender a aprovechar y orientar esas diferentes frecuencias de sonidos, podríamos lograr efectos específicos que beneficiarían a todos los seres vivientes en el planeta tierra.

Los sonidos y frecuencias vibracionales producidas por el aire, el viento, las lluvias, las tormentas eléctricas, los truenos y los rayos tienen efectos muy poderosos sobre el ecosistema del planeta Tierra. Las tormentas eléctricas activan la producción de ozono, se incrementan los niveles de oxígeno y todo esto ayuda a descongestionar la atmósfera de la contaminación del monóxido de carbono y otros gases químicos que se acumulan en el ambiente.

El agua es el elemento de más abundancia en la Tierra y cubre tres cuartos del planeta. El agua de los océanos, ríos y lagos está moviéndose constantemente y produciendo frecuencias de sonidos. Igualmente, los seres que viven en el agua producen sonidos que tienen efectos en el ecosistema natural dentro del agua y al igual en la tierra. Los delfines y las ballenas se comunican entre ellos produciendo sonidos muy poderosos que viajan a miles de millas de distancia dentro de los océanos.

Las ballenas jorobadas son capaces de cantar en intervalos de siete octavas (similar a la gama del teclado del piano). Al igual que nosotros los seres humanos, las ballenas se acuerdan de sus canciones y las repiten de estación a estación. Estas inteligentes criaturas tienen una forma de comunicación muy sofisticada por el cual también emiten tonos bajos que pueden viajar a cientos de millas de distancia.

Las ballenas tienen conocimiento de las capas térmicas del océano. Ellas toman ventaja de las corrientes térmicas del océano cuando las aguas están un poco más calientes, debido a que por intuición ellas saben que las frecuencias de sonidos viajan de manera más eficiente en las corrientes de aguas que están calientes. Los Biólogos marinos concluyen que las ballenas jorobadas utilizan sus canciones para comunicarse unos con otros a través de cientos o incluso de miles de millas.

Estudios científicos de biólogos marinos han descubierto que los sonidos producidos por las ballenas y también por los delfines tienen efectos muy terapéuticos en los seres humanos.

Las Fuerzas Sanadoras de los Sonidos y Vibraciones Armónicas

En los bosques se registran innumerables frecuencias de sonidos. En los campos forestales y bosques de la isla de Puerto Rico se encuentran unas ranitas muy pequeñitas que son del reino anfibio. Estas producen unas frecuencias de sonidos armonizados en las noches, que ayudan a activar el estado mental de relajación de Alfa.

A esas ranitas se les conoce como **el coquí** (eleutherodactylus portoricensis – 16 especies). La primera sílaba del sonido que estas producen "co" llega a un registro de 1,160 Hertz y por ese medio advierten a los machos de su especie a que se retiren de su territorio y la segunda sílaba "kii" llega a un registro de 2,090 Hertz y la utilizan para invitar a las hembras de su especie para unirse en el acto de apareamiento y de reproducción.

Aunque ambos sexos vocalizan agresivamente contra los intrusos que entran a su territorio, sólo los machos son los que llaman durante el cortejo a 1 y 2 metros sobre el suelo, usualmente sentados sobre la hoja de una planta. Las hembras viajan largas distancias para responder al llamado del macho.

La experiencia de los sonidos producidos por los coquíes: "co-kii, co-kii, co-kii", es única y no se encuentra en ninguna otra parte del planeta. La serenata musical y las frecuencias de sonidos producida por los coquíes tienen efectos muy potentes que activan el estado mental de alfa y de relajación en las personas y por ende tiene efectos curativos.

5
La naturaleza del sonido y la energía electromagnética

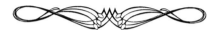

La naturaleza del sonido, la energía electromagnética y sus frecuencias vibracionales.

Los sonidos se componen de muchas frecuencias diferentes. Las frecuencias de sonido se miden en Hertz. Los sonidos por debajo de 20 Hz no son oídos o percibidos por medio del oído humano. Sin embargo, los sonidos por encima de 20 Hz si pueden ser percibidos por medio del oído humano. Los patrones de ondas cerebrales usualmente van de 40 Hz y en muchos casos hasta 100 Hz o más. Las ondas cerebrales de 40 Hz pueden ser registradas en la nomenclatura o reportes de EEG (electroencefalograma) y se denominan como ondas cerebrales **Gamma**. Debido a esto se le llama **Hyper-Gamma** a las frecuencias de ondas cerebrales que son significativamente más altas de 40 Hz. Esas frecuencias tienen gran poder y potencial para estimular los rangos de la mente inferior y superior.

Recientemente se han obtenido reportes de investigaciones por medio de EEG de estados de éxtasis de conciencia asociados con frecuencias de ondas cerebrales de 200 Hz, y a estas frecuencias las llaman ondas cerebrales **Lambda**.

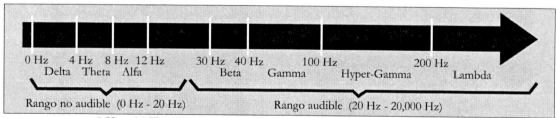

0 Hz a 20 Hz = Frecuencias que NO son percibidas por el oído humano.
20 Hz a 20,000 Hz = Frecuencias que SI son percibidas por el oído humano.

Ondas Delta: Fluctúan entre 1/3 y 4 Hz.
Ondas Theta: Fluctúan entre 4 y 7 Hz.
Ondas Alfa: Fluctúan entre 8 y 14 Hz.
Ondas Beta: Fluctúan entre 14 y 40 Hz.
Ondas Gamma: Fluctúan entre 40 y 100 Hz.

El electroencefalograma (EEG) es el método utilizado para medir y registrar la actividad eléctrica de las neuronas en el cerebro. Las neuronas son las células especializadas del sistema nervioso. Por medio del electroencefalograma (EEG) los médicos pueden registrar e identificar cualquier anormalidad que se efectúe en el cerebro, como un estado de coma, la muerte cerebral, o la presencia de un tumor, o un derrame cerebral, etc. En el procedimiento se aplican electrodos y cables que son colocados en diferentes áreas de la cabeza y este procedimiento no produce dolor.

La función de diversas ondas y frecuencias vibracionales generadas por el cerebro humano

El descubrimiento de las diversas ondas y frecuencias vibracionales generadas por el cerebro humano se produjo después de la segunda guerra mundial por un psiquiatra Alemán llamado Hans Berger 1843-1941. El demostró que existía un potencial eléctrico en el cerebro del ser humano y por medio de un sistema que él llamó encefalógrafo se podían medir las ondas de frecuencias vibracionales del cerebro.

El cerebro es un órgano electroquímico y ha sido demostrado científicamente que cuando el cerebro está en pleno funcionamiento puede generar hasta 10 vatios de potencia o energía eléctrica. Los científicos conservadores calculan que si los 86 billones de células nerviosas son interconectadas a la misma vez y éstas descargan su carga eléctrica en un solo electrodo colocado en el cuero cabelludo, se registrarían millones de voltios. A pesar de que esta energía eléctrica es muy limitada, sin embargo toma formas muy específicas en el cerebro humano. La actividad eléctrica que el cerebro emana se muestra en forma de ondas cerebrales. Aquí es donde nuestra mente por lo general opera.

Hay cinco tipos de ondas cerebrales, que van desde la máxima actividad cerebral hasta la mínima y se definen como gamma, beta, alfa, tetha y delta. Estos diferentes estados se clasifican de acuerdo a la velocidad de las ondas cerebrales. Esta velocidad y la frecuencia vibracional se mide en Hertz y las cifras se obtienen mediante un electroencefalograma (EEG). Las neuronas del cerebro están en constante estado de vibración produciendo frecuencias eléctricas y vibraciones muy poderosas que generan sonidos muy diminutos. Las cinco ondas cerebrales son las siguientes:

1. Ondas Gamma: Las ondas cerebrales gamma son generalmente caracterizadas por ciclos de ondas cerebrales de 25 y 100 Hz y en los seres humanos es típicamente alrededor de 40 Hz. Las ondas gamma eran desconocidas antes del desarrollo del EEG (electroencefalografía digital) debido a que la electroencefalografía analógica no podía medir las ondas en esas frecuencias más altas. Su límite superior de medida era alrededor de 25 Hz. Sin embargo, los neurocientíficos están empezando a descubrir las maravillosas propiedades del cerebro cuando se producen las ondas de frecuencia gamma.

Las ondas cerebrales gamma son las frecuencias más rápidas de las ondas cerebrales y con la amplitud más pequeña. Ha sido reportado por meditadores con experiencia, como los monjes y monjas, que estas ondas están asociadas con la "bendita sensación de éxtasis". En este estado también se activa a la máxima potencia el nivel mental de concentración y de funcionamiento cognitivo.

Los neurocientíficos creen que las ondas gamma son capaces de vincular y conectar la información de todas las partes del cerebro. Las ondas gamma se originan en el tálamo y se mueven de la parte posterior o detrás del cerebro hacia la parte delantera de éste, alrededor de 40 veces por segundo y todo el cerebro es influenciado por éstas ondas. La rápida acción de las ondas gamma hace que el cerebro logre el máximo rendimiento físico y mental. En este estado la persona tiene la sensación de que ha llegado a la zona donde puede lograr hacer lo que se proponga.

Todos los seres humanos generamos las ondas cerebrales gamma, pero la cantidad de ondas gamma varía en cada persona. Las cantidades bajas de las ondas cerebrales gamma se han relacionado con problemas de aprendizaje, mala memoria y el deterioro del procesamiento mental. GAMMA (vigilia, 30 a 40 Hz). En este estado mental la persona está muy excitada y ansiosa y puede caer en el estado de pánico e histeria. Este estado es manifestado cuando la persona confronta una situación muy tensa o recibe alguna noticia muy negativa y hace que las glándulas adrenales segreguen fuera de control la adrenalina, y también se activan otras sustancias hormonales como la hormona somatotropa y los corticosteroides.

Las personas con altos niveles de actividad gamma son excepcionalmente inteligentes, compasivas, usualmente muy felices, tienen una excelente memoria y autocontrol de todos sus sentidos. También tienen un IQ (coeficiente intelectual) muy alto. Los atletas, músicos, maestros, conferencistas, científicos, artistas y las personas intelectuales que logran grandes éxitos en sus trabajos, generan altos niveles de actividad gamma en comparación con el resto de las personas.

La frecuencia de 40 Hz regula y acelera el procesamiento de la memoria. Las personas con alta actividad cerebral gamma son excepcionalmente vivaces y tienen memoria fotográfica. En otras palabras obtienen la información del banco de la memoria del cerebro casi instantáneamente o en fracciones de segundos. Esto se debe a que la activación cerebral gamma de 40 Hz agudiza el alto sentido de percepción sensorial. La comida sabe mejor, la visión, la audición y el olfato se agudizan. El cerebro se vuelve mucho más sensible a todos los estímulos sensoriales. Esto hace que se active una experiencia sensorial mucho más rica y una mejor percepción de lo que se está viviendo.

Una de las propiedades más notables del estado gamma es que acelera el proceso de la información cerebral y eleva el sentido de sensibilidad por medio del cual se logra enfocar y establecer una mayor atención. El cerebro es capaz de procesar una increíble cantidad de información sensorial muy rápidamente, que posteriormente la recuerda a través de la memoria. Las personas con alta actividad gamma son, naturalmente más felices, más tranquilas y establecen un estado armónico de paz. Este es el mejor antidepresivo y se activa de forma natural. Las personas que sufren de depresión tienen típicamente la actividad gamma muy baja.

Cómo podemos producir las ondas cerebrales gamma?

La respuesta es muy simple. Cuando meditamos y establecemos profundamente en nuestro ser el poder de la energía de amor y de compasión se logra establecer la actividad cerebral de las ondas gamma. De esta manera logramos un estado de armonía y de felicidad donde se agudizan los sentidos de percepción, se aumenta la coordinación del proceso neurovascular del cerebro y de todo nuestro sistema nervioso, se obtiene un alto sentido de enfoque mental y a la vez de auto control.

El amor es la energía más poderosa de todo el universo que crea, regenera, sana, transforma y cuando se une junto al sentimiento de compasión, cuando meditamos y cuando oramos, cuando recitamos mantras, cuando cantamos sonidos de vocales en los códigos de la armonía diatónica y cuando escuchamos la música de **"Las Fuerzas Sanadoras de los Sonidos y Vibraciones Armónicas"** se logra establecer un alto estado de percepción sensorial y de orden divino en nuestro ser.

Las ondas gamma también están presentes durante el sueño y en la visualización creativa. La compasión viene de un sentimiento de unicidad con toda la creación. Este es el "bendito sentimiento de éxtasis" que acompaña los altos niveles en la actividad de ondas cerebrales gamma.

Muchos estudios y experimentos se han realizado con los meditadores, especialmente con los monjes budistas tibetanos y las monjas celestinas. Ambos grupos demostraron la capacidad de producir ondas gamma durante la meditación. Los estudios mostraron un incremento significativo en la actividad cerebral en la corteza prefrontal izquierda, asociada con el autocontrol, la felicidad y la compasión.

Cuando se medita con la ayuda de la música de **"Las Fuerzas Sanadoras de los Sonidos y Vibraciones Armónicas"** y con la música de flautas, la música clásica, los cuencos de cristales de cuarzo puro y tibetanos, los cantos gregorianos en latín, los cantos de mantras tibetanos, los sonidos de la naturaleza y de los animalitos como el coquí, las avecillas, los delfines, las ballenas, los insectos, los grillos, y por medio de las oraciones, las afirmaciones, los mantras, la visualización creativa, la poderosa energía del amor y del sentimiento de compasión se comienza a activar un sentido de unicidad con la conciencia universal y se logra establecer la actividad cerebral que activa los altos niveles de las ondas gamma.

2. Ondas Beta: Aquí es donde nuestra mente por lo general opera en la vida cotidiana. En este estado estamos en plena conciencia y prestamos atención a todo lo que nos rodea, y por lo general solo un lado del cerebro está funcionando. En este estado se efectúa el razonamiento lógico y las conversaciones habituales. Beta está generalmente caracterizado por ciclos de ondas cerebrales de **15 a 40 Hz** (ciclos por segundo). Ciclos en el rango de 30 - 40 Hz de frecuencia Beta generalmente produce tensión, ansiedad, y hace que la persona piense mucho, hasta que se pueda confundir, equivocar en sus decisiones y reaccionar negativamente ante una situación determinada. Las altas frecuencias vibracionales de ondas cerebrales beta también generan hipertensión, aumento del ritmo cardiaco, aumento del flujo sanguíneo, la producción de cortisona y el consumo de glucosa. Por lo general, nosotros no deseamos experimentar el estado de altas frecuencias beta muy a menudo debido a que puede afectar considerablemente nuestra salud.

3. Ondas Alfa: Aquí estamos entre dormidos y despiertos en un estado de sueño leve o estado de relajación ligera. Usualmente cuando estamos meditando se activan las ondas alfa. La persona está en un estado de relajación mental y muscular y se encuentra en medio del consciente y el inconsciente. Se activa una lucidez creativa y la imaginación. En este estado se pueden inducir las sugestiones y comportamientos. Este estado también se logra cuando meditamos, oramos y recitamos mantras. También entramos en el estado de alfa cuando vamos en un coche observando el entorno de un bonito paisaje, cuando estamos relajados en un crucero, cuando estamos relajados y cautivados por medio de la literatura de un buen libro. Es como si se perdiera la pista de lo que está sucediendo a nuestro alrededor. El cerebro funciona en ciclos de entre **8, 9 Hz y 14 Hz**. El estado de alfa se caracteriza por el estado parcial de la mente consciente y el estado parcial de la mente subconsciente activados al mismo tiempo. Es el estado más favorable para absorber información, para estudiar y para asimilar nuevos conceptos. El estado de alfa promueve más el lado izquierdo del cerebro para ser utilizado en el procesamiento de información. En el estado de alfa se amplifica la información, ya sea positiva o negativa. Debido a esto es muy importante que nos aseguremos de que la situación a la que estemos expuestos en ese momento sea positiva y constructiva. También científicamente se ha probado que el estado de alfa es el estado mental más efectivo para activar el proceso natural de sanación del cuerpo, la mente y el espíritu.

4. Ondas Theta: Es cuando estamos en un estado de relajación profunda mental y físicamente. La mente consciente está en su mayor parte **apagada** y la mente subconsciente deja de florecer. El estado de theta generalmente se caracteriza cuando estamos durmiendo, soñando y en un estado de relajación muy profunda. Este estado también se logra cuando meditamos muy profundamente, cuando repetimos mantras y durante la meditación profunda al escuchar la música de **Las Fuerzas Sanadoras de los Sonidos y Vibraciones Armónicas,** los sonidos producidos por los cuencos de cristales de cuarzo puro, los cuencos tibetanos y el sonido sublime de la flauta. Este es el estado al cual los hipnotizadores tienen como objetivo llevar a sus clientes para que éstos puedan entrar en un estado profundo de hipnosis. En el estado theta los ciclos de ondas cerebrales funcionan entre **5 Hz a 8 Hz.** Theta es donde las ideas, visualizaciones y sugerencias son más propensas a entrar en la mente subconsciente y estamos a la vez menos conscientes de lo que está sucediendo a nuestro alrededor.

5. Ondas Delta: Es el estado de relajación y sueño extremadamente profundo, con la operación completa del subconsciente. Delta es la frecuencia más desconocida y se experimenta en el más profundo de los sueños, aproximadamente durante 90 minutos del sueño nocturno, y es interesante, porque está comprobado que el cuerpo físico y mental comienza a reacondicionarse y recuperarse del cansancio y desgaste. Podemos entrar al estado de vigilia delta cuando estamos en un estado muy avanzado de meditación. Este estado se asocia con las experiencias en la meditación de Kundalini. Delta se caracteriza por ondas cerebrales lentas de **1 Hz a 4 Hz.** Es interesante observar que un hipnotizador muy hábil puede llevar a sus clientes al estado mental delta y usar dicho estado como sustituto de la anestesia durante una cirugía médica. Este procedimiento ha sido documentado científicamente y confirmado por muchos médicos cirujanos en numerosas ocasiones.

Frecuencias y sonidos que no son percibidos por los oídos humanos

Un ejemplo de las frecuencias de sonidos que no podemos percibir por medio de nuestros oídos pero que sí son percibidos por el tejido epidérmico, tejido óseo (los huesos) y el sistema nervioso lo son las emisiones **electromagnéticas de micro-onda** producidas por los teléfonos móviles, los radares que generan ondas de radio, los microondas utilizados para cocinar, etc. Se ha probado científicamente que las frecuencias de las microondas emitidas por los teléfonos móviles y los radares tienen un efecto muy negativo en el cerebro, el sistema nervioso, el sistema inmune y el sistema endocrino y producen desequilibrios en el sistema neurovascular. Es importante tomar en consideración que las ondas de trasmisión de ondas inalámbricas del enrutador (router) que activan el internet en las computadoras también generan emisiones **electromagnéticas de micro-onda** que generan frecuencias vibracionales que afectan la salud.

Las ondas de frecuencias de sonidos de microonda que son generadas por medio de los teléfonos móviles son intensificadas cuando la persona está en movimiento. Estas ondas se intensifican cuando hablamos con el móvil y estamos caminando o en movimiento conduciendo dentro del coche. La alta intensificación de las ondas de microondas producidas cuando estamos en movimiento tiene efectos muy negativos para nuestra salud. Es imperativo tomar en consideración que esas frecuencias no son percibidas por nuestros oídos, pero producen sonidos muy diminutos que son percibidos por muchos sistemas en nuestro cuerpo, o sea, por el sistema neuro-vascular (cerebro), el tejido epidérmico (la piel), el tejido óseo de los huesos y sustancias cristalinas en el plasma sanguíneo. En conclusión, los huesos (tejido óseo), el cerebro (tejido neurovascular) y el tejido epidérmico (la piel) tienen la capacidad de absorber con mayor facilidad las frecuencias de sonidos que **no** son percibidos por los oídos.

Estudios científicos han demostrado que las frecuencias de sonidos, especialmente los sonidos que no son detectados por nuestros oídos, pueden producir cambios en el sistema endocrino, sistema de inmunología, sistema autonómico, sistema nervioso del cuerpo físico y en otros sistemas. En realidad, el cuerpo humano tiene una gran capacidad para absorber sonidos extremadamente diminutos que producen frecuencias vibracionales que no son percibidos por los oídos, pero si son percibidos por el cerebro, la piel, los huesos y las sustancias cristalinas y minerales que viajan en la corriente sanguínea a través de las arterias, venas y capilares del cuerpo.

La naturaleza de la energía

La ciencia ha demostrado que toda la energía es de naturaleza electromagnética, está en constante estado de vibración y produce sonidos. Al igual nuestros cuerpos, los órganos y los billones de células que forman parte de nuestra composición biofísica irradian sus propios campos electromagnéticos, producen vibraciones y sonidos.

La energía que es generada en el universo físico que habitamos produce radiación y la radiación emite energía térmica, calor, frío, luz, electricidad y frecuencias de sonidos. El Sol emite o irradia luz, también frecuencias electromagnéticas y sonidos. El planeta Tierra emite corriente eléctrica, energía magnética y sonidos; y en términos quánticos se define que la Tierra produce energía telúrica. La energía emitida por el Sol y la Tierra proviene de sustancias que son de diferente naturaleza, pero si ambos producen radiación, energía electromagnética y frecuencias de sonidos.

El electromagnetismo es una forma de radiación que se origina de forma natural y también de forma artificial. El electromagnetismo es la energía fundamental que es generada por el universo físico. Los átomos, moléculas, sólidos y líquidos que se forman por medio de reacciones sub-atómicas generan energía electromagnética y frecuencias vibracionales que a su vez también generan sonidos.

El electromagnetismo es energía eléctrica que avanza y es la energía magnética que mantiene la ruta de las órbitas de las partículas subatómicas que dan formación a los átomos, a las galaxias y cuerpos celestes en el universo. La mecánica quántica reconoce que el universo físico es exactamente electromagnetismo y energía vibracional, y genera frecuencias de sonidos.

La ciencia también ha reconocido que a nivel micro-cósmico los organismos vivos llevan a cabo sus funciones biológicas generando corrientes eléctricas y magnetismo, emitiendo energía térmica (calor y frío) y a su vez generando frecuencias de sonidos.

La interrupción de la energía electromagnética en las células genera frecuencias y vibraciones que deterioran el metabolismo natural de las células y eso conduce a las enfermedades.

La energía electromagnética y las frecuencias vibracionales que no son de origen natural

Estamos rodeados de líneas eléctricas, radares y sistemas que generan energía electromagnética y frecuencias vibracionales que no son naturales. Ese tipo de energía electromagnética se define como energía de origen anormal debido a que es creada por el hombre. La gran mayoría de esa energía electromagnética es generada por radares, teléfonos celulares, microondas, líneas de alto voltaje eléctrico y otros sistemas electrónicos. Ese tipo de tecnología genera campos electromagnéticos artificiales de energía muy sutil que producen contaminación ambiental energética y sonidos que generan frecuencias vibracionales muy diminutas que no son percibidas por el oído humano pero si son percibidas por el tejido epidérmico, los huesos, sustancias cristalinas en el plasma sanguíneo y el sistema nervioso.

Los seres vivos también poseen un campo energético propio alrededor del cuerpo físico. Los campos de energía electromagnética artificiales que son producidos por el hombre también alteran la energía del cuerpo sutil que se encuentra alrededor del cuerpo físico, produciendo alteraciones que afectan el equilibrio energético de las personas y afectan la salud en general.

El cuerpo humano está compuesto de billones de células y es uno de los sistemas biofísicos con mayor capacidad de percepción de energía. La membrana de la célula tiene una gran capacidad de recepción vibracional eléctrica a través de ella. La exposición a señales débiles generada por los teléfonos celulares crea una energía electromagnética que hace que las células liberen una gran cantidad de su energía vital. Esto crea una interrupción en la comunicación de las células y puede provocar la reproducción incontrolable de éstas.

Las líneas eléctricas, radares, señales de televisión, los monitores convencionales de computadoras, teléfonos celulares y los sistemas que generan energía electromagnética producen energía ionizante que no es de origen natural. Todas estas tecnologías generan frecuencias vibracionales de sonidos extremadamente bajos.

La radiación no ionizante es diferente a la ionizante debido a que cuando esa energía atraviesa la materia no rompe los núcleos de los átomos, pero si puede alterar la posición original de los electrones produciendo modificaciones en su composición natural.

Cuando la energía ionizante que no es de origen natural hace contacto con los átomos del cuerpo, se altera la composición natural de los átomos añadiendo o eliminando electrones. Todo esto activa el proceso de oxidación celular y se originan los radicales libres que contribuyen en el origen de muchas enfermedades.

La radiación ionizante de origen artificial es la tecnología que actualmente está contribuyendo a grandes problemas de salud en la humanidad y muchos otros seres del planeta.

La radiación ionizante de origen natural proviene de los rayos solares. También hay materiales naturales que producen energía ionizante de origen natural como uranio, radio, cobalto, selenio, plutonio y gas radón. Es imperativo tomar en consideración que todos estos elementos están en constante estado de vibración y produciendo sonidos.

6
La emisión de frecuencias

Las frecuencias de sonidos emitidos por nuestro Sistema Solar, los seres humanos y los sonidos que hacen daño.

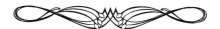

El sol produce energía iónica y sonidos que hacen bailar a la Tierra

El sol genera la energía más poderosa que da origen a la vida y a la creación en nuestro planeta Tierra. El sol es una estrella similar a una gigantesca bola de gas ardiente que se mantiene activo por medio de reacciones termonucleares y por medio de reacciones de fusión. El proceso de fusión se efectúa cuando los átomos de hidrógeno se unen con otros átomos de hidrógeno para crear grandes reacciones químicas dando origen al elemento helio.

La temperatura generada por la superficie del sol es aproximadamente de 4000 C a 6000 C. El Sol está quemando 4 millones de toneladas de su composición química por segundo. Se producen poderosas manchas y ondas solares que crean interferencias con las ondas de radio. El planeta Tierra se encuentra a ocho minutos a distancia luz del sol. La energía generada por el sol produce energía ionizante natural que está en constante estado de vibración y a su vez está generando frecuencias de sonidos.

David Thomson y Louis Lanzerotti, los miembros del equipo del experimento HISCALE a bordo de Ulises, junto con sus colegas Frank Vernon, Marc Lessard y Lindsay Smith han demostrado que los sonidos generados en el interior del sol provocan vibraciones que pueden causar movimientos y temblores en la Tierra. Esos sonidos también hacen que la tierra vibre en solidaridad con el sol. Ellos mostraron que tonos aislados distintos, generados por las ondas de presión y la gravedad en el sol, están presentes en una amplia variedad en los sistemas terrestres.

Mediante análisis se ha descubierto que los distintos tonos emitidos por el Sol son registrados en los instrumentos y datos sísmicos en la Tierra. También se ha descubierto que el campo magnético de la Tierra, de la atmósfera e incluso el voltaje inducido en los cables del océano, forman parte de **"La sinfonía de sonidos cósmicos"**.

La sinfonía de sonidos cósmicos está activa a nuestro alrededor pero esos sonidos no son detectados por nuestros oídos. Esto se debe a que el tono es demasiado bajo para ser percibido por medio del oído humano. Por lo general la frecuencia de sonidos generan sonidos de 100-5000 micro Hertz (1 micro Hertz corresponde a 1 vibración cada 278 horas). Es equivalente en términos de la escala musical a 12 octavas por debajo de la nota más baja audible para los seres humanos. En comparación, la nota que las orquestas sinfónicas utilizan para afinar sus instrumentos es LA (A) por encima del DO (C) central que está localizado en el medio del piano y corresponde a 440 Hertz.

Los sonidos de frecuencias bajas producidos por el Sol han sido grabados por la nave espacial ESA/NASA SOHO. Hay videos que muestran como la circulación atmosférica en el interior del Sol hace que los **sonidos de muy baja frecuencia** sean producidos.

Algunas de las oscilaciones solares han sido observadas ópticamente utilizando instrumentos de SOHO, y por las redes de radio-telescopios localizadas en la Tierra. Las oscilaciones solares son causadas por onda de presión en el Sol, y se conocen como modos g. Los sonidos más profundos asociados con las ondas gravitacionales del Sol (modos g) son muy difíciles de alcanzar.

Los científicos han examinado una amplia gama de conjuntos de datos que cubren los fenómenos naturales y los sistemas tecnológicos en campos tan diversos como las telecomunicaciones y la sismología y continúan encontrando nuevas evidencias de tonos discretos con característica de oscilaciones solares en lo que hasta entonces se consideraba que era un **"ruido de fondo"**. Esto ha sumado al enigma planteado por los hallazgos de Ulises.

De acuerdo a las observaciones de David Thomson los sonidos o ruidos de fondo tienen que ver también con el campo magnético. El sugiere que las vibraciones de modos g son reconocidas por el campo magnético en la superficie del Sol. Parte de ese campo magnético es llevado desde el sol hacia el espacio interplanetario por medio de los vientos solares donde puede ser detectado por los detectores espaciales de ULISES.

Las Frecuencias del Universo, del Sol, de las Plantas y Los Seres Humanos

Todos los seres de nuestro planeta estamos constantemente recibiendo frecuencias de sonidos y señales luminosas del sol. Estamos respirando los sonidos, vibraciones y señales luminosas que vienen del sol. La energía de los electrones provenientes del sol, activan el plasma de las plantas, la clorofila y esa energía es transformada en el oxígeno que respiramos todos los seres vivientes en el planeta Tierra.

Ahora sabemos que hay un ciclo perfecto de 9 frecuencias de sonidos en el universo. La NASA tiene grabaciones de la frecuencia tonal central del sol que demuestra que está radiando en la tonalidad de 528 Hz. Esa tonalidad es parte de las frecuencias creativas que se encuentran entre los 9 tonos de la escala musical original. El mundo botánico del planeta Tierra también está vibrando en la frecuencia tonal de 528 Hz. La partitura musical original es de 6 notas, DO, RE, MI, FA, SOL, LA y la tercera nota **MI (528 Hz)** se define como la nota milagrosa. El universo y el sol están vibrando en esa frecuencia milagrosa de sonido.

El universo está organizado en patrones matemáticos. Ese es el lenguaje del Creador del Universo o Dios. La forma en que el universo entero se construye, incluyendo a la gente, es a través de una matriz matemática musical de 9 acordes simples. En otras palabras el universo es creado por una matriz de frecuencia de sonidos matemáticos.

Los genios de la matemática y de la ciencia física concluyen que el universo es creado por una matriz matemática y de frecuencias de sonidos que es extremadamente potente y sagrada.

Los sonidos que pueden causar serios daños a los seres humanos a nivel mental y físico

Instituciones militares de muchos países han utilizado las **armas ultrasónicas** en sus ejercicios militares. La tecnología de armas ultrasónicas utiliza unos equipos con un tipo de altoparlantes muy poderosos que generan intensas frecuencias de sonidos que producen sonidos similares a explosiones. A esas armas se le llaman **granadas de sonidos o cañones de sonidos.** Las frecuencias de sonidos generados por la tecnología de armas ultrasónicas pueden causar serios daños físicos a los seres que sean expuestos a esas frecuencias. Otra técnica que fué utilizada por instituciones militares fueron una serie de sonidos grabados que cuando se proyectaban por medio de los altoparlantes en las batallas confundían a los enemigos. A esto se le llama **guerra psicológica** (Psychological Warfare). Las frecuencias de sonido extremadamente altas producen ondas y frecuencias vibracionales que pueden destruir los nervios del oído interno y también pueden afectar seriamente al sistema nervioso y muchos órganos del cuerpo humano.

La tecnología de las armas ultrasónicas genera sonidos de 7 Hz. Los sonidos son enviados por unos tubos hacia el espacio abierto. Esas frecuencias de sonidos son tan poderosas que pueden traspasar las paredes, al igual que pueden traspasar muchos materiales de construcción. Las paredes y otros materiales utilizados en las divisiones de los edificios ofrecen muy poca protección para esas frecuencias intensas de sonidos que son de naturaleza no armónica y pueden causar serios daños a las personas expuestas a ellas.

Hoy día existe una tecnología que ha creado un instrumento que produce frecuencias de **infrasonido (Infrasound)** desde 0.3 Hz hasta 18.9 Hz. Ese instrumento de **infrasonido (Infrasound)** produce unas frecuencias intensas de sonidos que distorsionan la visión en los ojos de los seres humanos, puede producir desbalances y puede causar hasta mareos. Esta tecnología ha sido confirmada por el ingeniero Vic Tandy. Otro ejemplo de cómo algunas personas son afectadas por infrasonido es la enfermedad que algunas personas sufren cuando conducen o viajan en coche. La razón por la que alguien se enferma cuando viaja en coche no es siempre debido a que el coche está en movimiento. La enfermedad del coche a veces es causada por la vibración producida por el motor del coche, el cual genera una frecuencia entre 4 a 7 Hz.

Las frecuencias de 7 Hz pueden causar osteoporosis. Las frecuencias bajas como 18 Hz pueden causar mareos, desmayos, y sentimientos de terror. Existe la teoría de que algunas apariciones de fantasmas son causadas por vibraciones de baja frecuencia de alrededor de 18 Hz en algunos lugares.

El rugido producido por el tigre es de alrededor de 18 Hz y puede causar parálisis temporal, el debilitamiento de los músculos, sentimientos de terror, frío, desmayos, dolores de cabeza y otro tipo de síntomas.

Los sonidos altos en las discotecas de baile moderno generan unas ondas de frecuencias muy intensas que también afectan a la juventud psicológica y físicamente. Muchos de esos sonidos activan en la juventud una actitud de hostilidad, de desequilibrios psicológicos y emociones negativas.

A las personas que se exponen con frecuencia a los sonidos altos y fuertes de las discotecas y de los conciertos de rock le es muy difícil poder oír sonidos por debajo de 30 a 40 Hz. Usualmente con el tiempo estos sufren de problemas de los oídos y al igual se limitan sus sentidos de audición.

La tecnología de armas ultrasónicas, los infrasonidos (Infrasound), los sonidos altos que se escuchan en muchas discotecas, los conciertos de rock y el sonido producido por el tigre son muy buen ejemplo de las ondas de frecuencias de sonidos que pueden producir efectos negativos en los seres humanos y los cuales son completamente opuestos a **Las Fuerzas Sanadoras de los Sonidos y Vibraciones Armónicas.**

7

El cuerpo humano, la materia y sus frecuencias

El cuerpo humano, sus sistemas, las células y los cuatro elementos producen sonidos y tienen frecuencias de resonancia específicas.

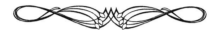

El Cuerpo Humano, Órganos, Sistemas y las Células

Cada átomo, molécula, macromolécula, organelo, célula, tejido, órgano, glándula y sistemas de nuestro cuerpo absorbe frecuencias de sonidos, emite sonidos y también tiene una frecuencia de resonancia.

La célula es la unidad de vida más pequeña del cuerpo humano. Alrededor de 50 millones de células mueren en un segundo en el cuerpo humano y al mismo tiempo se reproducen y son sustituidas por el mismo número de células nuevas. Durante ese ciclo de vida, los billones de células que componen nuestro cuerpo funcionan en estrecha colaboración, se comunican entre ellas, absorben sonidos, producen sonidos y tienen una frecuencia de resonancia específica.

El cuerpo humano se compone de diferentes elementos químicos provenientes de la Tierra. Hay más de 90 elementos que ocurren de forma natural en la Tierra y alrededor de 25 de ellos se pueden encontrar en el cuerpo humano. Los cuatro elementos más importantes que constituyen el 9.2% del peso corporal del cuerpo humano son: El oxígeno (65%), carbono (18.5%), hidrógeno (9.5%), y nitrógeno (3.2%). Los elementos que constituyen el 3.7% del peso corporal del cuerpo humano son: El calcio 1.5%, fosfato 1.0%, potasio 0.4%, azufre 0.3%, sodio 0.2%, cloro 0.2% y magnesio 0.1%. La proporción química del cuerpo humano va cambiando a medida que vamos avanzando en edad y durante ese proceso, al igual que la Tierra, todos esos elementos vibran, generan frecuencias y tienen un ritmo específico.

Cada persona, cada animal, cada microorganismo, cada planeta y cuerpo celeste, cada elemento, cada átomo, cada célula, tejido, órgano, hueso y glándula del cuerpo produce sonidos y está en constante estado de vibración.

Todo lo que existe en el plano físico genera sonidos, tiene su propia frecuencia vibracional y tiene una resonancia específica que lo diferencia de otros cuerpos.

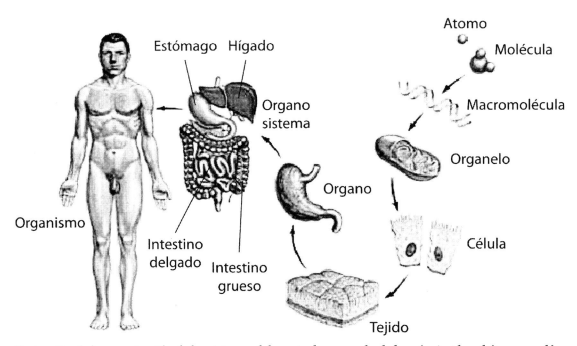

Ilustración de la organización de los sistemas del cuerpo humano desde lo más simple - el átomo, molécula, macromolécula, organelo, célula, a lo más complejo, - los tejidos, órganos y sistemas.

El cuerpo humano consiste de 10 sistemas básicos que son esenciales para la vida: los huesos, músculos, sistema circulatorio, sistema digestivo, sistema urinario, sistema nervioso, sistema reproductivo, sistema linfático, sistema endocrino y el sistema respiratorio, todos estos sistemas producen sonidos, absorben frecuencias de sonidos y tienen una frecuencia de resonancia específica.

Todo lo que vemos, oímos, olemos, saboreamos, tocamos y percibimos, vibra. Cada sub-átomo, átomo, molécula, célula, tejido, órgano, hueso y sistema de nuestro cuerpo produce sonidos y vibra. Las vibraciones producen sonidos y los sonidos en alta frecuencia producen luz.

No sólo el universo **macrocósmico y el universo microcósmico** están en constante estado de vibración, nosotros también estamos produciendo sonidos y vibraciones constantemente y vivimos en un planeta donde todos los elementos están produciendo sonidos y vibraciones constantemente.

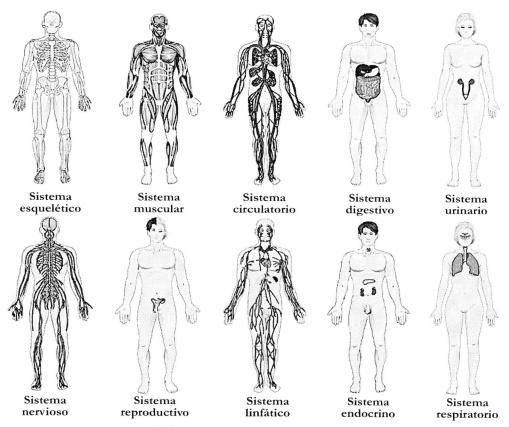

Diagrama de los 10 sistemas esenciales del cuerpo humano.

Los seres que sentimos y pensamos hemos sido creados por medio del poder del sonido y producimos el sonido por medio de la respiración. La respiración y el aire es lo que activa la fuerza de vida y del espíritu, el prana, chi o qi.

Por medio de la poderosa energía producida por la mente, el corazón y por medio del movimiento del aire que viaja desde los pulmones a la garganta, el movimiento de las cuerdas vocales y el movimiento de la lengua, se manifiesta el poder del verbo, la palabra y el sonido que tienen el poder de alterar la estructura atómica de la materia.

Elementos tierra, agua, aire y fuego

Los cuatro elementos que le dan forma y vida a nuestro planeta, a nuestros cuerpos, a nuestra sobrevivencia y a nuestra expresión son la **tierra, agua, aire y el fuego.** Estos cuatro elementos están en constante estado de vibración y constantemente están produciendo frecuencias de sonidos. Le dan forma a toda la energía de vida en el planeta y nada podría existir sin la presencia de estos elementos ni tampoco nada podría existir sin producir frecuencias de sonidos.

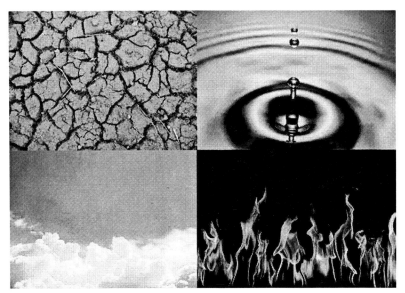

Los cuatro elementos básicos que dan forma y vida

El elemento tierra = Está sintonizado y anclado al **cuerpo físico** de la persona.

El elemento agua = recibe, sintoniza y tiene efectos sobre el **cuerpo emocional** de la persona. El Cuerpo emocional alimenta la energía que está en movimiento. La garganta y el plexo solar son las áreas del cuerpo físico que son estimuladas por el cuerpo emocional.

Sabemos que las frecuencias de sonidos viajan de 4 a 5 veces más rápido a través del agua que en el aire. El agua es un cristal líquido superconductor de luz y sonido. El agua tiene la capacidad de almacenar memoria. Es como una cinta magnetofónica que graba las frecuencias vibracionales de sonidos y videos. Por medio del uso del verbo podemos hablarle al agua antes de ingerirla e impregnarla con la frecuencia creativa de amor, gratitud, perfecta salud y orden divino. Cuando se bebe esa agua que ha sido programada con tan poderosas palabras, se estimula la apertura del chakra del corazón, se difunde esa frecuencia a través de todos los billones de células de nuestro cuerpo y se puede lograr activar un buen estado de salud y de transformación espiritual.

El elemento aire/éter = recibe, sintoniza y tiene efectos sobre el **cuerpo mental** de la persona. El cuerpo mental proporciona la semilla que da origen al pensamiento.

El elemento fuego o fuego cósmico = recibe, sintoniza y tiene efectos sobre el **cuerpo etéreo, el ser y alma** de la persona.

Cada sub-átomo, átomo, molécula y célula que vive dentro del cuerpo humano es un condensador que almacena memoria, recuerdos y patrones de energía vibracional. Cada sentimiento y pensamiento estimula a las glándulas a producir secreciones de sustancias bioquímicas endocrinas que emiten diferentes patrones de frecuencias vibracionales, generan sonidos que reflejan el estado de conciencia de la persona y todo eso se puede manifestar en salud o en enfermedad.

Los cuatro elementos son parte integral del cuerpo humano que permite la autorrealización y evolución de la conciencia del ser humano partiendo del plano material hacia el plano espiritual. Los cuatro elementos dan formación a la creación de la materia, provienen del centro de una fuerza creadora o inteligencia universal y están en constante estado de vibración y produciendo sonidos.

8
Thoth

**Thoth, la creación del universo, el secreto mitológico
de la pirámide y sus tonos de resonancia.**

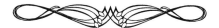

Thoth y la creación del universo

Thoth en la mitología egipcia significa **Padre de la Sabiduría** y su nombre egipcio es Tehuti o Djehuti. Thoth es el gran **Maestro de los Misterios El Atlante,** Guardián de los Registros, Rey Poderoso, Mago que ha vivido de generaciones en generaciones, fundador de los **Salones de Amenti** y de los registros de la poderosa sabiduría del **Gran Continente de la Atlántida.** Su famosa obra literaria se conoce por el título **Las Tablas Esmeraldas de Thoth El Atlante.** En sus escritos expone su concepto mitológico acerca del origen y de **La Creación del Universo.**

De acuerdo a la mitología del Continente de la Atlántida y Egipto, Thoth diseñó y creó el universo por medio del poder de la palabra. Thoth por medio del verbo habló, inició el sonido que puso en moción el plan que dio origen a la estructura y la creación del universo. La poderosa frecuencia resonó a través del tiempo y el espacio en el universo dando origen a todo lo que existe. El gran plano de la creación se desarrolló en la esencia y mente de Dios. **El poder del verbo, de la palabra y del sonido precedió la luz y dio origen a la creación del universo.**

De acuerdo a la mitología antigua Thoth trabajó directamente con la creación del universo y la creación de la Tierra. Esto fue parte del gran plan que tomó lugar bajo la deidad Ma'at.

El universo es concebido como una frecuencia de forma holográfica. Nosotros entendemos el concepto de frecuencias de bandas provenientes de las ondas de radio y otros sistemas tecnológicos de comunicación. Otros niveles de existencia pueden penetrar muy fácilmente nuestra dimensión a través de mecanismos físicos mediante las ondas de frecuencias.

Aunque no podemos medir la esencia del espíritu, la vida, las emociones y la mente, es obvio que esa esencia está presente y puede ser registrada por medio de múltiples frecuencias vibracionales de ondas y bandas que generan sonidos. La ciencia no puede explicar este fenómeno muy bien, pero los psicólogos, teólogos y místicos están muy conscientes de que hay algo que va más allá de lo que es accesible físicamente a través de nuestros sentidos.

Todo esto tiene sentido en el contexto mitológico de la creación de Thoth. La configuración de la creación está simbolizada por los cuatro elementos y esos elementos representan varias formas del comportamiento y niveles de la mente, del ser y otros aspectos místicos y religiosos.

En esencia, Nut-Nut representa **el plano físico**. El cuerpo de Nut es el vehículo que da formación al universo físico. Hehu y Hehut representan el elemento del **fuego** o causa, el plano por el cual una idea es primeramente visualizada y por medio del poder de la intención o disposición es manifestado. Kekiu y Kekiut representan el elemento **agua** y es lo que llamamos el plano etéreo o plano astral, es donde las emociones y el espíritu se encuentran y se mueven a través de nuestro ser. Finalmente, Kerh y Kerhet representan el elemento **aire** o el pensamiento, por medio del cual se ordena y todo es activado. A través de estos elementos, que también son parte de nuestro propio ser, cada uno de nosotros participa en el desarrollo, expansión y creación del universo.

A Thoth, conocido como el padre de la sabiduría y Maestro de Maestros en el Continente de Atlántida y en Egipto, hoy día en la filosofía hermética se le conoce como Hermes Trismegisto. Se dice que él es un contemporáneo de Abraham, y si las leyendas son ciertas, un instructor del primer profeta de la Biblia. Estamos hablando de unos 8,000 años en el pasado. Todas las religiones y filosofías tienen sus orígenes en los principios básicos de la ciencia.

Las escuelas herméticas que fueron originadas en el Continente de la Atlántida y en Egipto bajo los principios de Hermes Trismegisto, nos enseñan que todo está centrado en el principio de vibración. Toda la vida se basa en los principios de vibraciones, las vibraciones producen frecuencias de sonidos y sin vibraciones y sonidos no habría vida en nuestro planeta. El universo también se rige por las leyes de vibraciones, frecuencias y sonidos y constantemente el movimiento de los cuerpos celestes a través de la galaxia está produciendo **la música de las esferas.** Cada estrella, el sol, los planetas, las lunas y los cuerpos celestes en la galaxia tienen su propia frecuencia vibracional y generan un sonido en particular a nivel macro-cósmico. A nivel micro-cósmico cada uno de los seres vivientes en la Tierra también tienen su propia frecuencia vibracional y también generan sonidos.

El secreto mitológico de la energía de alta frecuencia Vibracional generada por la pirámide y su relación con los cinco elementos que la activan

En el Continente de Atlántida y luego en el imperio Egipcio los arquitectos e ingenieros incorporaban la geometría sagrada en la construcción de las pirámides, edificaciones, templos y palacios. Una de sus más poderosas edificaciones es **La Gran Pirámide de Keops,** la cual fue construida en alineación directa con las estrellas del cosmos y también sus constructores implementaron los principios de los elementos naturales que dan forma a la vida en el planeta Tierra y utilizaron la fórmula sagrada de Phi.

El secreto de la pirámide está relacionado con los cuatro puntos de su base y el quinto punto en su cima, el cual es el centro de la pirámide y se conoce como el **Centro de la Creación Egipcia.** Los cinco puntos de la pirámide están relacionados con los elementos. Estos son los siguientes:

Primer Elemento = **Tierrra (Ta)** = Simbolizado por el color Verde
Segundo Elemento = **Agua (Mu)** = Simbolizado por el color Azul
Tercer Elemento = **Aire (Nefu)** = Simbolizado por el color Amarillo
Cuarto Elemento = **Fuego (Set)** = Simbolizado por el color Rojo
Quinto Elemento = **(Hu)** = Poder Creativo del Ser,
Viene de Atum. El cual significa **vida.** El Quinto Elemento es **El Ser Supremo.**

En la iniciación dentro de la Gran Pirámide de Giza la combinación de las cuatro palabras representan los cuatro elementos más el quinto elemento, cuando se pronuncia en la antigua lengua egipcia, da origen a la palabra **TA-MU-NEFU-SET-HU.**

TA-MU-NEFU-SET-HU era y es el **poderoso mantra** dado a los faraones y a aquellos seres que eran y que son escogidos para ser iniciados en la Gran Pirámide de Keops bajo la Hermandad de Tehuti o Thot y por medio de esa iniciación los iniciados logran activar grandes poderes e iluminación. La frecuencia vibracional que se produce por medio de este mantra genera un poderoso sonido que activa el poder de los 5 elementos llevando al iniciado a un estado mental muy elevado de conciencia y activando facultades que van más allá de los 5 sentidos y también activando los poderes de la mente sobre la materia.

La energía que es emitida por el tope de la pirámide (The cap stone of the pyramid) produce unas frecuencias de ondas de columnas de doble hélice de forma espiral vertical, las cuales son generadas por los cuatro costados de la pirámide creando un vórtice de energía de alta frecuencia vibracional. Esa energía de alta frecuencia vibracional es la energía que mueve el universo y se define como **energía taquiónica.**

Las ondas de columnas de doble hélice de forma espiral vertical que son generadas por los cuatro costados de la pirámide crean un vórtice de alta energía y frecuencia vibracional que se define como **NEH-EH** en el lenguaje antiguo egipcio y significa **eternidad.**

La pirámide reenfoca la luz hacia las partículas subatómicas y a este proceso se le define como la **energía taquiónica**. La **energía taquiónica** se define en el diccionario American Heritage hipotéticamente como **partícula subatómica que viaja más rápido que la velocidad de la luz.** La palabra taquión se deriva de la raíz – taqui que significa rápido, acelerado. Taquímetro: en Griego Takbu y Takbus.

Cuando la pirámide está alineada con una de sus caras al norte exacto y la otra cara al sur exacto. La amplitud alta de la piedra caliza piezoeléctrica de la Gran Pirámide crea un campo electromagnético alrededor de sus estructuras, haciendo que el movimiento de los electrones adquiera una **forma toroidal (doughnut).**

La longitud de la base de la Gran Pirámide replica el tono resonante fundamental creado por las estructuras. Cada lado de la base de la pirámide ha sido calculado en aproximadamente 228 m, lo cual crea una frecuencia vibracional fundamental de casi 1.5 MHz cuando la pirámide es estimulada a una amplitud alta.

La pulsación periódica de las pirámides, funcionando a nivel de resonancia, crea un conjunto Fibonacci de ondas estacionarias centrado en la longitud de onda de 228 m, delimitado por la base de la pirámide. Los ángulos de las ondas estacionarias que corresponden exactamente con la inclinación de las caras de la pirámide han sido diseñados utilizando el ángulo **Phi** de 51.85 grados.

Esta frecuencia base de 1.5 Hz ha sido descrita como **la frecuencia tritalámica de en-**

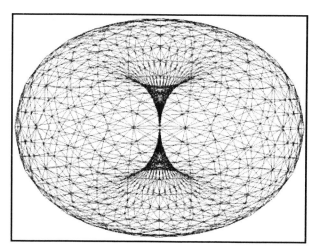
El movimiento de los electrones en forma toroidal.

trenamiento. Se ha mostrado que esta frecuencia sincroniza la pulsación del hipotálamo y de las glándulas pineal y pituitaria consiguiendo un funcionamiento unificado. Esta frecuencia es a su vez la frecuencia más baja de la Resonancia Schumann, por tanto la función de las pirámides puede ser, de hecho, la de cambiar la frecuencia terrestre, fluctuante en torno a los 7.3 Hz, a la frecuencia tritalámica de 1.5 Hz.

Desde el centro o corazón de la Gran Pirámide de Giza se encuentran unas aperturas o vías de ondas de 21 cm que salen de adentro de las cámaras de la pirámide y apuntan directamente hacia el cinturón de Orión en el espacio. Estas aperturas o vías son de gran importancia.

La Gran Pirámide es una estación transmisora de frecuencias vibracionales. Se han obtenido datos que comprueban que la frecuencia de resonancia de la cavidad que se abre hacia el espacio es de 1.420 GHz y esa frecuencia coincide con la frecuencia de resonancia del hidrógeno. Esa frecuencia es amplificada por una tecnología muy sofisticada dentro de la pirámide y sale con una gran potencia por la vía de onda hacia el espacio, traspasando la atmósfera de la Tierra y conectándose con el Cinturón de Orión.

Es imperativo tomar en consideración que el poder de las pirámides es activado cuando una de sus caras está alineada directamente hacia el **norte polar exacto** y la otra cara opuesta hacia el **sur polar exacto.** Se activa la **energía taquiónica** que es más rápida que la velocidad de la luz y a su vez se activa una alta frecuencia vibracional de energía iónica que influye en la preservación de la materia, evita la descomposición de los elementos orgánicos, equilibra los hemisferios derecho e izquierdo del cerebro, energiza la glándula pineal, la glándula pituitaria, los chakras y por ende contribuye a estimular el proceso natural de sanación del cuerpo y la mente. Este proceso se efectúa cuando la persona se encuentra descansando o meditando dentro de esa poderosa estructura sacro geométrica.

La alta concentración de energía iónica que es generada por las pirámides activa un poderoso campo energético de frecuencia vibracional piramidal muy alta que estimula el proceso natural de sanación del ser humano a nivel celular. Se activan ondas energéticas que disminuyen la precipitación coloidal del citoplasma de las células evitando el proceso de oxidación y envejecimiento del cuerpo. El sistema de ondas energéticas generadas por la pirámide activa iones de alta resonancia piramidal con los sistemas biológicos y energéticos del cuerpo.

En el espacio intercelular donde se lleva a cabo la transmisión energética entre las células se activa la permeabilidad y el intercambio de sodio/potasio y a través de las moléculas de agua también se activan altas frecuencias vibracionales piramidales resultando en el buen funcionamiento y la buena salud de las células. Esto también contribuye aumentando el potencial zeta de la célula y por ende se activa el proceso natural de sanación del cuerpo.

Los tonos de resonancia de la Gran Pirámide de Giza

Un fascinante libro fue escrito por Christopher Dunn en su investigación sobre las tecnologías del Antiguo Egipto que están escondidas entre los misterios de la Gran Pirámide de Giza. El libro se llama **La Central de Energía de Giza** (The Giza Power Plant) donde se incluyen los descubrimientos, estudios y últimas investigaciones de Christopher Dunn. El análisis acústico hecho por C. Dunn dentro de la cámara del rey es fascinante y esclarecedor.

Experimentos posteriores realizados por Tom Danley en la Cámara del Rey de la Gran Pirámide de Giza y en las Salas sobre la Cámara del Rey sugieren que **la pirámide fue construida siguiendo un patrón acústico de sonido.**

Danley identifica cuatro frecuencias que residen en la pirámide y notas que son realzadas por la estructura de la pirámide y por los materiales utilizados en su construcción. La nota de acorde sostenido de FA# (F#), de acuerdo a los antiguos textos egipcios forma parte de la armonía de nuestro planeta. Las pruebas de Danley muestran que esta frecuencia está presente en la Cámara del Rey, incluso cuando no se está produciendo sonidos.

Las frecuencias en la **cámara del rey** van desde los **16 Hertz hasta 0.5 Hz,** las cuales hacen que esos sonidos no sean percibidos debido a que están muy por debajo del rango de percepción del oído humano. Según Danley, esas vibraciones son causadas por el viento que sopla a través de los extremos de los llamados ejes y aperturas de la pirámide. De la misma manera se crean sonidos cuando uno sopla a través de la parte superior de una botella.

Por lo tanto, la Gran Pirámide de Giza fue construida con el principio de alineación armónica en mente! Y sus frecuencias son sub-cónicas, van hasta 0.5 Hz. No hay duda de que esto produce un enlace armónico de la pirámide con el universo y la Tierra. Sin embargo, eso no significa que todos los cuerpos celestes en el universo estén sintonizados a **FA# (F#)**. Cada cuerpo celeste tiene sus frecuencias específicas. Solo el principio de alineamiento armónico es absoluto en todo el universo. Pero **FA# (F#)** es el acorde de resonancia de la Tierra y esto es un hecho intrínseco en la sabiduría antigua de diversas culturas.

El Sr. Sahi Hawass produjo un video documental sobre la meseta de Giza donde muestra la **Teoría de la Creación Armónica** en la sabiduría utilizada para la construcción de la Gran Pirámide de Giza. En ese video también se habla de las cuatro frecuencias fundamentales que pueden generar **alineación armónica.**

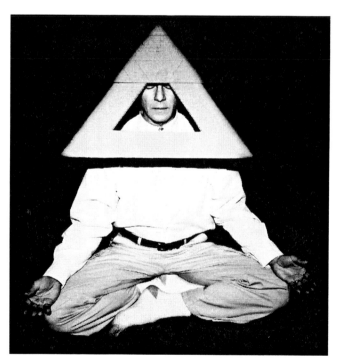

Los efectos terapéuticos de los sonidos armónicos de vocales y mantras sánscritos védicos dentro de la pirámide.

En mis investigaciones sobre los efectos de los sonidos que estimulan el proceso natural de sanación, he podido notar que cuando hago sonidos de vocales como el AUM, EUM, IUM, OUM, UUM en los acordes de la armonía diatónica dentro de una pirámide o con una pirámide colocada sobre mi cabeza, he logrado establecer un alto sentido de relajación a nivel mental y físico. Se logra llegar al estado mental de Alfa (8 Hz a 14 Hz) con mayor facilidad.

He sentido que se estimulan áreas en mi cerebro que activan y agudizan un alto poder de percepción, de enfoque y de concentración mental. El alto poder de percepción que se logra utilizando la pirámide también produce un efecto que hace que uno sienta internamente una amplificación del volumen de los sonidos que está vocalizando y al igual se siente una amplificación de percepción de todos los sentidos.

Las Fuerzas Sanadoras de los Sonidos y Vibraciones Armónicas

He observado también que cuando vocalizo mantras tibetanos, mantras sánscritos védicos, oraciones en latín, cuando oro y hago afirmaciones en voz alta utilizando diferentes acordes musicales en la armonía diatónica y utilizando la pirámide, se producen efectos muy similares.

He experimentado con los sonidos de vocales y mantras sánscritos védicos utilizando la pirámide cuando he estado confrontando estrés, tensión muscular o tensión en el sistema nervioso central, y es fascinante el resultado que he obtenido, logrando eliminar la tensión, el estrés y hasta el dolor por medio de esta práctica.

El poder sacro geométrico de la pirámide en combinación con el poder de los sonidos de vocales y los mantras sánscritos védicos generan una poderosa energía electromagnética que equilibra y ayuda a regenerar la materia, hace que la resonancia de los sonidos armónicos se amplifiquen y de esa manera se liberen los bloqueos energéticos a nivel del sistema nervioso central, los órganos, tejidos y meridianos del cuerpo.

La pirámide genera una frecuencia vibracional que sincroniza las pulsaciones del hipotálamo, las glándulas pineal y pituitaria, activando un funcionamiento unificado. Por medio del poder de los sonidos de vocales en la armonía diatónica y el uso de mantras sánscritos védicos, la energía de regeneración y sanación de la mente y el cuerpo se amplifica a la máxima potencia con la pirámide.

9
Libros de la antiguedad y el poder del sonido

Libros antiguos que tratan del poder del sonido, los sonidos armónicos y el principio de resonancia.

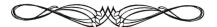

¿Cuáles son las creencias espirituales que han sido escritas en los libros antiguos acerca del sonido?

La Biblia (Génesis): El primer libro de Moisés. El Viejo Testamento. Dios habló y dijo: "Que se manifieste la luz" y la luz fue manifestada.

La Biblia (El Nuevo Testamento): Juan 1: En el principio la Palabra era (Palabra es Sonido) y la Palabra estaba con Dios, y la Palabra era Dios.

Los Vedas (Libro sagrado de la India): Y en el principio fue el Brahman el cual fue la palabra y la palabra es Brahman.

La Tradición de los Hopi (Cultura antigua de nativos americanos): La mujer araña cantando la canción de la creación le dio vida a todas las cosas inanimadas en el planeta.

El Popul Vuh (Es el libro sagrado de los mayas): El primer hombre y mujer verdaderos fueron creados absolutamente por medio del poder del sonido.

El Antiguo Egipto: La historia de Toth (Padre de la sabiduría de la mitología egipcia), quien dio nombres a los objetos y los convirtió en seres vivientes. Thoth por medio del verbo habló, inició el sonido que puso en moción el plan que dio origen a la estructura y la creación del universo.

En Polinesia: Los dioses soplaron el caracol, se produjo el sonido y la vida fue creada.

China y Culturas del Este: Seres divinos tocaron el gigantesco gong y se originó la vida.

Las religiones, trayectorias espirituales y tradiciones de diferentes culturas llegan a la misma conclusión de que por medio de **un sonido primordial se abrieron los caminos para la creación y la manifestación de la existencia de vida en el planeta Tierra.**

La luz fue creada con siete colores básicos de los cuales se crean miles de combinaciones de colores. La belleza imponente de la energía de luz fue precedida por el sonido. Las siete notas musicales son el número básico que compone la armonía musical y el número siete se observa en muchos de los procesos evolutivos de esta dimensión.

Estudios científicos han demostrado que las frecuencias de ondas producidas por los sonidos tienen un efecto directo en el cuerpo humano, produciendo cambios en el sistema autonómico, sistema inmunológico, sistema endocrino y el sistema nervioso a nivel físico.

Las vibraciones y sonidos armónicos tienen el poder de alterar la estructura atómica de la materia y también estimulan y contribuyen a la aceleración del proceso natural de sanación del cuerpo, la mente y el espíritu.

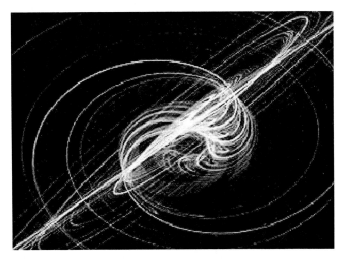

Ilustración de ondas vibracionales de sonidos.

Por el contrario las vibraciones y sonidos que no son armónicos tienen efectos negativos en nuestro cuerpo creando desequilibrios en el sistema nervioso, sistema endocrino y sistema inmunológico del cuerpo y en otros sistemas a nivel celular.

Los ruidos en las ciudades y metrópolis producen frecuencias de sonidos y reacciones muy negativas que inducen estrés y que afectan la salud del cuerpo a nivel celular. Por ejemplo el ruido de las sirenas de los coches de la policía, los vehículos del cuerpo de bomberos, las sirenas de los automóviles, sonidos de alarmas y los altoparlantes con anuncios, etc.

El sonido es vibración y la vibración es energía

El cuerpo humano opera utilizando energía vibracional. Las células del cuerpo responden a la energía vibracional producida por los sonidos. Los sonidos y vibraciones afectan el ADN, la estructura fisiológica del cuerpo y también nuestra conciencia. El sonido puede influenciar en el cuerpo de muchas maneras, reduce el ritmo de la respiración, altera la temperatura de la piel, reduce la presión sanguínea y también tiene un efecto directo en los cuatro estados mentales de Beta, Alfa, Theta y Delta. El sonido armónico es utilizado para promover homeostasis, o sea para estimular buen estado de salud.

El Principio de Resonancia

La materia está organizada en forma de ondas y frecuencias. Por ejemplo, si tenemos dos instrumentos como los tenedores de sonidos o dos cuencos de cristales que están entonados exactamente en la misma nota musical, cuando uno de ellos comienza a vibrar el otro automáticamente es estimulado y comienza a vibrar. Este efecto natural es debido a que los dos instrumentos tienen el mismo tono y frecuencia musical. Esto es lo que se define como el principio de la ley de resonancia.

La resonancia puede ser el principio más importante de la curación por medio de sonidos. En el contexto de la sanación de los seres humanos o animales, se puede describir como la frecuencia específica de vibración que es más natural a un organismo, tales como el corazón, hígado o pulmones y otros órganos. A la frecuencia específica e innata de cada órgano o sistema se define como la frecuencia de resonancia principal.

Todas las células emiten sonidos como consecuencia de sus procesos metabólicos. Existe una interacción entre los sonidos propios de cada célula y los sonidos que son emitidos por el medio ambiente e incluso los sonidos utilizados por medio de instrumentos de curación. El principio de resonancia se refiere a la absorción celular de los sonidos armónicos que activan el proceso de curación.

En la curación por medio del sonido, los principios de la resonancia se emplean para la rearmonización de las células que han sido (hipotéticamente) impresas con frecuencias perturbadoras. Las células que han sido afectadas con frecuencias desarmonizadoras, en muchos casos se debe al resultado de sustancias tóxicas, traumas emocionales, patógenos, la exposición a largo plazo a la contaminación acústica producida por sonidos como los de sirenas de ambulancias, sonidos producidos por el ruido de los coches en las metrópolis y también el sonidos de bajas frecuencias que es producido por las señales de microonda de los teléfonos celulares, radares, y utensilios de microonda, etc.

La resonancia es un principio básico que tiene un efecto sobre toda la materia y también sobre las personas. Este principio se aplica a personas que necesitan sanación física, emocional y transformación mental. La frecuencia correcta le permite al órgano o sistema del cuerpo a recordar como estaba originalmente su campo energético y su código genético, llevándole a que se armonice.

Otro buen ejemplo del efecto de la ley de resonancia, es cuando estamos en la presencia de personas o niños que expresan alegría, su energía nos alegra y resonamos juntos a ellos en la misma frecuencia de alegría y felicidad. Este principio es muy cierto tanto en momentos positivos, como en momentos negativos.

10
La geometría sagrada y los sonidos

La geometría sagrada, la sanación de las células por medio del sonido y la resonancia de los sistemas del cuerpo humano.

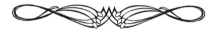

La relación de la geometría sagrada y las frecuencias de sonidos

La Energía producida por las frecuencias de sonidos está basada en el concepto de la **geometría sagrada** y esa energía está codificada en los minerales, vitaminas, productos de hierbas, gases nobles, amino ácidos y hormonas. Esas frecuencias armonizan y equilibran el cuerpo físico, emocional, mental y el cuerpo espiritual.

Los cinco sólidos platónicos: tetraedro, hexaedro, octaedro, dodecaedro e icosaedro.

Ejemplo: Los suplementos de herbología, vitaminas y drogas farmacéuticas tienen frecuencias. Cuando ingerimos un suplemento de herbología, vitamina o droga farmacéutica, la frecuencia que está codificada en la capsula o píldora estimulará el área del cuerpo que necesita ser sanada. De esa manera se estimula la frecuencia original a como se encontraba el tejido u órgano cuando estaba sano y se activa el proceso de sanación.

¿Cómo el sonido es capaz de activar el proceso de curación en las células?

Dentro de la membrana de una célula se encuentran situados los canales iónicos por los cuales la célula recibe alimentación y se comunica con las células vecinas. Las células disfuncionales confrontan el problema de que algunos de sus canales iónicos vitales se cierran causando la envejecimiento celular o difusión celular. Literalmente la célula está latente o dormida. En teoría, por medio de las frecuencias vibracionales producidas por los sonidos armónicos se estimulan esos canales cerrados y estos se abren contribuyendo a que la célula despierte y se reanude el funcionamiento y la reproducción normal de la célula.

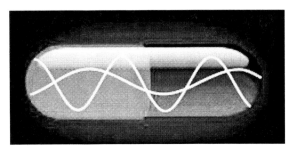

Ilustración de la cápsula con ondas de frecuencias adentro.

El Dr. James Gimzewski, de la Universidad de California, (UCLA) ha adoptado un enfoque revolucionario para el estudio de la función celular. El utiliza un microscopio de fuerza atómica y una especie de micrófono de alta sensibilidad para escuchar los sonidos emitidos por las células.

Al enfoque de esta nueva ciencia se le llama "Sonocitología" (Sonocytology), y es el medio utilizado para detectar las pulsaciones de la membrana externa de la célula y así se identifica la "canción" o sonido producido por la célula. El trabajo del Dr. Gimzewski ha revelado que cada célula de nuestro cuerpo tiene una firma acústica única y le canta a sus células vecinas.

La Sonocitología (Sonocytology) es una herramienta potencialmente poderosa de diagnóstico para la identificación de los sonidos producidos por las células sanas y también para identificar los sonidos producidos por las células que están afectadas o enfermas.

El Dr. Gimzewski introduce una perspectiva aun más interesante: la posibilidad de reproducir los sonidos destructivos de las células enfermas y administrar esos sonidos a esas células para que implosionen y se destruyan. En este escenario no se produce ningún daño colateral al tejido circundante ya que las células sanas no resuenan con esas frecuencias.

El Dr. Gimzewski fue el ganador del Premio Nobel. Su mente innovadora lo condujo a realizar un trabajo donde él comparte la visión de crear modalidades por medio del sonido audible, lo cual ofrece un gran potencial para ayudar a sanar el cuerpo de manera no invasiva.

En los próximos años probablemente veremos diferentes tipos de diagnóstico y métodos terapéuticos por medio de sonidos y frecuencias vibracionales que se asemejan a las escenas que vemos en la enfermería de la serie de televisión futurista Star Trek. Sin duda, veremos una proliferación de modalidades en las que el sonido armónico, vibraciones y frecuencias serán el principio para una ciencia futura en el área de la Medicina Vibracional. Todo esto es debido a la realidad de la ley de la creación donde el sonido armónico tiene el poder para sanar de forma natural.

Nuestra columna vertebral, los huesos y los sistemas biológicos del cuerpo humano tienen capacidad de resonancia

La columna vertebral, los huesos, los órganos y sistemas biológicos del cuerpo humano están constantemente trabajando, vibrando, produciendo frecuencias de sonidos y tienen la capacidad de resonancia en diferentes tonos musicales en la armonía diatónica **(Do, Re, Mi, Fa, Sol, La, Si).**

En la Medicina Vibracional se compara a la espina dorsal del ser humano con el instrumento musical de percusión conocido como xilófono, debido a que cada vértebra al igual que los órganos tienen la capacidad de resonancia con diferentes notas musicales en la armonía diatónica.

Nuestra columna vertebral al igual que nuestros huesos tienen la capacidad de convertir la energía vibracional de forma que genere un campo electromagnético. La Dra. Valerie V. Hunt pionera en los estudios de bioenergía (bioenergy), profesora emérito e investigadora de Ciencias Fisiológicas y de campos de energía humana de la Universidad de Los Ángeles California (UCLA), ha descubierto que todas las células, incluso partículas sub-atómicas, contienen elementos eléctricos pequeños.

Nuestra estructura ósea tiene propiedades piezoeléctricas, lo que significa que puede crear un impulso de campo electromagnético. Los huesos tienen la capacidad de convertir la energía de vibración, tales como la luz y el sonido en energía electromagnética. Se crea un enlace entre las células, los órganos, los huesos a la periferia de nuestro cuerpo y de nuestro campo electromagnético.

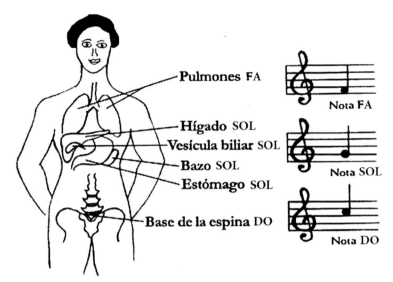

La espina dorsal es como un xilófono viviente o como un instrumento musical que tiene vida. El xilófono es un instrumento musical de percusión.

El corazón, el timo y los pulmones tienen capacidad de resonancia con la nota musical = FA (F).

El estómago, vesícula, hígado y el bazo tienen capacidad de resonancia con la nota musical = SOL (G).

La base de la espina dorsal tiene capacidad de resonancia con la nota musical = DO (C).

La geometría sagrada y la sincronización con las ondas cerebrales

La geometría sagrada se supone que debe permitir a los humanos a explorar nuevos modos de percepción, proporcionando información sobre los aspectos científicos, psicológicos, filosóficos y místicos del universo. El mundo físico está hecho de sub-átomos, átomos y las moléculas y todos éstos vibran, producen sonidos y se rigen por los patrones que tienen relaciones geométricas. Las civilizaciones antiguas utilizaban principios universales en el diseño de los templos y monumentos religiosos, incorporando el uso de la geometría sagrada en sus construcciones. La geometría sagrada está relacionada con las vibraciones de los átomos, sus frecuencias y su movimiento en el espacio.

Se sabe que los pensamientos, sentimientos y sensaciones de los seres humanos corresponden a los patrones de ondas cerebrales, y la geometría sagrada desarrolla los métodos para controlar esas ondas. Los parámetros astrofísicos de la Tierra corresponden con las frecuencias de ondas cerebrales alfa y con las frecuencias y longitudes de onda del sonido y la luz.

La ciencia moderna revela que los ritmos geométricos están presentes en el centro de las estructuras atómicas. Por ejemplo: La Cimática (Cymatics), la ciencia de las ondas de sonido que se traduce en patrones físicos, ha permitido la creación de vibraciones impresionantes, utilizando formas de geometría sagrada, como la flor de la vida, los ritmos binaurales, monoaurales e isócronos que son los tonos que se implementan en las ondas cerebrales para producir diferentes estados y generan una resonancia vibratoria en el cuerpo y la mente.

Efectos de la arquitectura sagrada geométrica

La forma y la simetría influyen en los pensamientos y sentimientos de los seres humanos, como se ve en la arquitectura de las pirámides, capillas, templos, catedrales, posturas de yoga y mucho más. Las formas geométricas sagradas transmiten frecuencias de creación, que tienen resonancia con el código genético del ADN original de los seres humanos. Un ejemplo de esto lo es La Gran Pirámide de Giza, que con su inclinación inusual de aproximadamente 51.49^0 se refiere al heptágono inusual, que se asocia con el sonido, la sabiduría y lo desconocido, y se llama la geometría del alma.

11
La medicina vibracional y el origen de las enfermedades

La medicina vibracional, el origen de las enfermedades y los seis cuerpos del ser humano.

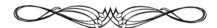

La medicina vibracional y el origen de las enfermedades

La medicina vibracional se basa en la idea de que las enfermedades son el resultado de bloqueos en los meridianos, tejidos, órganos y sistemas del cuerpo que no permiten que la energía de vida Chi o Prana fluya libre y eficientemente. Cuando un órgano del cuerpo se enferma lo que ocurre es que ese órgano no está vibrando en la frecuencia y resonancia que vibraba originalmente.

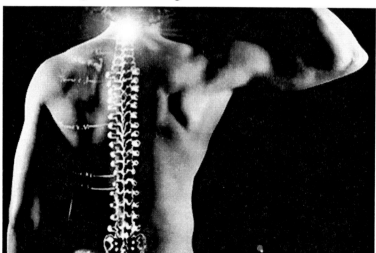

Bloqueo en el sistema nervioso central, en el área cervical, el cual interrumpe el paso de la energía chi a los meridianos del cuerpo humano.

Cuando hay bloqueos en los Meridianos y en el sistema nervioso central, los órganos no reciben eficientemente las frecuencias de energía vibracional y se originan desequilibrios en los centros energéticos del cuerpo conocidos como los chakras y esto da origen las enfermedades.

En vez de utilizar drogas farmacéuticas, tratamientos químicos o de remover órganos, **por medio del uso de frecuencias de sonidos armónicos específicos se estimulan los tejidos y órganos afectados.** De esa manera se ayuda a que los tejidos y órganos activen la frecuencia original igual a cuando estos estaban saludables.

Las Fuerzas Sanadoras de los Sonidos y Vibraciones Armónicas es una terapia que ayuda a estimular el proceso natural de sanación del cuerpo, la mente y el espíritu por medio del uso de sonidos, tonos musicales y frecuencias que producen vibraciones específicas que restablecen la armonía de los chakras. Cada centro energético del cuerpo, mejor conocido como los chakras vibran en su tono musical específico. **Las Fuerzas Sanadoras de los Sonidos y vibraciones Armónicas** contribuye en la armonización de la energía vital del cuerpo etérico, del aura, y cuerpo físico.

No solo somos seres físicos, somos seres electromagnéticos.

Nosotros tenemos que pensar que no solo somos seres físicos, somos seres electromagnéticos, con un campo energético vibracional que está en constante interacción con nuestro medio ambiente de una manera que va más allá de la percepción de nuestros cinco sentidos.

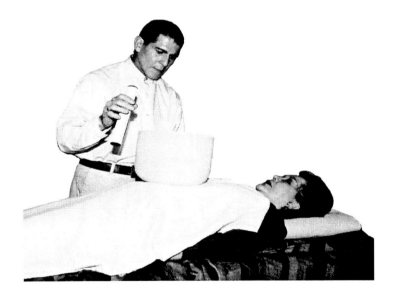

Los cuerpos de los seres vivos tienen a su alrededor un campo de energía electromagnética (cuerpo holográfico y cuerpo áurico) que es producido por medio de las reacciones bioquímicas que son metabolizadas por los sistemas internos y a su vez esas frecuencias vibracionales tienen un origen emocional.

11 • *La medicina vibracional y el origen de las enfermedades*

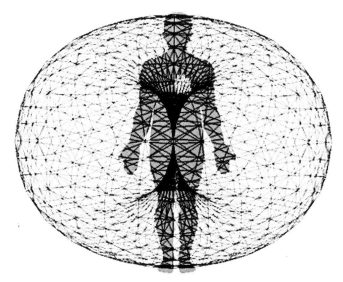

Ilustración del cuerpo energético y electromagnético del ser Humano.

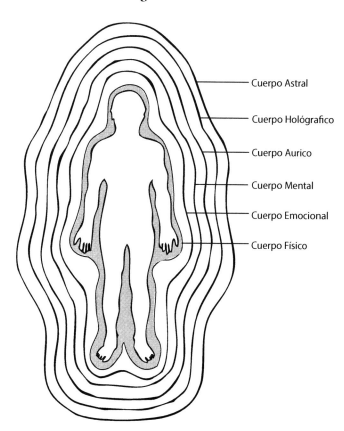

La ciencia no ha podido concretar con certeza el origen de la vida, pero si ha podido concluir que el estado físico, mental y emocional de los seres vivos tiene influencia directa en la formación de la energía electromagnética (cuerpo holográfico y cuerpo áurico) que se genera alrededor del cuerpo.

El Ser humano tiene básicamente seis (6) cuerpos: Los seis cuerpos en los seres humanos están en el mismo espacio y tiempo, pero están en planos de frecuencias vibracionales distintas.

1) Cuerpo Astral, es la fuente de energía del ser humano que impulsa los sentimientos y las emociones. Usualmente salimos en los sueños en nuestro cuerpo astral. El cuerpo astral también puede ser invadido por pensamientos proveniente de otras personas.

2) Cuerpo Holográfico, se extiende hacia fuera del cuerpo físico usualmente de 9 a 10 pies en una personal normal, sin embargo, el cuerpo holográfico de maestros espirituales, monjes y santos usualmente sobrepasa los 10 pies de extensión.

3) Cuerpo Aurico, usualmente

se extiende hacia fuera del cuerpo de 2-4 a 12 pulgadas. Esto difiere en cada persona.

4) Cuerpo Mental, es el cuerpo espiritual. Es más sutil que el cuerpo astral. La mente es lo que mueve a todo el ser, es donde se originan los pensamientos.

5) Cuerpo Emocional, es el área de la mente donde se originan y se expresan los sentimientos.

6) Cuerpo Físico, es la frecuencia más densa que permite nuestro movimiento en el plano material, ir, venir, tocar y la interacción con todo lo que tiene que ver con los cinco sentidos.

En conclusión, el cuerpo astral, cuerpo holográfico, cuerpo áurico, cuerpo mental, cuerpo emocional y cuerpo físico, están en constante estado de vibración y producen frecuencias de sonidos. Es imperativo señalar que en los seres humanos estos cuerpos están en el mismo espacio y tiempo, pero en frecuencias vibratorias distintas.

Las Fuerzas Sanadoras de los Sonidos y Vibraciones Armónicas tienen un efecto muy poderoso equilibrando el cuerpo etérico, energético, mental, emocional y físico de las personas que reciben esa terapia. Se ha observado científicamente que el proceso natural de sanación es estimulado por medio de las frecuencias de sonidos armónicos específicos ayudando a la persona a obtener buen estado de salud mental, emocional y físico.

La medicina vibracional

La enfermedad es debido a que la frecuencia de vibración de la persona ha sido alterada, ya sea por factores externos o internos, o ambos. La medicina vibracional trata la causa del desequilibrio por medio de frecuencias de sonidos en tonos específicos, que tienen resonancia con el área u órganos afectados y de esta manera el equilibrio puede ser restaurado.

Los síntomas o enfermedades no son la causa del problema, no son más que efectos. La medicina vibracional puede ser explicada por las leyes de la física cuántica y la homeopatía: "lo semejante cura lo semejante".

En la actualidad estamos pasando por grandes cambios en muchos de los sistemas, incluyendo una revolución en la medicina. Estamos pasando de una era pasada donde la mayoría de las enfermedades eran definidas como "desequilibrios químicos" a la era de la medicina vibracional donde se aprovechan las fuerzas naturales para ayudar a establecer el proceso de sanación del cuerpo, la mente y el espíritu de forma natural.

La terapia por medio de frecuencias de sonidos armónicos es una de los métodos utilizados y hay también otros métodos como la homeopatía, la musicoterapia y también tecnología de equipos electrónicos que ofrecen frecuencias específicas para ayudar a estimular y crear una repuesta de sanación en los usuarios que hacen uso de estas modalidades en el área de la medicina vibracional.

Muchos de los médicos jóvenes están muy receptivos acerca de los efectos de la medicina vibracional y cada día se abren más a la exploración e implementación de estas formas de medicina, debido a que se afronta directamente el origen de la enfermedad, corrigiendo los desbalances de energías, frecuencias y vibraciones. Muy similar a lo que Nicolás Tesla afirmó: "Vivimos en un océano de energías, frecuencias y vibraciones y tenemos que pensar en esos términos".

12
La ley de atracción

Los pensamientos generan frecuencias vibracionales y el poder de nuestra mente hace que se manifieste el verbo o lo que decimos.

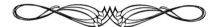

La Ley de Atracción

Atraemos circunstancias a nuestra vida de acuerdo a la energía vibracional que generamos con nuestra mente. Cuando vibramos en un nivel mental alto y positivo atraemos salud, felicidad y gratas experiencias. En cambio, cuando vibramos en un nivel bajo, pesimista y negativo se atrae lo opuesto, enfermedades y experiencias desagradables.

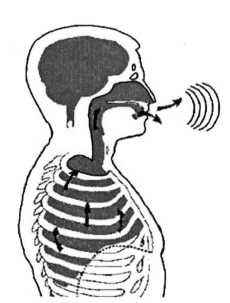

Ilustración del proceso mecánico biológico para la creación, y expresión del sonido y del verbo.

Los pensamientos dan origen a las frecuencias vibracionales y sonidos

Ciertamente, en el momento que generamos un pensamiento en nuestro subconsciente y en la mente consciente, generamos una frecuencia vibracional. Cuando hablamos lo que pensamos se producen sonidos. Los Pensamientos generan sonidos. El sonido que es producido cuando hablamos se origina del proceso mental que no ha sido manifestado. **Sin sonido nada puede existir.**

En conclusión: todo lo que existe en esta tercera dimensión produce sonidos.

El origen de la palabra y del verbo a nivel físico

En el momento que creamos un pensamiento en el subconsciente y la mente consciente creamos una frecuencia vibracional que no ha sido manifestada a nivel físico. En el cerebro, ese pensamiento genera una energía electromagnética que se mueve a través de las conexiones neuronales viajando más rápido que la velocidad de la luz desde el subconsciente a la mente consciente.

Este proceso estimula el lado izquierdo del cerebro (lado objetivo, analítico, racional, lógico y masculino), estimula el lado derecho del cerebro (lado intuitivo, subjetivo, transcendental, holístico y femenino), estimula el cerebelo y esa frecuencia vibracional continúa viajando a través de las sustancias bioquímicas en el sistema nervioso central, activa los receptores nicotínicos y la acetilcolina en las neuronas, estimula el sistema nervioso autónomo (sistema nervioso simpático y el sistema nervioso parasimpático), los pulmones inhalan aire, el diafragma se dilata y se contrae expulsando el aire a través del conducto tubular de la traquea y la garganta, el aire estimula y hace que las cuerdas vocales localizadas en la laringe vibren, se estimula el movimiento de la lengua y de la boca sale el sonido expresado en palabra o verbo, en la lengua que ha sido seleccionada por la persona en el momento de crear la palabra o el verbo. El sonido pude ser creado en muchas lenguas, inglés, español, francés, italiano, portugués, ruso, hindú, chino, etc.

Ese sonido que da origen a la palabra o al verbo, queda grabado en toda la materia que lo rodea y queda grabado a nivel del ADN, en la memoria celular de la persona que da origen al sonido y también queda grabado en la memoria celular de los seres que escuchan el sonido y la palabra. Ese sonido genera una palabra o verbo que tiene el poder de alterar la estructura atómica de la materia.

Ese fascinante proceso se lleva a cabo más rápido que la velocidad de la luz. Se podría comparar con la **Energía Taquiónica** que es generada por la pirámide, la cual se mueve más rápido que la velocidad de la luz y a su vez es la energía que interactúa muy directamente con el universo.

En términos filosóficos podríamos tomarnos la libertad de decir que la mente forma parte integral del universo que da origen a los pensamientos, las palabras y al verbo que puede crear o destruir y que al igual tiene el poder de manifestar.

El Poder de la Mente, los Pensamientos y la Palabra

Nosotros debemos de tomar en consideración que los pensamientos y las palabras generan una fuerza vibracional y sonidos muy potentes que influyen directamente en el funcionamiento de nuestro cuerpo a nivel celular y también en los asuntos de nuestra vida diaria.

Los pensamientos son frecuencias vibracionales que se pueden manifestar en enfermedades o que pueden crear o destruir. Sin embargo, solamente con un pensamiento positivo podemos borrar cualquier pensamiento negativo. El poder de la mente no tiene límites.

El subconsciente y nuestra mente consciente generan frecuencias vibracionales que afectan directamente a cada sub-átomo, átomo, molécula, célula y ADN de nuestro cuerpo y también afectan el área alrededor de la persona.

La ciencia moderna en la actualidad está reconociendo lo que los sabios antiguos nos han venido diciendo por muchos años a través de sus enseñanzas espirituales, filosofía y libros sagrados.

Las palabras son la manifestación de nuestro mundo interior. Las palabras son la manifestación de nuestro nivel de conciencia. Al cuidar de nuestro lenguaje purificamos nuestro mundo interior.

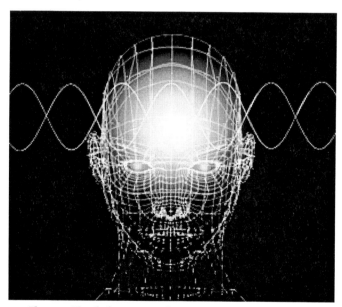

Ilustración de la mente, el concepto del subconsciente y la generación de frecuencias vibracionales que son producidas por medio de los pensamientos.

Cuida tus pensamientos, porque ellos se convierten en palabras. Cuida tus palabras, porque ellas marcan tu destino.

Las palabras son vivas, bendicen o maldicen, alientan o abaten, salvan o condenan, crean o destruyen. Una palabra amable puede suavizar las cosas. Una palabra alegre puede iluminar el día. Una palabra de amor puede curar y dar felicidad.

Las palabras tienen mucha fuerza, con ellas podemos destruir lo que por largo tiempo hemos construido y también podemos manifestar lo que por tanto tiempo deseamos lograr. Si todas nuestras palabras son positivas, constructivas y creativas los ecos que escuchemos también lo serán.

La Filosofía de Buda

El poder y la frecuencia vibracional que es generada por la mente, fue reconocido hace miles de años por Buda. La poderosa filosofía, mensajes y frases del Buda nos enseñan que nosotros somos lo que pensamos, todo lo que somos es originado por nuestros pensamientos. Con nuestros pensamientos creamos el mundo.

Todo lo que somos es el resultado de nuestros pensamientos. Todo se origina por nuestra mente. Si un hombre habla y actúa con pensamientos puros, la felicidad le acompañará como una sombra que nunca le dejará. Debido a que todo es una reflexión de nuestro pensamientos, todo puede ser cambiando por nuestra mente.

La vida es corta. El tiempo pasa muy apresuradamente. Descubre tu verdadera naturaleza. Purifica tu mente y corazón para que logres alcanzar la felicidad. Sé amable, ten compasión, sé generoso, haz el bien. Concéntrate, ábrete al poder de entendimiento y despierta…

La filosofía y sabiduría de Buda nos enseña que el hombre es víctima de sus pensamientos. Nuestra mente genera una poderosa energía vibracional que da origen a la creación de todo lo que manifestamos en la vida.

Los mensajes escritos en la Biblia y las enseñanzas de Jesús de Nazaret, el Cristo, acerca del poder de la palabra

El Maestro de Maestros y figura central del cristianismo, Jesús de Nazaret, el Cristo, dijo que las palabras que decimos son en realidad el desbordamiento de nuestros corazones (Mateo 12:34-35). El nunca escribió sobre sus enseñanzas pero sus discípulos dejaron sus legados escritos en la Biblia.

Las palabras son más que sonidos causados por el aire que pasan a través de nuestra laringe. Las palabras tienen poder real. Dios habló y activó la existencia y la creación del mundo por el poder de la palabra. (Hebreos: 11:03).

El poder de nuestras palabras en realidad puede destruir el espíritu de uno, incluso incitar al odio y a la violencia. No solo incitan a las heridas, pero las infligen directamente. De todos los seres de este planeta, solo el hombre tiene la capacidad de comunicarse a través de la palabra hablada. El poder de usar las palabras es un regalo muy único y poderoso del Creador Universal.

Nuestras palabras a pesar de ser un regalo, tienen el poder de destruir, el poder de construir y crear (Proverbios 12:06). El escrito de Proverbios nos dice: "En la lengua hay poder de vida y muerte, y el que la ama comerá de sus frutos". (Proverbios 18:21) Utilizamos las palabras para edificar al pueblo o para destruirlo. Las palabras pueden estar llenas de odio o de amor, de amargura o de bendiciones, de quejas o elogios, de lujuria o de amor, de victoria o de derrota. Al igual que las herramientas que se pueden usar para ayudarnos a alcanzar nuestras metas, las palabras nos pueden dirigir de forma espiral a una profunda depresión.

El apóstol Pablo escribió en Efesios 4:29: "No dejéis que ninguna palabra corrompida salga de vuestra boca, pero si la palabra que sea buena para edificar de acuerdo a las necesidades de otros y para que beneficien e impartan gracia a los que la escuchan". En este pasaje, Pablo está enfatizando el poder del pensamiento positivo, el cual genera palabras creativas que produce lo opuesto al pensamiento negativo que genera palabras destructivas.

"Si algún hombre no ofende en palabra, este es un hombre perfecto, capaz también de aprovechar todo el cuerpo…de hecho aquí nosotros ponemos freno en la boca de los caballos para que nos obedezcan y dirigimos y controlamos así todo su cuerpo" (Santiago 3:2-3).

Romanos 3:13: Nuestras palabras están llenas de bendiciones cuando el corazón está lleno de bendiciones. Así que si llenamos nuestros corazones con el amor que impartió el Maestro Jesús de Nazaret el Cristo durante su misión en la Tierra, solo la verdad y la pureza pueden salir de nuestras bocas.

Mateo 15:11-20: "No lo que entra en la boca contamina al hombre; más lo que sale del corazón y de la boca es lo que contamina al hombre".

Jesús de Nazaret, el Cristo, al igual que Buda fueron seres iluminados muy elevados que estaban muy conscientes de que **la palabra tiene el poder de generar poderosos sonidos que activan frecuencias vibracionales que alteran la estructura atómica de la materia.** Su misión era y es de despertar la conciencia de la raza humana en el poder creativo y regenerativo de la frecuencia del amor que estimula nuestra mente a originar los pensamientos y palabras que crean los sonidos armónicos que imparten gracia, unión, equilibrio y la sanación colectiva de todos los seres que la escuchan.

La energía mental degenerativa influye en el cuerpo creando tensión emocional, mental y física. Este tipo de energía activa las frecuencias vibracionales que desarmonizan todos los sistemas del cuerpo y se originan las enfermedades.

La energía es vibración y el universo al igual que nuestra mente tiene un suministro ilimitado de esa energía vibracional

Una de las leyes fundamentales de la física es la conservación de la energía. La energía ni se crea ni se destruye. La energía genera frecuencias vibracionales que hacen que nuestra mente y los sistemas biofísicos del cuerpo puedan llevar a cabo muchas de sus funciones vitales.

La energía genera frecuencias vibracionales que cambian todo el tiempo. Podemos conscientemente observar algunos cambios en el sistema digestivo, sistema respiratorio, en el sistema cardiovascular (el cambio del ritmo de los latidos del corazón), los cambios de energía cuando hacemos ejercicios, etc. Sin embargo, muchas veces estamos relativamente inconscientes de que muchos de los cambios que se manifiestan dentro y fuera de nosotros son originados por el complejo proceso de nuestra mente, pensamientos, creencias y el poder de la palabra.

La energía generada por nuestros pensamientos activan frecuencias vibracionales que ondulan y viajan a través del universo en todas las direcciones, similar a cuando lanzamos una piedra en el medio de un lago que hace que las ondas de frecuencias en el agua se difunden en forma circular a través de todo el lago.

El magnetismo de nuestras creencias se basa en la reserva ilimitada de energía que el universo tiene a su disposición para nosotros. La reserva ilimitada de energía que proviene del universo nos suple los medios adecuados para nosotros poder crear muchas cosas en nuestra vida. Cada uno de nosotros estamos aquí para aprender la lección de la co-creación responsable.

Nuestros pensamientos y creencias generan y atraen ciertas frecuencias vibracionales.

Algunas de las frecuencias podrían ser beneficiosas para nuestro cuerpo y nuestro estado de ánimo, mientras que otras podrían ser perjudiciales. Las perjudiciales limitan, restringen y retrasan nuestro proceso evolutivo. Los pensamientos son una tremenda fuerza de energía vibracional que modulan todos los asuntos de los seres humanos.

Nuestros cuerpos son una extensión del pensamiento y mantienen una frecuencia vibracional que es relativa a la energía que generamos por medio de nuestra mente. Tanto la mente como el cuerpo están en contante interacción con las energías y frecuencias vibracionales provenientes del universo. Al igual que un instrumento dentro de una orquesta, nuestros pensamientos y acciones son pequeños movimientos dentro de un cuerpo de vibraciones mucho más grande.

En un estado ideal de salud óptima la frecuencia total del cuerpo, la energía personal y vibracional de la persona es más clara y está en sintonía y en armonía con la energía del universo. Esa armonía y resonancia opera como un campo electro-magnético y la frecuencia sigue siendo clara y firme hasta que algo pueda venir y perturbar ese campo electro-magnético. En este estado se vive con buena salud, vitalidad, energía, felicidad y abierto a nuevas experiencias.

Por el contrario una mente caótica o enferma es aquella que no está en armonía con el universo y el cuerpo está sufriendo de una disonancia. Es como una nota desafinada que se destaca y sobresale en el canto de un coro que está en perfecta armonía. La mente que no está en sintonía con el universo y que no está en armonía con las leyes naturales del medio ambiente que le rodea sufre las vibraciones de choque. Estas vibraciones son como un campo de energía que rodean el cuerpo y que tienen resonancia a través de todas las células y hace que éstas vibren en esa misma frecuencia.

Cuando las células están vibrando bajo el estado de creencias negativas, la energía vibracional creada por las creencias negativas superan las altas frecuencias armónicas positivas y con el tiempo esto puede ocasionar enfermedades físicas, trastornos mentales, cambios de humor y de personalidad.

La única forma en que los seres humanos proyectan y dirigen su energía es a través del pensamiento, a través de sus creencias y por medio de las estructuras formadas a partir de los pensamientos. Los pensamientos que se producen en nuestra mente no son apariciones que aparecen de la nada y que desaparecen en el éter. Los pensamientos aparecen como opciones reales, tan reales como la solidez de una roca y son elegidos y aceptados como verdaderos o falsos por nuestra mente y estos quedan grabados en la memoria celular de nuestro ADN.

Los pensamientos que aceptamos conducen a estructuras más grandes de pensamientos llamados creencias. Estas grandes estructuras de creencias son representaciones más rígidas de la idea original y a su vez dan lugar a los pensamientos futuros que a menudo tratan de validar la creencia y el pensamiento original.

De esta manera nuestros pensamientos revelan mucho acerca de las estructuras mentales que hemos creado en nuestra vida. Cada pensamiento que no desafiamos se convierte en una creencia aceptada. Las creencias aceptadas pueden entrar en conflicto con otros pensamientos que tenemos o pueden complementar y hasta mejorar los pensamientos.

El pensamiento dirige la emoción y la emoción al igual que el pensamiento genera una frecuencia vibracional. Cada emoción tiene su propia frecuencia particular correspondiente. Por ahora, vamos a considerar la frecuencia del amor versus o frente a la frecuencia del miedo.

Imagínese los pensamientos de amor como un solo sonido de tono alto y claro. Este es el sonido de la creación y el sonido del ser mismo. Nuestros pensamientos de amor, de aceptación, de apertura, de empatía, de unidad y de perdón son las variaciones armónicas de un sonido alto y claro de vida que mantiene nuestro cuerpo y mente en resonancia y sintonía con todo el universo.

Por el contrario las emociones de miedo son como sonidos torpes y bajos que chocan y producen disonancia. Estas vibraciones no se funden con la vibración de la vida. Estas disonancias provocan interrupciones en muchos niveles del cuerpo y la mente sufre las consecuencias. Una mente en este estado puede pensar que esta disonancia es deseable o inevitable y crea estructuras de creencias sobre la base de este pensamiento. De esta manera, la mente se condiciona a vibrar con la disonancia y refuerza la realidad del caos y del miedo.

Las expectativas se forman a partir de los pensamientos y creencias reforzadas. Nuestros pensamientos tienen una **propensión magnética vibracional** para atraer eventos, personas y situaciones que se ajustan a esos pensamientos. Los pensamientos de miedo y de muerte siempre atraen experiencias terribles que validan ese tipo de pensamiento. Esa es la naturaleza de la creación y es un precepto fundamental que a la mayoría de nosotros nos han enseñado a ignorar y a temer. La vibración del miedo es instintiva para la preservación de la vida, pero puede convertirse en una fuente de limitación. Se ha utilizado en nuestra contra para esclavizar la mente. Esto es debido a que el miedo representa la incertidumbre y la discordia.

Nuestros pensamientos crean nuestra percepción y experiencia

Nuestros pensamientos crean nuestra percepción y experiencia. Se nos ha enseñado a desconfiar de la mente y del poder de la intuición que se expresa a través de nuestros pensamientos. Este ha sido el diseño que ha sido perpetuado a través de la elite social que entiende la naturaleza del poder del pensamiento y de la mente de los seres humanos. De hecho, la mayoría de nosotros hemos pasado por un largo periodo de programación mental desde el momento que nos encontrábamos en el estado fetal en el proceso de 9 meses de gestación en la matriz de nuestra madre, desde que nacemos y a través de nuestra vida.

El Dr. Alfred Tomatis demostró en sus estudios científicos que todos los sonidos, frecuencias vibracionales y experiencias que la madre está expuesta y que vive durante el proceso de 9 meses de gestación se amplifica por medio del plasma o agua que rodea el feto dentro de la matriz y esos sonidos quedan grabados en la memoria celular del ADN del bebé. Esto se debe a que en el agua el sonido viaja de cuatro a cinco veces más rápido que el aire.

Hay que también tomar en consideración que a medida que nosotros vamos creciendo en el viaje de la vida, los sistemas de comunicación como la TV, la Radio, la Prensa y otros medios han sido utilizados para enviar frecuencias vibracionales que limitan el desarrollo del poder creativo de la mente, manipulan y separan la conciencia de unidad de la gente de la verdad.

Muchos sistemas han sido utilizados para activar frecuencias de miedo en las gentes. Gran parte del miedo en el mundo vive bajo la sombra de la mentira, la ignorancia y la culpa. Esto en gran medida también influye a que se estimule el lado izquierdo de nuestro cerebro para que seamos más analíticos y que aceptemos como realidad solo lo que podemos percibir a nivel físico. Debido a eso se suprime el poder del lado derecho del cerebro que es el área de intuición, creatividad y de percepción. Es el área donde podemos percibir lo que va más allá de lo físico.

Es imperativo tomar en consideración que algunos sistemas educacionales, algunos sistemas políticos, algunos comentaristas que trabajan en los medios de comunicación, algunos programas de la TV, algunos artículos de la prensa, muchas películas producidas en Hollywood y películas producidas en otros lugares, en muchas ocasiones utilizan frecuencias subliminales con temas de violencia, de hostilidad, de guerras y otros temas que inducen el miedo. Esto hace que la frecuencia del miedo sea cada vez mayor en el mundo. Esto conduce a una reacción masiva que refuerza la frecuencia global de miedo que bloquea las capacidades creativas de los seres, induce pensamientos de dudas, pensamientos negativos de desconfianza y contribuye a la separación entre los seres humanos que son expuestos a este tipo de frecuencia vibracional.

Las agencias de publicidad en sus campañanas publicitarias, utilizan técnicas por medio del cual incorporan cambios de colores rápidos, sonidos específicos y movimientos acelerados en sus filmaciones de comerciales de TV donde incorporan mensajes subliminales para influenciar a las personas a que consuman los productos que se promueven en sus programas. De forma muy similar también utilizan frecuencias de sonidos específicos en los comerciales y noticias que son difundidos a través de la radio. Esto influye grandemente a que la sociedad sea una sociedad de consumo.

La manera eficaz de contrarrestar la frecuencia del miedo, es haciendo modificaciones en nuestra vida. Por medio del uso de afirmaciones, la visualización creativa, mantras, el poder de la oración, el poder de la meditación, hacer sonidos de vocales armónicos en la armonía diatónica y en los códigos del solfeo antiguo que tiene gran poder para activar el poder natural de sanación, escuchando sonidos armónicos, la música clásica, los cantos gregorianos, la música armónica con mensajes constructivos, escuchar y meditar con el CD **Las Fuerzas Sanadoras de los Sonidos y Vibraciones Armónicas,** ver documentales con informaciones constructiva, leer literatura con información y programación positiva que contribuye al enriquecimiento de nuestro intelecto y **No** permitir que la programación mediocre de la TV, radio y prensa y sus comerciales nos hagan esclavos de sus programas, agendas y sistemas.

La energía negativa del miedo genera frecuencias vibracionales que influye en muchas de las condiciones mentales como la depresión, la ansiedad, el estrés, el desbalance de los órganos y sistemas biológicos de nuestro cuerpo, además de los factores ambientales y la alimentación inapropiada, todos estos contribuyen al origen de las enfermedades. Evita dar tu poder a las frecuencias negativas del miedo que son difundidas por medio de los programas y sistemas de comunicación que se promueven a través de la TV, radio y prensa escrita.

13
Los beneficios de los sonidos armónicos

Los beneficios de las fuerzas sanadoras de los sonidos y vibraciones armónicas. La relación intrínseca entre la mente y el corazón.

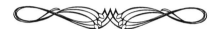

Los beneficios de Las Fuerzas Sanadoras de los Sonidos y Vibraciones Armónicas

Las ondas de sonidos producidos por **Las Fuerzas Sanadoras de los Sonidos y Vibraciones Armónicas,** los cuencos de cristales de cuarzo puro, cuencos de plata y cuencos tibetanos en combinación con el sonido de la voz humana, el poder de la intención y la visualización creativa tienen efectos muy beneficiosos para muchas condiciones incluyendo: desequilibrios en los órganos, exceso de toxinas en el cuerpo, ansiedad, miedo, depresión, inseguridad y ayuda a que la persona establezca un mejor sentido de dirección en la vida y que con mayor claridad mental active seguridad para las decisiones que toma.

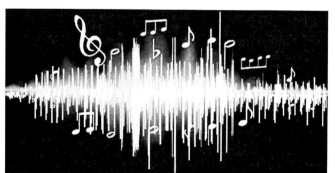

Ilustración de ondas de frecuencias vibracionales de sonidos armónicos.

Las Fuerzas Sanadoras de los Sonidos y Vibraciones Armónicas estimulan a la persona para que siga adelante en la vida creando cambios positivos que incrementen su frecuencia vibracional mental y que a la vez beneficien su vida de forma creativa por un largo periodo de tiempo.

Por medio del uso de **Las Fuerzas Sanadoras de los Sonidos y Vibraciones Armónicas,** el uso de afirmaciones y mantras, nosotros podemos transformar y restaurar la

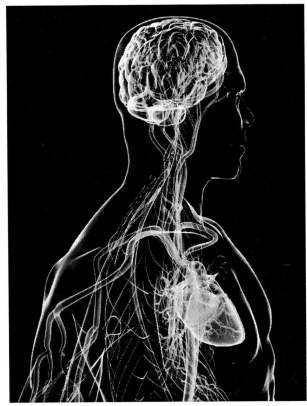
Ilustración de la intrínseca conexión del cerebro y el corazón del ser humano.

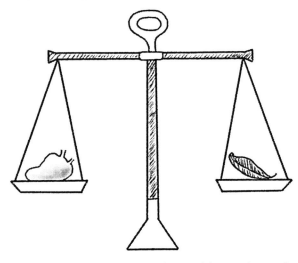
Ilustración de la medición del peso del corazón con la pluma en la balanza, utilizado en la mitología egipcia.

resonancia positiva de salud y creatividad en nuestra mente, cuerpo y espíritu.

La intrínseca relación entre la mente y el corazón.

Hay una relación muy intrínseca entre la mente y el corazón. El corazón es el primer órgano que se forma en la etapa de desarrollo fetal. Cada pensamiento en la mente humana emite ondas vibracionales electromagnéticas que también son generadas desde la base del corazón. El proceso de generación de pensamientos envuelve el funcionamiento bio-físico de la mente y el corazón. El corazón humano es el generador de los campos vibracionales electromagnéticos más fuertes en el cuerpo humano.

Es importante saber esta información por que pensamos que en el cerebro es donde está la acción. El cerebro genera campos vibracionales electromagnéticos pero mucho más débiles que los del corazón. El proceso de crear un pensamiento envuelve la mente y el corazón. Y por ese medio se genera una frecuencia vibracional electromagnética muy poderosa que produce sonidos, estimula los latidos del corazón y a la vez tiene el poder de alterar la estructura atómica de la materia cuando el pensamiento es expresado por medio del verbo o la palabra.

El corazón es el centro del alma y de la personalidad

A través del corazón es que aprendemos la verdad. El corazón tiene su propia inteligencia y es tan obvia como la del cerebro. Los egipcios creían que el corazón y no el cerebro era la fuente de la sabiduría humana. El corazón era considerado el centro del alma y de la personalidad. Era a través del corazón que se expresaba la divinidad. Los antiguos egipcios impartieron sus conocimientos sobre el verdadero camino del ser.

Los egipcios tenían pasión por la vida después de la muerte. Para ellos la existencia del espíritu o de la energía de Ka es infinita y no está limitada al tiempo que vivimos en el plano material en la Tierra. La medición del peso del corazón se representaba en los jeroglíficos y también en algunos papiros que se encontraron en algunos templos egipcios. Al momento del juicio final, después de la muerte, el corazón se pesaba contra una pluma en una balanza y si el peso del corazón era igual o menor que el de la pluma, eso significaba que el dueño del corazón había tenido una vida noble y generosa.

En otras palabras, el faraón, sacerdote o la persona pasó al otro lado de la vida, después de la muerte con un corazón liviano. Eso significaba que había tenido una buena vida. Fue una persona que hizo el bien durante la existencia de su vida en la Tierra. Es una etapa universal o arquetípica que experimentan las personas en el proceso del despertar en el centro del corazón.

Cuando sentimos la fuerza del amor, cuando conectamos nuestro mundo exterior con el mundo interior, entonces todo se convierte en uno. De esa manera se abre nuestro corazón y podemos percibir la música de las esferas.

La fuerza creadora del universo, la inteligencia universal o Dios se encuentra dentro de cada uno de nosotros. Es un estado verdadero y natural. El "Yo soy quien yo soy", lo que significa que, Dios está en el Cielo, en el Universo, en todo y también está aquí dentro de mi. Yo soy aquí en la Tierra lo que soy en el Universo. Dios habita en cada uno de nosotros.

Cuando dirigimos nuestra atención hacia adentro de nuestro ser, se activa la poderosa energía del corazón que abre el camino directo que conduce hacia la activación del autoconocimiento y de la autorrealización de nuestro ser a través de la fuerza del amor.

Rumi y su inolvidable poema dedicado al corazón

Rumi era un poeta persa del siglo 13. Su trabajo se asocia con el sufismo y con la Orden

Mevlevi, conocido por la mayor parte del mundo como los derviches danzantes. Él decía que "Dios debe ser celebrado a través de la poesía, el canto y el baile". Su poesía también trasciende sus raíces persas y es reconocida como la escritura hermosa y espiritual por muchas personas de diferentes religiones en todo el mundo.

Rumi en uno de sus inolvidables poemas escribió: "Solamente desde el corazón podemos tocar el cielo".

Para los sabios antiguos el corazón es el núcleo de nosotros, el asiento del alma, la fuente del amor y la fuente de nuestra creatividad.

En las escrituras antiguas se habla de la importancia del corazón

"Como es su pensamiento en su corazón, así es él". (Proverbios: 23:7) (La Biblia).

Pero Jehová le dijo a Samuel: "No mires su apariencia y lo alto de su estatura, por que lo he rechazado. Por que no de la manera que el hombre ve es de la manera que Dios ve, por que el simple hombre ve lo que aparece a los ojos; pero en cuanto a Jehová, el ve lo que es el corazón". (Samuel I. 16:7) (La Biblia).

En los jeroglíficos y los escritos antiguos egipcios, estos creían que cuando la persona muere, la persona es sometida a través de una ceremonia donde "se pesa su corazón en una balanza". En esta ceremonia egipcia del Juicio Final lo que aparece al lado opuesto de la balanza es una pluma, la pluma de Maat la Diosa de la Verdad. El significado es el pleno bien: "Para entrar al cielo necesitas un corazón completamente íntegro: tan liviano como el peso de una pluma!"

Los antiguos tenían mucha razón en lo que creían. La gente de occidente no creían en lo que los antiguos ya sabían. Hoy en día estamos comenzando a descubrir que los pueblos antiguos tenían más conocimiento que nosotros sobre la importancia del corazón.

El corazón es muy frágil. La mente subconsciente es responsable de mantener el corazón fuerte. Los órganos del cuerpo generan frecuencias vibracionales que nosotros percibimos como emociones o sentimientos, y hay una conexión muy directa entre nuestro cerebro y nuestro corazón.

La gran mayoría de las veces creamos **una pared en nuestro corazón** y esa pared bloquea la capacidad de dar y recibir amor. La pared del corazón crea depresión, aislamiento, insensibilidad, y bloquea las posibilidades para el éxito.

La ciencia está comenzando a descubrir que la pared del corazón está implicada en las enfermedades del corazón, ataques cardíacos, problemas de presión arterial, dolor de pecho, dolor de cuello, dolor de hombros, dolor de espalda superior. También baja las defensas del sistema inmune, haciendo que la persona sea más vulnerable a las infecciones y toda clase de enfermedades.

La pared que creamos en el corazón también afecta la glándula del timo y a su vez la producción de las células T (T-Cells). Estas células se producen en el timo. El timo se encuentra localizado exactamente arriba del corazón.

La pared que creamos en el corazón también hace más difícil el proceso natural de sanación y la persona está más propensa a enfermarse. La capacidad de tener éxitos en los proyectos y planes se ve obstaculizada cuando la persona tiene una pared en el corazón.

Muchas personas han tenido éxito después de que han eliminado la pared del corazón. La pared del corazón está hecha de emociones atrapadas que no nos permite perdonarnos a nosotros mismos y también no nos permite perdonar a nuestros semejantes. No podemos tener paz si no aprendemos a perdonarnos a nosotros mismos y también a perdonar a nuestros semejantes.

Cuando no nos liberamos de los sentimientos de coraje, odio, resentimiento, celos y envidia se crea una frecuencia vibracional de energía destructiva que desarmoniza todos los sistemas de nuestro cuerpo, la mente y el espíritu y por ende atraemos las enfermedades y situaciones negativas.

Es imperativo que aprendamos a activar la capacidad para perdonarnos y poder perdonar a otros para que de esa manera derribemos o eliminemos la pared del corazón y se activen las frecuencias vibracionales de paz y armonía interna, buena salud, energía productiva, creativa y felicidad. El acto de perdonar es una virtud que nos favorece y nos conduce hacia una vida creativa y de felicidad.

El corazón es el centro primordial para la expresión del amor incondicional y cuando se activa la poderosa frecuencia vibracional del amor, se activa la regeneración de todos nuestros átomos, moléculas, células, órganos y sistemas. El amor es la fuerza más poderosa de todo el universo que crea, regenera, transforma, activa sanación y manifiesta los milagros.

14
El origen de la técnica de curación por medio de los sonidos armónicos

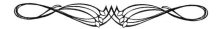

¿Dónde se originó la técnica de curar por medio de los sonidos y vibraciones armónicas?

La técnica de curar por medio de sonidos se remonta mucho más lejos, hacia el tiempo de los continentes de la Atlántida y Lemuria y se conoce como la forma más antigua de sanación.

La civilización del Continente de La Atlántida fue la primera civilización que incorporó el uso de sonidos y vibraciones armónicas en combinación con el poder natural de los cristales y minerales como instrumento de sanación para curar a las personas de sus enfermedades, desbalances físicos y mentales.

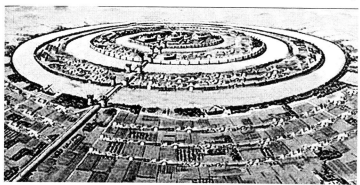
Ilustración del gran continente de la Atlántida.

Una breve descripción del continente de la Atlántida

El continente de la Atlántida hace 48,000 a 28,000 a. C. se encontraba localizado por encima de la línea ecuatorial del planeta Tierra, en el centro del Océano Atlántico. Ese continente y sus islas cubrían una larga extensión de terreno localizados paralelos al costado izquierdo de Norteamérica, Centroamérica y parte de Suramérica y en el costado derecho se encontraba Europa y gran parte de África. Se habla de que la Atlántida confrontó tres hundimientos. El primero tomó lugar hace aproximadamente 28,000 años a. C., el Segundo aproximadamente 18,000 a. C. y el último hundimiento que le causó su total destrucción se efectúo hace unos 13,000 a 10,000 a. C.

Las placas tetónicas del Continente de Atlántida hace 18,000 a. C. estaban localizadas en una región muy inestable por muchos años. Dos capas tectónicas se movieron causando disturbios en la delicada corteza de las masas de tierra y se activaron fuertes terremotos y volcanes. En el tiempo después del segundo diluvio, la Atlántida se dividió en un promedio de 5 islas. Las tres islas principales eran conocidas como Poseida, Aryan, y Og. Las dos islas más pequeñas eran conocidas como Ataly y Eyre.

En la Edad de Oro de la Atlántida habían pirámides de tres y cuatro caras. Las pirámides eran hechas de mármol, granito y cristales complejos. Las pirámides de tres lados se utilizaron como antenas para amplificar y enviar las energías a la red de postes para alimentar hogares, fábricas y crear campos de energía para diversas utilidades. Las pirámides de cuatro lados eran esencialmente templos muy complejos.

Algunos de esos templos tenían cúpulas y esferas que generaban frecuencias vibracionales de sonidos y luz que tenían resonancia con los chakras y amplificaban la capacidad de aprendizaje.

La isla Poseida era la más importante de las islas de la Atlántida y tenía templos y pirámides que activaban los vértices de energía más complejos de esa época. Se encontraban El Templo del Sonido y Vibraciones, El Templo de Sanación, El Templo de la Regeneración, El Templo del Conocimiento y otros templos.

Poseida albergaba la mayoría de los principales centros de educación superior de la Atlántida. Esos centros de educación fueron colocados en Poseida por su ubicación estratégica dentro de las redes geodésicas y su proximidad a las energías electromagnéticas beneficiosas que movían la energía de forma espiral hacia arriba desde el núcleo terrestre.

Los atlantes hacían uso de los sonidos en combinación con el poder natural de los cristales y minerales para curar a sus enfermos de condiciones emocionales, mentales y físicas. También aplicaban el uso de las frecuencias generadas por los cristales para rejuvenecerse. Utilizaban los cristales para hacer instrumentos de música que producían sonidos armónicos que estimulaban la sanación.

Los cristales también eran utilizados para amplificar las capacidades mentales, para la meditación, para almacenar y descargar información, muy parecida a la tecnología que tenemos hoy día de los CDs y DVDs, pero su tecnología fue mucho más sofisticada que la tecnología que nosotros tenemos en la actualidad.

Los maestros y sacerdotes de ese continente habían alcanzado una conciencia muy elevada. Ellos sabían que vendría un gran cambio y se prepararon 200 años antes de que ocurriera el cataclismo que provocó el hundimiento de la Atlántida.

Tres grupos emigraron de La Atlántida a diferentes puntos en el planeta Tierra

Un grupo emigró hacia el norte de Inglaterra y a Escocia y fundaron los Druidas. Otro grupo emigró hacia el norte de África, en Giza y fundaron la Civilización Egipcia. El otro grupo emigró a Centroamérica, al territorio que hoy es conocido como Guatemala y México, y fundaron la civilización Maya.

Los maestros y sacerdotes de la Atlántida practicaban las enseñanzas de Toth (Padre de la Sabiduría) y llevaron con ellos a las nuevas tierras donde emigraron, las enseñanzas de Toth y también llevaron sus poderosos iconos e instrumentos que poseían en la Atlántida.

Los conceptos del uso de sonidos y vibraciones armónicas, en combinación con el poder natural de los cristales y minerales como instrumentos de sanación y los templos de sonidos fueron llevados por los atlantes a los nuevos lugares donde emigraron.

Se habla de maestros de origen atlante que influyeron en el desarrollo de las civilizaciones antiguas. Los mayas hablan de Pakal, un dios que tenía una apariencia blanca, era alto y muy parecido a Quetzalcóatl.

Quetzalcóatl es el dios del sol de la serpiente emplumada que fue adorado en México por los mayas, los aztecas y también por otras tribus. Bartolomé de las Casas (nacido en 1474) escribió que Quetzalcóatl, la serpiente emplumada, era blanco, tenía una barba redondeada, era alto, y vino del mar del este, de donde él volverá (vea Los Indios de México y Nueva España Antología, México: Editorial Porrúa, S. A., 1982, pp. 54, 218, 223).

En Perú también se construyeron pirámides y se habla de un maestro de descendencia atlante conocido como Manco Cápac de apariencia blanca y con grandes conocimientos de astronomía. La apariencia física de esos personajes era muy similar. Algunos de ellos eran blancos, altos, algunos barbados y con conocimientos de astronomía y sabiduría que fue enseñada a los pobladores en los lugares donde llegaron.

Se dice que ellos fueron los sabios maestros que vinieron del continente de la Atlántida y emigraron a nuevas tierras llevando las enseñanzas de Toth: Los conceptos de sanación por medio de las frecuencias armónicas de los sonidos, el uso de los cristales y minerales, los conceptos de astronomía y de la sacro geometría utilizada en las edificaciones de sus templos, pirámides y los poderosos iconos e instrumentos que estos poseían en la Atlántida.

Ellos construyeron pirámides con el propósito de activar una nueva red de energía electromagnética que preservaría sus iconos y la sabiduría antigua de la Atlántida, de esa manera las generaciones futuras podrían beneficiarse de sus enseñanzas.

Las pirámides fueron construidas y utilizadas originalmente en el Continente de Atlántida hace más de 13,000 años y fueron nuevamente construidas en Egipto, Guatemala, México por los emigrantes de ese continente. La construcción de las pirámides se fue difundiendo hacia otros lugares en el planeta Tierra, al igual que muchos otros conceptos provenientes de la Atlántida como la astronomía, el uso de los sonidos y vibraciones armónicas en combinación con el poder natural de los cristales como instrumento de sanación.

El posible descubrimiento de la Atlántida según los científicos Paul Weinzweig y la Dra. Pauline Kalitzki

Los científicos Pauline Zalitzki y Paul Weinzweig estuvieron trabajando en la búsqueda de reservas de petróleo en el área de los océanos adyacentes a Cuba en julio del 2000. El proyecto fue efectuado por medio de los gobiernos de Cuba, India y China. Sin embargo, en esa búsqueda se sorprendieron de encontrar una antigua ciudad sumergida en la profundidad del océano a unos 183 metros (600 pies) de profundidad. De acuerdo a la evaluación de la Dra. Zalizki, el ingeniero Paul Winzweig y su equipo de investigadores, el descubrimiento de esta ciudad tiene una gran relación con la leyenda del continente de la Atlántida.

Ellos estiman que esa ciudad se hundió hace más de 10,000 años y se encuentra hacia el norte de la costa oriental de Cuba y en los límites del Triángulo de las Bermudas. El

Triángulo de las Bermudas es también un lugar estratégico donde a través de la historia se han llevado a cabo fenómenos energéticos de naturaleza desconocida y hasta hoy es un lugar de grandes misterios.

Utilizando un robot sumergible, los científicos pudieron observar y confirmar los hallazgos de una ciudad gigantesca de la antigüedad que existe en el fondo del océano. Las imágenes captadas por el aparato robótico muestran construcciones monumentales, entre ellas cuatro pirámides, una de ellas al parecer de cristal, varias esfinges, así como unas esculturas y varios monolitos grabados.

Ha sido confirmado que las Pirámides y las piedras encontradas en esta ciudad sumergida en el Océano Atlántico fueron cortadas, talladas y pulidas para hacerlas encajar y así formar estructuras mayores. Hay inscripciones muy similares a los jeroglíficos egipcios de las cuales se saben muy poco, pero si son muy abundantes y se encuentran en casi todas las partes del campo.

El tamaño de esa ciudad sumergida cubre un área de 20 kilómetros cuadrados, o sea aproximadamente 7.8 millas cuadradas y fue encontrada en un área donde abunda una arena muy blanca. La ciudad fue construida utilizando un patrón de líneas rectas donde existen fallas geológicas, una cama de ríos y en la proximidad de un volcán extinguido.

De acuerdo a los científicos, el complejo pertenece a un período preclásico de la historia del Caribe y de América Central, que estuvo poblada por una civilización avanzada, similar a la cultura localizada en Teotihuacán, México.

La Atlántida fue mencionada y descrita por primera vez por el filósofo griego Platón. Según la leyenda, este dejó escritos que hablan de la desaparición de la Atlántida debido a una gran inundación, terremotos y una erupción volcánica que tomó lugar hace más de 10 mil años.

En conclusión, el descubrimiento de la ciudad sumergida en las profundidades del océano cerca de Cuba, por el ingeniero Paul Weinzweig y la Dra. Pauline Zalitzki en el comienzo de Julio del 2000, confirma que existió una civilización muy avanzada hace miles de años y hay muy buenas probabilidades de que esta ciudad pueda ser **el continente de la Atlántida.**

15

Las culturas antiguas y el poder curativo del sonido

Las culturas antiguas que han reconocido el poder curativo de la música y los sonidos armónicos.

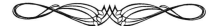

La historia del uso de los sonidos armónicos como método de sanación utilizado por culturas antiguas

La mayoría de las culturas antiguas utilizaron el poder aparentemente mágico del sonido para sanar. La curación por medio del sonido casi había desaparecido en occidente hasta la década de 1930. Después de 1930 los investigadores descubrieron las propiedades medicinales del sonido e incorporaron el uso del mismo en la técnica de acústica de ultrasonidos.

Con este descubrimiento, la investigación de la curación por medio de los sonidos ha florecido y actualmente se está convirtiendo muy rápidamente en una nueva ciencia. Existe una gran cantidad de investigaciones sobre los beneficios curativos por medio de los sonidos e infrasonidos, incluyendo su uso para romper los cálculos renales e incluso reducir los tumores. Además del infrasonido, el sonido audible ha sido reconocido como uno de los métodos que tienen grandes propiedades curativas.

¿Cuáles son las culturas que han reconocido la importancia del poder sanador de la música y los sonidos?

Muchas culturas del pasado han reconocido la importancia y el poder terapéutico que tienen los **sonidos armónicos y la música** como un medio poderoso de sanación. La mayoría de las culturas antiguas utilizan sonidos y vibraciones armónicas en sus rituales y ceremonias. Ellos hacían uso de los sonidos y vibraciones armónicas para estimular equilibrio y armonía del cuerpo físico, la mente y el espíritu.

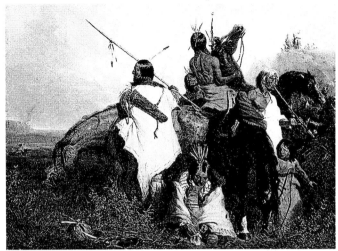

Nativos americanos.

Los aborígenes australianos y nativos de Norte y Suramérica

Los aborígenes australianos, los nativos de Norte y Suramérica y sus chamanes utilizaban en sus rituales y ceremonias sonidos de vocales repetitivos en combinación con instrumentos creados de la madre naturaleza.

Los aborígenes australianos están considerados como una de las primeras culturas conocidas que incorporaron el uso de los sonidos para sanar. Estos han venido utilizando un instrumento conocido con el nombre moderno de didgeridoo, como una herramienta de sanación por un periodo de tiempo de aproximadamente 40,000 años.

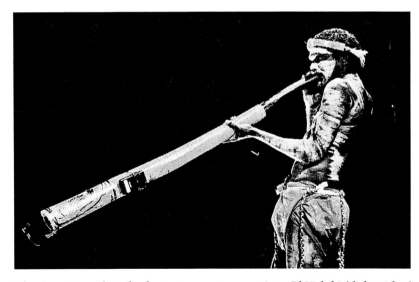

El más antiguo de todos los instrumentos curativos: El Yidaki (didgeridoo)

Los aborígenes australianos han sanado fracturas, desgarres musculares y enfermedades de diferentes tipos con su instrumento musical enigmático. Curiosamente, los sonidos emitidos por el didgeridoo (yidaki es el nombre antiguo de este instrumento) están en alineación con la tecnología moderna de curación por sonido y cada vez es más evidente que la sabiduría de nuestros ancestros se basa en los principios del sonido.

Los lamas y monjes tibetanos

El poder del sonido y de la vibración es muy utilizado en la práctica de los monjes tibetanos. Estos incorporan meditación, música, vibración, la oración y mantras en sus rituales y en su medicina tibetana.

El enfoque principal de los monjes tibetanos es el uso de sonidos, mantras y la meditación. Por medio de la meditación se regula el sistema nervioso simpático, el cual nos permite sentirnos seguros, tranquilos y contentos. En ese espacio el cuerpo puede lograr el equilibrio, aumenta su energía y se regenera.

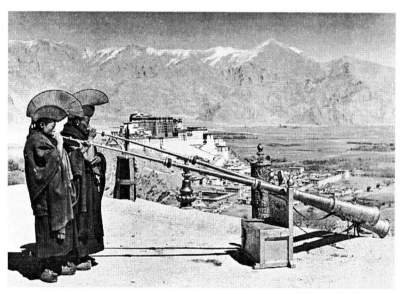

Los lamas y monjes tibetanos con los instrumentos que utilizan en sus ceremonias y rituales

Los monjes entienden que todo nuestro ser está en constante estado de vibración y produce sonidos. Las moléculas, células, huesos, órganos y tejidos, así como los fluidos de nuestro cuerpo generan sonidos y vibraciones específicas. Los pensamientos, creencias y emociones negativas a menudo crean energía dañina que altera el cuerpo energético sutil de la persona, dan origen a las enfermedades y deterioran el cuerpo físico.

Los monjes tibetanos hasta el día de hoy continúan utilizando tazones o cuencos hechos de siete metales, campanas, campanillas e instrumentos de viento en sus ceremonias para ayudar a facilitar los estados de meditación. La composición alquímica de sus cuencos, campanas y campanillas es generalmente de siete metales: oro, plata, mercurio, cobre, hierro, estaño y plomo. La resonancia vibratoria de esas herramientas envía tonos y vibraciones específicas al cuerpo y al cerebro, que ayudan a liberar la tensión, la inflamación y los bloqueos energéticos de los meridianos.

En sus prácticas espirituales ellos recitan y cantan los mantras en tonos vocales muy graves o bajos con el propósito de generar una frecuencia de sonidos armónicos que activan energías positivas para la sanación colectiva de todos los seres vivientes de nuestro planeta Tierra. Uno de sus poderosos mantras es **"Om-Ma-Ni-Pat-Mi-Houm"**.

Los monjes tibetanos consideran que el sonido y los tonos producidos por medio del el uso de la voz es la forma más poderosa de generar frecuencias vibracionales. Por medio del canto, las entonaciones de sonidos, las oraciones y mantras utilizados en sus rituales y ceremonias, se limpian las energías negativas y desarmonizadoras antes de que éstas se manifiesten a nivel físico. Cuando distintos tonos de sonidos son ejecutados se estimula el campo electromagnético de las personas expuestas a esos sonidos. Los tonos más profundos y graves estimulan la curación del cuerpo físico y los tonos armónicos altos estimulan directamente el cuerpo de energía sutil.

Los monjes tibetanos recomiendan que nosotros también podemos empezar a explorar su técnica simplemente cuando producimos zumbidos por medio de nuestra boca, la voz y la garganta. Los zumbidos crean poderosos sonidos que generan vibraciones que producen movimientos internos a través de la boca, garganta y el cráneo. Se estimulan la glándula pineal y la pituitaria. Esas glándulas maestras comienzan a regular las funciones hormonales del cuerpo. Este proceso también influye en los estados de ondas cerebrales Gamma, Beta, Alfa, Theta y Delta y estimula el proceso natural de sanación del cuerpo, la mente y el espíritu.

Los sacerdotes del antiguo Egipto

Los antiguos egipcios entendían el poder de los sonidos armónicos sagrados y de los mantras. Ellos sabían que por medio de los sonidos armónicos y los mantras se activan frecuencias vibracionales muy potentes que estimulan niveles superiores de conciencia. Ellos le llamaban a ese nivel de conciencia Sheta Ren. Estos incorporaban técnicas de respiración en combinación con sonidos específicos para fortalecer los centros energéticos que nosotros conocemos como los chakras. En sus prácticas enfatizaban la importancia del poder del chakra reproductivo y de la energía sexual, la cual da origen a la parte creativa del ser y que nos conecta con nuestro centro divino de poder.

Los sacerdotes del antiguo Egipto sabían que por medio del uso de ciertas vocales, en combinación con tonalidades de sonidos armónicos específicos, se estimula la energía electromagnética que transmite las ondas de frecuencias vibracionales curativas a través de las neuronas del sistema nervioso, de los meridianos del cuerpo humano y también se armonizan los chakras.

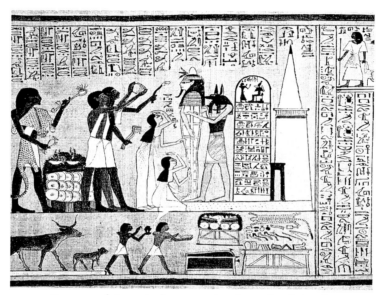

Los sacerdotes egipcios y sus rituales en la pirámide.

Cuando los sacerdotes egipcios cantan himnos a los dioses utilizan siete vocales en sucesión. Esta información quedó registrada en la historia por medio de un viajero griego, Demetrio, el cual escribió alrededor de 200 a. C. que los egipcios utilizaban sonidos de vocales muy poderosos en sus rituales de sanación y ceremonias.

Los egipcios al igual que la cultura de babilonia utilizaban dos instrumentos musicales muy conocidos en la antigüedad, los tambores y las sonajas. Los sonidos de los tambores y las sonajas generan una frecuencia baja que en la actualidad ha sido reconocido científicamente que tiene el poder de acelerar el proceso de curación.

El libro Corpus Hermeticum contiene referencia del uso de los sonidos y palabras utilizadas por los egipcios. Este libro fue probablemente redactado en el siglo primero a. C., pero se cree que es mucho más antiguo, posiblemente 1400 a. C.

Los egipcios creían que los sonidos de las vocales eran sagrados, tanto es así que su lenguaje jeroglífico escrito no contiene vocales. Podemos, por lo tanto, asumir con seguridad que las vocales utilizadas en los cánticos producían poderosos sonidos que tenían un significado de gran alcance para sus sacerdotes.

Las sacerdotisas egipcias utilizan sistra. La sistra era un tipo de instrumento musical sonajero con discos de metal que crea un sonido de tintineo agradable y ahora sabemos que también genera una poderosa frecuencia de ultrasonido.

El ultrasonido es una modalidad de curación efectiva que actualmente se utiliza en los hospitales y clínicas. Es muy posible que las sacerdotisas egipcias en sus ceremonias utilizaran la sistra no solo con el propósito de producir un poderoso efecto de sonido, sinó también como medio curativo para mejorar a las personas de sus condiciones.

Los antiguos egipcios incorporaron las matemáticas de las antiguas escalas musicales en combinación con la geometría sagrada en la construcción de sus edificaciones, pirámides, tumbas y templos. Las proporciones dimensionales más comunes que se encuentran en los templos egipcios corresponden a los intervalos musicales armónicos.

Hay informes de que algunas cámaras de las pirámides y habitaciones en las tumbas egipcias repercuten maravillosamente a la resonancia producida por ciertos tonos de sonidos específicos, especialmente cuando la música es reproducida en esas cámaras y habitaciones. Cada piedra y bloque de las cámaras y de las tumbas reproduce los sonidos y la música de una manera asombrosa.

La capilla de la curación en Deir el-Bahari en Tebas fue dedicada a Amenhotep, hijo de Hapu, un santo que curaba y que fue deificado y estrechamente asociado con "Imhotep". Imhotep fue reconocido en gran parte bajo el título de "médico". La reputación de Imhotep fue muy reconocida en esos tiempos y 1,500 años después de su muerte los griegos lo identificaron con el dios sanador Asclepios. Los dos hombres divinizados "Amenhotep, hijo de Hapu e Imhotep" por lo general se adoraban juntos en los mismos templos de sanación egipcios.

Los egipcios diseñaron sus capillas y cámaras funerarias de tal manera que tuvieran resonancia, a fin de amplificar por medio del efecto de la acústica los sonidos de los cánticos y mantras utilizados en sus rituales. Se cree que los egipcios conocían las propiedades curativas del sonido mucho antes que los griegos.

En el templo egipcio de Dendera se han encontrado en las paredes muchos jeroglíficos de músicos. Hay un jeroglífico específico que lee "**El cielo y sus estrellas están cantando con nosotros**". Los eruditos del antiguo Egipto, al igual que muchos científicos a través de la historia, han llegado a la conclusión de que la música está integrada en la estructura misma de los cielos y los planetas. En efecto, el canto del cosmos o mejor definido como **La Música de las Esferas,** revela la más profunda unidad de toda la creación que confirma que todo está en constante estado de vibración y produciendo sonidos.

Los sacerdotes y monjes budistas Chinos

Los sacerdotes y monjes budistas Chinos utilizan el gong, los tambores, instrumentos de cuerdas y las flautas en sus ceremonias con la intención de enviar mensajes místicos y espirituales que ayuden a iluminar el espíritu. En la práctica de Chi Kung (Qi Gong) en la China se utilizan 6 sonidos curativos que tienen resonancias con los órganos vitales del cuerpo.

Los sacerdotes y monjes budistas Chinos han venido utilizando cánticos y mantras en sus ceremonias espirituales para llegar a establecer un estado de elevación espiritual durante sus meditaciones. Los cánticos y mantras también son utilizados para ayudar a sanar a los enfermos. Por medio de los cánticos y mantras se eleva el espíritu, se expresan los sentimientos de unidad, de amor y se establecen la conexión del hombre con el universo.

Los Sufis de Islam

El sufismo se origina en Islam. El núcleo del sufismo es vivir la vida normal y estar más cerca de Dios, de la verdad y del conocimiento. Esto se manifiesta en sus ceremonias por medio del uso de la música, cánticos y la danza. En sus celebraciones incorporan la música, cánticos y danzan girando de forma espiral como si fueran un torbellino y llegan a un estado de meditación en moción que los conecta a la unión con la Divinidad.

La música, los cánticos y la danza de forma espiral crean una experiencia que abre el corazón y un espacio donde se vive libremente. El concepto de separación deja de existir. Esta práctica crea una sensación de unión con todo el cosmos: el danzante se convierte en parte intrínseca de un universo viviente.

El símbolo de la unión del ser con toda la existencia se expone en la conocida ceremonia llamada Mevlavi, donde los sufis danzan de forma espiral como si fueran un torbellino. Esta práctica fue inspirada por el conocido poeta persa Rumi y también en parte por la cultura turca.

La música, los cánticos y la danza los transporta en un viaje donde liberan el condicionamiento de la mente y el ego. La experiencia es mística y psicodélica, pero sin el uso de drogas o productos tóxicos. El amor, la música, los cánticos y la danza son las únicas técnicas utilizadas.

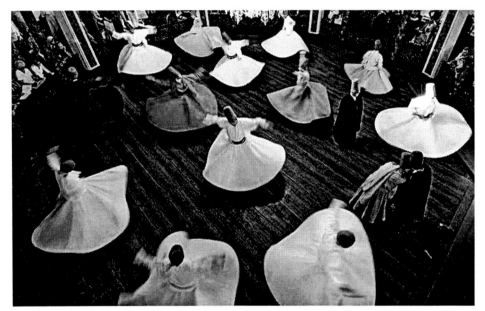

Imagen de la danza derviche con la música sufi.

Los sufis dicen que la existencia de la creación del universo está en movimiento, vibrando y rotando constantemente. Los electrones, protones, neutrones y los átomos están girando. Los átomos, las estrellas, los planetas y sus satélites giran en una danza cósmica. En los seres vivos la sangre circula a través de todas las arterias y venas del cuerpo activando el flujo de vida. La vida es una revolución que se origina de la Tierra y regresa a ella. Por lo tanto la música, los cánticos y el torbellino son tan naturales como la vida misma.

Los sonidos y vibraciones son los bloques fundamentales que construyen el universo. El sonido edifica tu mente, el sonido edifica tu cuerpo, el sonido edifica todo lo que vemos y percibimos a nuestro alrededor.

16
Sanación con sonidos en los tiempos modernos

La música, el sonido y sus efectos en los seres humanos.

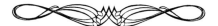

¿Cómo se ha venido desarrollando la curación por medio del sonido en los tiempos modernos?

La curación por medio del sonido apareció por primera vez en 1928 cuando el científico alemán Erwin Schliephake descubrió que el sonido tiene poder para acelerar el proceso de sanación. Schliephake creó un dispositivo acústico conocido como el Novasonic el cual está disponible en la actualidad.

En 1938 otro científico alemán, Raimar Pohlman demostró las propiedades terapéuticas por medio de la técnica de ultrasonidos en una clínica de fisioterapia en Berlín. Para 1950, el ultrasonido fue una modalidad de curación utilizada por muchas instituciones de salud. Incluso hoy día el mecanismo de curación subyacente no se conoce por completo.

El osteópata británico Peter Guy Manners desarrolló una modalidad de curación de sonido audible durante la década del 1950 que en la actualidad se llama Cymaterapia (Cymatherapy). Cymatherapy Internacional compró los derechos para la tecnología de Peter Guy Manners y ahora fabrica la máquina de Cymaterapia (Cymatherapy) en los Estados Unidos de Norteamérica.

Su versión utiliza computadoras avanzadas para crear tonos ultra puros, sobre todo en grupos de cinco. La Cymaterapia (Cymatherapy) consiste de 700 códigos que abordan una amplia gama de lesiones y dolencias. Hay muchas otras modalidades, entre ellas una versión de un programa computarizado diseñado para ser utilizado en las computadoras con las frecuencias de RIFE que estimulan el proceso de sanación por medio de frecuencias y de sonidos. Alguno de esos programas se encuentran en el mercado. Muchas de esas máquinas de tecnología de ultrasonidos son fabricadas en China, Corea, Japón, Alemania, Noruega y otros países y son vendidas para el uso de muchas personas que aplican esta terapia de sonidos en sus hogares y también son utilizadas en centros holísticos.

¿Qué es el sonido y como se mueve esa energía?

El sonido se define como todo lo que se mueve y vibra, desde el sub-átomo, átomo, hasta la molécula más pequeña presente en el universo. La energía del sonido se mueve por medio del proceso de la vibración de las moléculas de aire o agua. Se crea una reacción en cadena que activa la vibración de las moléculas de aire o agua y éstas son percibidas por el oído humano como sonidos. En el agua se lleva a cabo un procedimiento similar, pero con la diferencia que el sonido en el agua viaja a mayor velocidad, de 3 a 4 veces más rápido que en el aire.

Es importante saber que no es el sonido lo que está en movimiento. En realidad lo que está en movimiento son las moléculas de aire o agua. Lo que ocurre es que cuando se hace un movimiento o cuando se toca una cuerda de algún instrumento como el violín, o se sopla una trompeta, o cuando hacemos sonidos vocales se crea una vibración que mueve las moléculas de aire y de esa manera se difunde el sonido.

Las moléculas de aire y de agua están pegadas o aglomeradas muy estrechamente entre ellas y cuando una de esas molécula se mueve, estimula el movimiento de las moléculas a su alrededor resultando en la propagación de la energía del sonido.

¿Qué es la Música?

La música se define como la ciencia de sonidos armónicos organizados. Es el arte del arreglo de los sonidos en tiempo por el cual se produce una composición continua, unificada y evocativa a través del uso de melodía, armonía, ritmo y timbre.

La música afecta no solo la mente, también afecta a todo el cuerpo. La música ha sido utilizada para influenciarnos de muchas maneras. Se utiliza en las ceremonias y celebraciones. En las marchas de los soldados que van a la guerra y también es utilizada para celebrar paz. La música calma el alma y también calma a un niño cuado llora o está arrullado antes de dormir.

En las culturas de todo el mundo, la música ha sido usada para sanar. La música es tan antigua como la humanidad, hace más de cuarenta mil años, los neandertales tocaban la flauta y usaban rocas para producir sonidos de percusión. La música al igual que la voz es una característica humana innata. Nuestras células, órganos, sistemas y los huesos de nuestro cuerpo responden a los sonidos producidos por la música, a los sonidos de notas especificas en la escala musical diatónica y a la armonía de las notas musicales del Solfeo Antiguo.

El efecto de la música sobre las emociones y conducta de las personas

La música tiene efectos directos que influyen en el estado mental, emocional y en la conducta de las personas. La juventud es usualmente muy influenciada y motivada en su forma de pensar de acuerdo a los mensajes y ritmo de la música que estos perciben. La letra, ritmo y melodía de una canción dan origen a la música. La música es una poderosa herramienta que tiene efectos directos en el cerebro e influye en el estado emocional de la persona.

Si una canción te hace llorar es debido a que literalmente estimula áreas del cerebro y se producen cambios bioquímicos. Nuestra relación con la música es más profunda de lo que nosotros pensamos. El ritmo y sonido producidos por la música tienen efectos de resonancia en áreas del cerebro que estimulan las ondas cerebrales. Cuando oímos una canción se produce un efecto que hace que la respiración y el corazón se acoplen al ritmo de la canción que se está oyendo.

Los seres humanos, los delfines, ballenas y los pajaritos que cantan son los únicos seres en el planeta Tierra que cuando oyen el ritmo de una canción se produce en ellos un efecto de sincronización entre la respiración y el corazón. Cuando escuchamos música suave y agradable se estimula la producción de serotonina, la cual es una sustancia bioquímica producida en el cerebro que influye a que se establezca un buen estado de relajación. La música suave tiene efectos muy terapéuticos que ayudan a equilibrar los chakras y órganos del cuerpo humano.

Los efectos de la música en el cerebro: el estímulo y repuesta

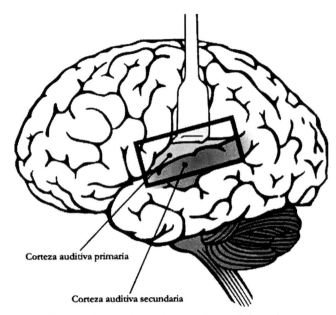
Ilustración de la corteza auditiva del cerebro.

La música es una de las actividades regulares que es procesada por los dos hemisferios de nuestro cerebro diariamente. Cada persona tiene un hemisferio dominante del cerebro, el izquierdo o el derecho. Sin embargo, se ha observado que las personas que estudian música, que tocan instrumentos musicales o que hacen música tienden a usar los dos hemisferios del cerebro a la misma vez. Esto hace que estas personas tengan una mente muy clara, aguda y que puedan solucionar problemas con mayor claridad y facilidad mental.

La música estimula el cerebro de la misma manera que los alimentos, las drogas y el sexo. En el área auditiva de la corteza del cerebro se asimilan las melodías y las notas musicales de las canciones y conciertos. Se cree que la corteza auditiva del cerebro está involucrada con el proceso de aprendizaje y de la memoria tanto de largo plazo como la de corto plazo. La corteza auditiva tiene algunas capacidades para la memoria de la música a corto plazo, sin embargo, la memoria a largo plazo depende de los diferentes estilos de la música.

Cuando se escucha la música también se integran tanto la función auditiva, la memoria y el aprendizaje en el hipocampo. El hipocampo se encuentra localizado debajo de la corteza auditiva del cerebro. El hipocampo también está implicado en muchas tareas de aprendizaje que se refieren a la orientación espacio-temporal.

Se podría argumentar que el proceso para escuchar y para interpretar la música envuelve patrones complejos que activan las vías neuronales en el hipocampo y que a su vez pueden conducir a una mayor eficacia en el funcionamiento de las neuronas. El aumento de la eficacia de las neuronas puede a su vez estimular la formación de nuevas conexiones sinápticas.

El hipocampo es el área del cerebro que se encarga de las memorias pasadas de largo plazo. Cuando escuchamos canciones viejas del pasado, se activan nuevamente memorias que han sido olvidadas. Inclusive personas que sufren de Alzheimer o demencia cuando escuchan música vieja del pasado les ayuda a recuperar la memoria de su vida pasada.

Muchos pacientes que sufren de Alzheimer han podido recuperar la memoria perdida a través de escuchar ciertos tipos de música. Parece que el procesamiento de la música implica el uso de la memoria y también ayuda en la recuperación de los recuerdos del pasado. A partir de este punto se puede especular que hay una fuerte conexión entre los centros de la memoria del cerebro y los centros que procesan la música.

Otro fenómeno interesante del efecto de la música sobre los pacientes de Parkison, es que algunos pacientes que han estado inmovilizados se han levantado y han caminado cuando escuchan cierto tipo de música. Esto implica que ciertos tipos de música tienen efectos que provocan y estimulan la conducta motora compleja del cerebro. Se desconoce si esta repuesta se debe a que la memoria musical sirve para impulsar la recuperación motora que ha sido perdida.

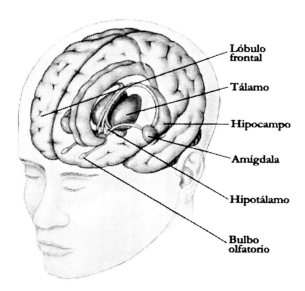

Ilustración del sistema límbico, área del lóbulo frontal y del hipocampo del cerebro.

Se ha demostrado experimentalmente que ciertos tipos de música pueden sincronizar las ondas cerebrales y a su vez ayudan a sincronizar los patrones neuronales involucrados en comportamientos complejos como caminar o correr. Esta observación en particular también puede implicar la posibilidad de excitación emocional producida por medio de la música, que en última instancia puede causar tanto la recuperación de los recuerdos y de la voluntad para el movimiento.

La participación de la emoción en el proceso de interpretación de la música es muy importante. Se ha establecido que ciertos elementos melódicos y armónicos pueden resultar más agradables al cerebro. El cerebro es principalmente un organizador. La información que es organizada normalmente produce algún tipo de patrón o estructura. El diseño y la estructura de la música están en gran medida relacionados con el contorno de la melodía.

Las áreas del cerebro que provocan repuestas emocionales como descifrar, aprender y recordar la música son los lóbulos frontales y el sistema límbico.

La música festiva produce emociones que animan, despiertan y son de mucho agrado para las personas. La causa fundamental del agrado y del desagrado de la música está asociado con la producción de endorfinas.

La evidencia anecdótica parece dar a entender que la música activa áreas del sistema límbico del cerebro que liberan las endorfinas y a su vez despiertan y producen efectos placenteros en las personas. Se ha observado que las endorfinas pueden aliviar ciertas formas de depresión, tal como la depresión estacional que se produce en algunas personas durante el invierno cuando hay reducción de la luz solar.

Observaciones similares muestran un efecto fisiológico que sería una señal de un estado emocional positivo producido por la música. El tipo de música que se escucha influye grandemente en el estado emocional de la persona. Hay música que puede elevar el estado emocional, como hay música que lo puede bajar.

La disfunción o el mal funcionamiento de alguna área del cerebro puede afectar la percepción de la música. Se ha observado que si el área afectada del cerebro es el área que involucra el procesamiento de la música, las pérdidas podrían ser inmensas.

Lo que parece clave en la respuesta emocional es la integración de todas las áreas del cerebro involucradas en el procesamiento de la música. Esta información ofrece posibilidades muy interesantes en el campo de la terapia musical.

17
Los sonidos musicales utilizados para manipular

¿Qué es la vibración, la armonía musical, la armonía diatónica y el solfeo antiguo?

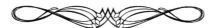

¿Cómo cierto tipo de música podría ser utilizada para manipular?

Si escuchamos el sonido de la música sobre el volumen de 95 dB (decibeles) se reduce la capacidad mental y también se reducen las reacciones físicas a un 20% de capacidad. Es imperativo tomar en consideración que la música que se escucha en las discotecas usualmente es tocada sobre 120 dB (decibeles). El sonido alto de la música en las discotecas influye a que las personas consuman más alcohol de lo normal. La música alta y de frecuencias disonantes que se escuchan en las discotecas tiene un efecto negativo sobre las personas: desarmoniza las ondas y la bioquímica cerebral y por ende también puede afectar las funciones físicas del cuerpo y la conducta.

La música puede ser utilizada para manipular la mente de las personas que la escuchan. Una gran mayoría de las industrias disqueras en las pasadas décadas han estado produciendo música con el propósito de adquirir poder financiero y enriquecimiento a costa de los artistas y de las ventas de millones de CDs en las tiendas disqueras y otros medios de difusión. Pero en su gran mayoría, los mensajes de la música, la calidad de la melodía que está siendo manipulada en la radio, discotecas y otros medios, contiene muy poca sustancia que pueda influenciar a la humanidad creativa y positivamente.

Muchos de los temas, ritmos y estructuras de esa música deterioran los valores humanos. Hay mucha música con mensajes subliminales que tienen efectos en la conducta de los seres humanos, especialmente en la conducta de los jóvenes.

Es recomendable que nos aseguremos de escuchar música armónica y que contenga mensajes constructivos que nos ayuden a activar nuestras facultades mentales naturales de energía creativa, pensamientos positivos y que también la música sea uno de los medios que estimule nuestro proceso natural de sanación. Sabemos que nuestra mente y cuerpo son influenciados por los pensamientos, sonidos y frecuencias vibracionales que enfrentamos en nuestro medio ambiente a diario.

¿Qué es vibración?

Es el efecto producido por las pulsaciones y cambios rápidos de entonaciones y sonidos. Los cambios rápidos de pulsaciones y sonidos producen una respuesta emocional.

¿Qué es armonía musical?

La armonía musical se produce cuando se mezclan combinaciones simultáneas de tonos musicales en un acorde que suena agradable para el oído. También se define cuando nos ponemos de acuerdo con nuestras emociones, nuestras acciones y se produce una armonía entre los tonos y melodías.

¿Qué es la armonía diatónica?

El prefijo griego **día** significa a través, o al otro lado (como en las palabras diámetro y diagonal). En las claves de la música, la **tónica** es el centro de una tecla. Diatónica significa a través de un centro tonal o a través de las notas de una tecla.

En esta tercera dimensión la ley de la armonía diatónica se refleja en casi todo lo que existe. La **armonía diatónica** está compuesta de una escala musical de 5 tonos completos y 2 semitonos. Tonos mayores, tonos menores y otras modalidades. Resultando en un total de siete 7 notas musicales básicas.

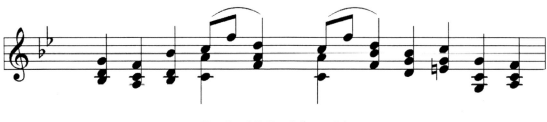

(Do, Re, Mi, Fa, Sol, La, Si)
(C, D, E, F, G, A, B)

Las 7 notas musicales en la armonía diatónica y sus frecuencias vibracionales en Hertz en el solfeo antiguo

DO (UT) (C) frecuencia = **396 hz** = **9,** resonancia con el chakra de la raíz.
RE (D) frecuencia = **417 hz** = **3,** resonancia con el chakra reproductivo.
MI (E) frecuencia = **528 hz** = **6,** resonancia con el chakra del plexo solar.
FA (F) frecuencia = **639 hz** = **9,** resonancia con el chakra del corazón.
SOL (G) frecuencia = **741 hz** = **3,** resonancia con el chakra de la garganta.
LA (A) frecuencia = **852 hz** = **6,** resonancia con el chakra del tercer ojo.
SI (B) frecuencia = **963 hz** = **9,** resonancia con el chakra de la corona.

La suma de las frecuencias en Hertz de las notas en la armonía diatónica, originan los valores de acordes de 3, 6, 9 que tienen efectos muy poderosos alterando la estructura atómica de la materia y contribuyen en la estimulación del proceso natural de sanación del cuerpo, la mente y el espíritu. Estos acordes son conocidos como los **Acordes Sagrados**.

La nota tercera del solfeo sagrado de seis 6 notas, La Nota **Mi** que genera la frecuencia de **528 Hz** es la frecuencia utilizada por los ingenieros genéticos para reparar el ADN. El Dr. Lee Lorenzen es un bioquímico norteamericano muy reconocido que declaró que la frecuencia de **528** ofrece muchos beneficios para el mantenimiento de buena salud, incluyendo la prevención del envejecimiento de ADN y de las células. El hizo investigaciones y trabajos con las cristalizaciones hexagonales geométricas del agua con el propósito de estimular el rejuvenecimiento del ADN.

El cuerpo humano consiste de: siete chakras o centros energéticos que tienen resonancia con los acordes de notas musicales en la armonía diatónica, siete espectros o imágenes de colores que crean el arco iris. El planeta Tierra también tiene siete continentes.

El Dr. Joseph Puleo y la armonización de los chakras por medio de las frecuencias del solfeo antiguo

El Dr. Joseph Puleo es un médico naturópata y uno de los herbolarios de los Estados Unidos, en su búsqueda de la escala musical del **Solfeo Antiguo Perdido** se inspiró a estudiar la Biblia, donde descubrió en Génesis: Capitulo 7, Versículos 12 a 83, que hay un patrón de seis códigos de repetición de una serie de números sagrados 3, 6 y 9.

Cuando estos fueron descifrados por el método antiguo de Pitágoras y al reducir los números de los versículos a un solo dígito, los códigos mostraron una serie de seis frecuencias sonoras que corresponden a los seis tonos perdidos de la escala del **Solfeo Antiguo.**

La escala musical del Solfeo Antiguo era utilizada por los monjes en sus cantos gregorianos en la afinación original de 432 Hz y los códigos de 3, 6 y 9. Con el tiempo, el uso de esa frecuencia utilizada en estos cánticos, quedó archivada en las bóvedas del Vaticano. La eficacia de esta música sacra, activa un alto estado de conciencia en las personas y dejó de ser usada en las ceremonias en su forma original.

En los últimos años una poderosa herramienta de sanación se ha vuelto a introducir al mundo **La Ascensión por Medio de las Frecuencias del Solfeo Antiguo.** El Dr. Puleo con el Dr. Leonard G. Horowitz, conocidos por su trabajo en la investigación del SIDA y las vacunas, escribieron acerca de este tema en su libro **Códigos Curativos para el Apocalipsis Biológico.** (Healing Codes for the Biological Apocalypse). El Dr. Joseph Puleo redescubrió que los **Tonos Sagrados del Solfeo Antiguo** juegan un papel muy importante estimulando el proceso natural de sanación del cuerpo, la mente y el espíritu. **Los Tonos Sagrados del Solfeo** también ayudan a que las personas logren un estado elevado de conciencia.

Desde su lanzamiento, el Dr. Horowitz ha continuado su incansable investigación y estudio sobre los tonos del Solfeo Antiguo. El realmente cree que las frecuencias del Solfeo Antiguo tienen la repuesta para activar sanación a todos los males de la humanidad. Por consiguiente, él ha llamado a esta escala musical del Solfeo Antiguo **El Ciclo de los Sonidos Perfectos** debido a su simetría impecable con las matemáticas y la geometría sagrada por medio del cual se producen tres triángulos perfectos.

A través del uso de la geometría, prácticas matemáticas, prácticas esotéricas y de la Biblia, Génesis: Capítulo 7, Versículos 12 a 83 se descubrió que las frecuencias vibracionales producidas por los sonidos del **Solfeo Antiguo** pueden tener las llaves de la longevidad, de la superconciencia que daría origen al supra-humano, la activación a la curación acelerada y hasta podría contribuir en la activación de viajes dimensionales. Se dice que las frecuencias del **Solfeo Antiguo** poseen el poder de creación, de transformación de la conciencia de los seres y tienen efectos sobre toda la materia.

Hay 18 tonos en el Solfeo y 6 de esos tonos representan y muestran cualidades que se han utilizado y practicado durante mucho tiempo, mucho antes de que la ciencia hiciera uso de ellos. Los tonos del solfeo son multiculturales y han sido usados en múltiples

17 • *Los sonidos musicales utilizados para manipular*

medios y en diferentes métodos con muy buenos resultados.

Cada célula dentro de nuestro cuerpo, cada órgano, cada tejido, cada sistema, cada pensamiento está vivo y genera una frecuencia vibracional, energía electro-magnética, energía térmica (calor o frío) y sonido. Los sistemas de nuestro cuerpo necesitan de un equilibrio energético adecuado. Todo es cuestión de equilibrio **(Yin & Yang).** El equilibrio de los chakras depende de la manera que nosotros pensamos, hablamos, actuamos, nos alimentamos, nos cuidamos y nos comportamos en nuestra vida diaria. Cuando los chakras están en equilibrio y sus frecuencias vibracionales están correctamente armonizadas, llevan a cabo su función normalmente y se disfruta de buena salud.

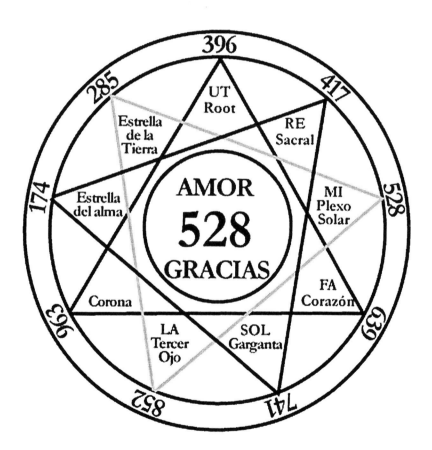

Ilustración de los tres triángulos del ciclo de los sonidos perfectos.

Nuestra mente y la voz son los instrumentos más poderosos de todos los instrumentos de curación. Cada uno de los tonos del **Solfeo Antiguo** contiene la frecuencia exacta necesaria para equilibrar nuestros chakras. Muchos secretos se encuentran dentro de las frecuencias de sonidos producidos por medio del **Solfeo Antiguo**. Se dice que las frecuencias de sonidos producidos por el **Solfeo Antiguo** contienen el poder para crear y para transformar. Esas frecuencias tienen el poder y la capacidad para alterar la estructura atómica de toda la materia y de la conciencia de los seres.

Las seis frecuencias del Solfeo Antiguo, la séptima frecuencia TI y sus efectos en plano emocional

1. **UT - 396 Hz - Libera miedo y culpa.** Esta frecuencia está relacionada con el **chakra de la raíz**. El teclado convencional del piano de 88 teclas no ofrece la frecuencia exacta de 396 Hz, pero la nota más cerca a esta frecuencia en el piano es la tecla 47, Nota Sol 4- g (G4-g), Frecuencia 391.99 Hz.

2. **RE - 417 Hz - Deshacer situaciones y facilitar cambios.** Esta frecuencia está relacionada con el **chakra reproductivo**. El teclado convencional del piano de 88 teclas no ofrece la frecuencia exacta de 417 Hz, pero la nota más cerca a esta frecuencia en el piano es la tecla 48, Nota Sol #4/La b 4 (G#4/A b 4 - G#'/La b), Frecuencia 415.30 Hz.

3. **MI - 528 Hz - Transformación y milagros (reparación del ADN).** Esta frecuencia está relacionada con el **chakra del plexo solar**. El teclado convencional del piano de 88 teclas no ofrece la frecuencia exacta de 528 Hz, pero la nota más cerca a esta frecuencia en el piano es la tecla 52, Nota Do 5 Tenor C -c"2 (C5 Tenor C –c" 2) octava línea, Frecuencia 523.251 Hz.

4. **FA - 639 Hz - Conexión y relaciones.** Esta frecuencia está relacionada con el **chakra del corazón**. El teclado convencional del piano de 88 teclas no ofrece la frecuencia exacta de 639 Hz, pero la nota más cerca a esta frecuencia en el piano es la tecla 55, Nota Re#5/Mib 5 - (D#5/Eb 5 – d#"/eb"), Frecuencia 622.254 Hz.

5. **SOL - 741 Hz - Activación de la intuición, Resolver y Limpiar.** Esta frecuencia está relacionada con el **chakra de la garganta**. El teclado convencional del piano de 88 teclas no ofrece la frecuencia exacta de 741 Hz, pero la nota más cerca de esta frecuencia en el piano es la tecla 58, Nota Fa #5/Solb5 (F#5/Gb5 – f#"/gb), Frecuencia 739.989 Hz.

6. **LA - 852 Hz - Volviendo al orden espiritual.** Esta frecuencia está relacionada con el **chakra del tercer ojo**. El teclado convencional del piano de 88 teclas no ofrece la frecuencia exacta de 852 Hz, pero la nota más cerca de esta frecuencia en el piano es la tecla 60, Nota Sol #5/Lab5(G#5/Ab 5 - g#"/ab), Frecuencia 830.609 Hz.

7. TI (SI) - 963 Hz - La frecuencia más alta del solfeo. Esta frecuencia está relacionada con el **chakra de la corona. Despertar al estado más perfecto.** El teclado convencional del piano de 88 teclas no ofrece la frecuencia exacta de 963 Hz, pero la nota más cerca de esta frecuencia en el piano es la tecla Si5 987.77 - La#5 932.33 (B5 987.77 - A#5 932.33)

Resumen de los acordes del teclado del piano de 88 teclas y la relación con la frecuencia de resonancia musical de los chakras en las seis frecuencias del solfeo antiguo y la séptima frecuencia TI

Nota musical Sol 4 = (391.99 Hz) = Chakra de la Raíz (Ut = 396 Hz)
Nota Musical Sol#4/Lab = (415.30 Hz) = Chakra Reproductivo (Re = 417 Hz)
Nota Musical Do 5 = (523.251 Hz) = Charka del Centro Solar (Mi = 528 Hz)
Nota Musical Re#5/Mib5 =(622.254 Hz) = Chakra del Corazón (Fa = 639 Hz)
* Nota Musical Fa5 = (698.46 Hz) = Chakra del Timo (690 Hz)
Nota Musical Fa#5/Solb5 =(739.989 Hz)=Chakra de la Garganta(Sol = 741 Hz)
* Nota Musical Sol5 = (783.99 Hz) = Chakra del Cereberlo = (796.5 Hz)
Nota Musical Sol#5/Lab5 =(830.609 Hz)=Chakra del Tercer Ojo(La = 852 Hz)
Nota Musical Si5 =(987.77 Hz), La #5 =(932.33)=Chakra de la Corona (Si = 963 Hz)

* = Se incluyen las frecuencias en Hz del chakra del Timo y del Cerebelo como referencias, pero esos dos chakras no están incluidos en las frecuencias del solfeo antiguo.

Cuando nosotros elevamos nuestra frecuencia vibracional somos capaces de activar sanación en todos los niveles. La nota **MI del Solfeo Antiguo,** la frecuencia de **528 Hz** es una de las más importantes por que nos permite activar transformación, milagros y la reparación del ADN. Si elevamos nuestra frecuencia y nos enfocamos en activar sanación y concentramos nuestra mente positivamente en cambios favorables podemos manifestar transformaciones y milagros.

18
Historia del solfeo antiguo

Historia del solfeo antiguo, la frecuencia de 432 Hz y la espiral de Fibonacci

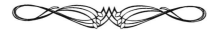

La historia del Solfeo Antiguo versus armonía diatónica

El origen de lo que hoy se llama **Solfeo Antiguo** surgió de un himno medieval a Juan el Bautista, que tiene la peculiaridad de que las primeras seis líneas de la música comienzan, respectivamente, en las primeras seis notas sucesivas de la escala. La primera sílaba de cada línea se cantaba a una nota y a un grado más alto que la primera sílaba de la línea que le precedió.

Poco a poco esas sílabas se asociaron y se identificaron con sus respectivas notas y debido a que cada sílaba terminaba en una vocal, éstas fueron adaptadas para el uso vocal. Por lo tanto **UT** fue sustituida por **Do** (C).

El italiano Guido de Arezzo, (995 d. C. - 1050 d. C.) fue un monje benedictino que vivió en la Edad Media, - en el año 1026 - introdujo el pentagrama, la escala original del Solfeo e inventó la escritura de las notas do, re, mi, fa, sol, la. El Solfeo fue utilizado por los cantantes para aprender las canciones con mayor facilidad.

Guido de Arezzo, para crear su escala musical, utilizó la primera sílaba de cada verso de un himno dedicado a San Juan, que se atribuye a Paulo Diácono y que decía:

> **Ut** queant laxis,
> **Re**sonare libris,
> **Mi**ra gestorum,
> **Fa**muli tuorum,
> **Sol**ve polluti,
> **La**bii reatum, Sancte Joannes

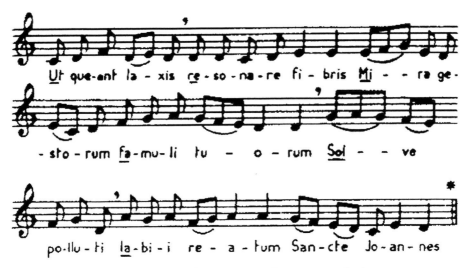

El himno dedicado a San Juan fue escrito en latín.

Más tarde por las dificultades para cantar **UT** se cambió por **DO**. Pero debieron transcurrir cinco siglos, hasta el siglo XVI, para que se completara la escala musical, tal como hoy la conocemos. Se recurrió al mismo himno que Arezzo había utilizado en el siglo XI, y con las iniciales de San Juan que, por entonces, se escribía **Sante Ioanes,** y se formó la séptima nota - **SI** - y la octava fue la repetición del **Do**.

Guido de Arezzo fue el primero en adoptar el cambio en el solfeo antiguo en el siglo XI y para completar la serie, Le Marie un músico Frances del siglo XVII añadió **Si** (B) como la séptima nota de la escala musical.

Otras investigaciones también indican que después que el **Papa Juan I** (523-526 después de Cristo) fue canonizado como **San Juan** se cambió la escala Musical del Solfeo Antiguo. La séptima nota **SI** (B) se añadió en su nombre y más adelante se convirtió en **TI**. Esos cambios alteraron significativamente las frecuencias en los cantos utilizados en las misas y ceremonias en las iglesias de esa época. Actualmente se utilizan las letras **A, B, C, D, E. F, G** para designar las notas musicales.

Las denominaciones más comunes de los sonidos son:

Inglés: C, D, E, F, G, A, B
Alemán: C, D, E, F, G, A, H
Español, italiano, francés: Do, Re, Mi, Fa, Sol, La, Si

Las alteraciones de las notas del solfeo antiguo también debilitaron el impacto espiritual de los himnos de la iglesia. La música era arreglada con armonía, con resonancias matemáticas y las frecuencias eran capaces de inspirar más acercamiento a Dios. Los cambios influyeron en las alteraciones del pensamiento conceptual, afectando y distanciando a la humanidad de Dios.

El solfeo antiguo estaba destinado a ser la música para el alma y también para el **Oído Secreto.** Por lo tanto mediante el cambio de las notas se alteraron las matrices de pensamientos que elevaban y conectaban al espíritu con las altas esferas. En gran medida se produjo un cambio negativo que alteró el propósito original de la armonía del solfeo antiguo.

La escala original del **Solfeo Antiguo** eran en realidad: **UT, RE, MI, FA, SOL, LA.** De acuerdo a definiciones encontradas en el Diccionario Webster y en los Apócrifos Griegos, se podría determinar que esas frecuencias originales pueden ser utilizadas para tornar el dolor en alegría, para reparar el ADN, para conectar con la familia espiritual, para resolver situaciones, ser más intuitivo y para regresar a un orden espiritual.

La Frecuencia 432 Hz

La frecuencia de **432 Hz** es la frecuencia del sonido que tiene resonancia con todos los principios armónicos de la naturaleza, se encuentra en todas partes en la naturaleza y en la historia. Nada Brahma, es como se cita en la antigua escritura de los **Vedas** y significa **"El universo es sonido".** Y el sonido es un elemento sagrado del universo que impregna a todos los seres vivos y no vivos hasta llevar a las estructuras mismas de nuestro ADN. Antes de la década de 1930 los instrumentos se ajustaban en la sagrada armonía de **432 Hz.** Sin embargo, después de ese año la entonación de los instrumentos fueron cambiados de **432 Hz** a la entonación de **440 Hz.**

La frecuencia de **432 Hz** vibra y oscila en los principios de la propagación natural de la onda armónica y unifica de las propiedades de la luz, el tiempo, el espacio, la materia, la gravedad y el electromagnetismo. El sol, saturno, la tierra y la luna oscilan y vibran en la misma frecuencia de **432 Hz.**

La frecuencia de **432 Hz** tiene efectos positivos a nivel celular de nuestro cuerpo y también a nivel de nuestra conciencia. Nuestros átomos y el ADN, todos estos vibran y oscilan en resonancia con la espiral del **PHI.**

Los grandes músicos, como Mozart y Verdi, utilizaron la afinación y tono en LA =

432 Hz (A = 432 Hz) en la creación de su música, conciertos, óperas y composiciones musicales, etc. Es cierto que 432 Hz son sólo 8 vibraciones por segundo diferente a la afinación estándar de 440 Hz, pero esa pequeña diferencia parece ser notable a nuestra conciencia.

Hay un movimiento en el campo de la música y la metafísica que está creciendo y que intenta recuperar la integridad óptima en la industria de la música y también en el área de la espiritualidad a través del uso de la sintonización y afinación de 432 Hz. En el 2008, el periodista holandés Richard Hisken fundó un comité llamado "De vuelta a 432 Hz". Estos alegan que esta afinación original fue utilizada en las culturas antiguas y se encuentra en instrumentos antiguos de alta calidad musical como el violín Stradivarius.

Según Richard Huisken la música que es sintonizada en la afinación de 432 Hz es más suave, más brillante, tiene mayor claridad y los oídos la perciben con mayor facilidad. Muchas personas que escuchan la música sintonizada y afinada en 432 Hz logran muy buen estado de meditación, relajación del cuerpo y de la mente. El tono musical natural del universo de 432 Hz da un sonido más armónico y agradable que el de la afinación utilizada actualmente en 440 Hz.

La afinación y tono en 432 Hz parece funcionar en el chakra del corazón (el sentimiento), por lo que podría tener una influencia positiva en el desarrollo espiritual del oyente. Algunas personas que no son capaces de distinguir la diferencia de 8Hz comentan que pueden sentir que la música es más acogedora y agradable debido a la mayor longitud de onda.

Debido a que 432 Hz ofrece una mayor claridad que 440 Hz, no habría necesidad de tocar la música tan alta como suele tocarse la música en 440 Hz. Esto significa que habrá menos daños en los oídos, siempre y cuando el volumen no sea demasiado alto. Por otra parte también hay menos ruido. Investigadores y músicos, como Coreen Morsink (pianista y profesor de música), informan que se sienten más tranquilos, felices y más relajados cuando tocan la música en 432 Hz.

La música basada en la afinación de 440 Hz representa bloqueos y emociones estancadas. Al bajar el tono y la afinación a solo 8 Hz, la persona se siente más flexible y espontánea. La sintonización de 432 Hz libera la energía y lleva a la persona a un estado de relajamiento natural.

¿De dónde viene la afinación y tono de 432 Hz?

Según Ananda Bosman, investigador y músico internacional, los instrumentos egipcios antiguos que han sido desenterrados de las tumbas egipcias están afinados en gran medida en el tono A = 432 Hz. Los antiguos griegos afinaban y entonaban sus instrumentos predominantemente a 432 Hz. Dentro de los Misterios Antiguos Eleusnian griegos, Orfeo el Dios de la Música, la Muerte y el Renacimiento era el guardián de la ambrosia y de la música que activaba transformación. Sus instrumentos fueron afinados y entonados en 432 Hz.

El compositor italiano Giuseppe Verdi coloca la nota LA (A) exactamente en 432 Hz. El hizo esto debido a que esta afinación es ideal para las voces de los cantantes de ópera. Jamie Buturff, investigador de sonidos, se enteró de que algunos monjes tibetanos sintonizan sus instrumentos que son hechos a mano en la afinación y tono de 432 Hz. El tocó un CD con cuencos tibetanos en su reproductor de sonidos y por medio de un sintonizador de tonos Korg logró descubrir que los cuencos tibetanos estaban afinados y entonados en la armonía de la escala musical de 432 Hz.

Esta afinación musical se puede encontrar a lo largo de varias religiones y culturas del mundo antiguo. Incluso hoy en día, muchos músicos reportan efectos positivos al afinar y entonar sus instrumentos a 432 Hz. Estos comentan que hay una mejor respuesta de la audiencia y los músicos también se sienten más relajados durante sus actuaciones.

¿Por qué el mundo moderno se olvidó de la afinación y el tono en 432 Hz?

Esto se debe a que en 1885 ya se había decidido que la afinación a 440 Hz tenía que ser la afinación estándar. Un año antes Giuseppe Verdi escribió una carta dirigida a la Comisión de Música del gobierno italiano. En la carta, él escribe: "Dado que Francia ha adoptado un tono de entonación estándar, le aconsejo que nosotros también sigamos el ejemplo y pido formalmente que las orquestas de diversas ciudades de Italia, entre ellas la de la Scala de Milano, a que bajen el diapasón de sintonía a la afinación que se ajusta a la norma francesa. Si el instituto y la comisión musical de nuestro gobierno cree que por exigencias matemáticas debemos reducir las vibraciones del tenedor de afinación de 435 Hz al tenedor de afinación de sintonía francesa de 432 Hz, la diferencia es tan pequeña, casi imperceptible para el oído, yo estoy de acuerdo en buen grado con esto".
- *Giuseppe Verdi*

Desafortunadamente el gran compositor Giuseppe Verdi no tuvo éxito en su intento. La Federación Americana de Músicos aceptó el LA 440 (A440) como el tono estándar

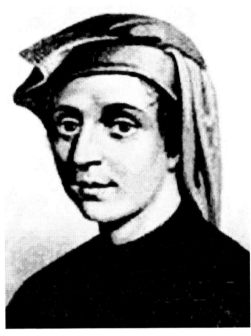
Leonardo Pisano Bigollo Fibonacci.

en 1917. Alrededor de 1940 los Estados Unidos presentaron 440 Hz en todo el mundo, y finalmente en 1953 se convirtió en el estándar ISO 16.

Existe la teoría de que el cambio de 432 Hz a 440 Hz fue dictado por el ministro de propaganda nazi, Joseph Goebbels. Lo utilizó para hacer que la gente piense y se sienta de cierta manera y para hacer que las personas sean prisioneras de una cierta conciencia. La teoría de Joseph Goebbels es sin duda interesante, pero la verdadera razón del cambio a 440 Hz todavía no está claramente explicada.

Se comenta que el cambio de la afinación de 440 Hz a 432 Hz no será una tarea sencilla y no es debido a la influencia de cualquier organización nefasta. La razón es más trivial. La mayoría de los instrumentos musicales se pueden ajustar y afinar en 432 Hz, pero no es tan fácil para todos los instrumentos. Por ejemplo, la mayoría de los instrumentos de viento no pueden tocar en 432 Hz porque cambiaria la estructura armónica interna de esos instrumentos. El cambio requeriría la construcción de nuevos instrumentos.

Muchos instrumentos antiguos fueron construidos y afinados a 432 Hz. Esto se debe a que los antiguos sabían que este tono está estrechamente relacionado con el universo que nos rodea. Cada uno de nosotros tenemos que buscar, descubrir y sentir el sonido universal y natural de 432 Hz que está directamente relacionado con las frecuencias naturales de nuestro universo microcósmico y el universo macrocósmico.

La entonación y afinación de 432 Hz se basa en la naturaleza, tiene resonancia directa con la naturaleza y por lo tanto genera efectos saludables entre los oyentes. Trae armonía natural y el equilibrio de la tercera dimensión y conecta a las personas con una conciencia superior. La energía pura y limpia de 432 Hz elimina los bloqueos mentales y se abren caminos hacia una vida más plena.

El tono musical de 432 Hz concuerda con la proporción áurea o PHI y unifica las propiedades de la luz, el tiempo, el espacio, la materia, la gravedad y el magnetismo con la biología y el código genético del ADN. La entonación natural de 432 Hz tiene efectos profundos en la conciencia y también a nivel celular en nuestro cuerpo.

El tono musical de 432 Hz se conecta a los números utilizados en la construcción de una gran variedad de obras antiguas y lugares sagrados. Por ejemplo: La construcción sofisticada de la ingeniería antigua de la Gran Pirámide de Keops, en Egipto, la cual continúa siendo una incógnita para los arquitectos e ingenieros del siglo XX y XXI. El tono musical de 432 Hz es también más suave, más brillante, más fácil y más hermoso para los oídos humanos que la entonación en la nota de 440 Hz.

Si retornamos los instrumentos musicales a la entonación de 432 Hz y el uso de la afinación de 432 Hz en los conciertos en vez de 440 Hz, nuestros átomos y el ADN comienzan a resonar con la naturaleza espiral del Phi.

La naturaleza espiral del Phi, la entonación de 432 Hz y su relación con la secuencia de Fibonacci.

Para entender la secuencia espiral de Fibonacci tendríamos que entender como esa secuencia espiral fue originada. La historia comenzó en Pisa, Italia, en el año 1202, el siglo XII Leonardo Pisano Bigollo Fibonacci era un hombre joven de unos veinte años. Leonardo Fibonacci descubrió una secuencia numérica simple que es la base de una increíble relación matemática detrás de Phi.

A partir del 0 y 1 cada nuevo número de la secuencia es simplemente la suma de los dos números anteriores: 0, 1, 1, 2, 3, 5, 8, 13, 21, 34, 55, 89, 144...

La relación de cada par sucesivo de los números en la secuencia se aproxima a Phi (1.618), cuando 5 es dividido por 3 es = 1.666.....y 8 dividido por 5 es 1.60.

La siguiente gráfica muestra como las relaciones de los números sucesivos de la secuencia de Fibonacci convergen rápidamente con Phi. Después del número 40 en la secuencia, la relación es de una precisión de 15 decimales (1.618033988749895...).

La secuencia de Fibonacci produce **la proporción áurea,** espirales y curvas similares. También se conoce como la **proporción de oro (golden ratio).** Este fascinante fenómeno ha sido apreciado por su belleza, pero nadie puede explicar por que se repite con tanta claridad en el mundo de las artes, en la naturaleza y en el universo.

Los ejemplos más famosos y bellos de la secuencia de Fibonacci en la naturaleza se encuentran en algún tipo de estructura en forma espiral de una gran variedad de árboles y flores. Muchas flores ofrecen una hermosa confirmación de la secuencia mística de la forma espiral de Fibonacci. Una margarita tiene un núcleo central que consiste de pequeñas espigas dispuestas en espirales opuestas. Hay por lo general 21 pétalos en espirales hacia la izquierda y 34 hacia la derecha. Un Aster de montaña puede tener 13 espirales a la izquierda y 21 a la derecha. Los girasoles son el ejemplo más espectacular debido a que tienen típicamente 55 espirales inclinados en una dirección y 89 en la dirección opuesta y expresan la secuencia numérica de Fibonacci 89 + 55 = 144.

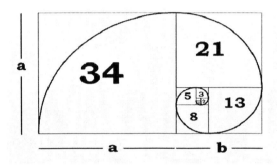

¿A qué se debe la secuencia de forma espiral de Fibonacci?

La madre naturaleza tiene que haber encontrado una ventaja evolutiva en la organización de las estructuras de vegetales en formas espirales que muestran la secuencia de Fibonacci.

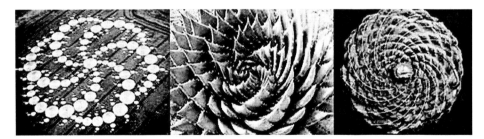

La proporción áurea y las espírales que se repiten en la naturaleza y en el universo.

No hay una respuesta cierta. En 1875 un matemático llamado Wiesner proporcionó una demostración matemática de la disposición helicoidal de las hojas en una rama. Las proporciones de la espiral de Fibonacci ofrecen la manera más eficaz para que las plantas y las flores reciban el máximo importe de luz solar.

Recientemente un botánico de la Universidad de Cornell llamado Karl Niklas decidió poner a prueba esta hipótesis en su laboratorio. El descubrió que la forma espiral de Fibonacci permite que casi todos los arreglos razonables de las hojas y flores tengan la capacidad para recibir la misma cantidad de luz proveniente del sol.

El movimiento de los electrones y protones alrededor del núcleo del átomo, el movimiento de las galaxias, de los planetas y de nuestro ADN, todos estos se mueven de forma espiral y producen frecuencias de sonidos y están en estado de vibración constante.

El movimiento de las ondas de agua cuando lanzamos una piedra en un lago, el movimiento de las tormentas, huracanes, tornados y las ondas de sonidos que se difunden a través del aire por medio de los altoparlantes, todos estos se mueven de forma espiral.

En conclusión hay una relación muy estrecha entre la música en la entonación de 432 Hz, la naturaleza espiral del Phi y la secuencia Fibonacci. Estas tres están directamente relacionadas con las frecuencias naturales de nuestro universo microcósmico y el universo macrocósmico.

19

La frecuencia 432 Hz, 8 Hz y la resonancia de Schumann

El secreto de la afinación de 432 Hz, su relación con la frecuencia de 8 Hz y la resonancia de Schumann.

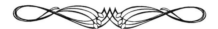

El secreto detrás de la afinación y entonación en 432 Hz

Para entender el poder curativo de 432 Hz, debemos primero aprender acerca de la frecuencia de 8 Hz. Se dice que 8 Hz es el ritmo fundamental de nuestro planeta Tierra. El latido del corazón de la Tierra es mejor conocido como la **resonancia de Schumann** y lleva el nombre en honor al físico Winfried Otto Schumann el cual presentó matemáticamente este descubrimiento en 1952.

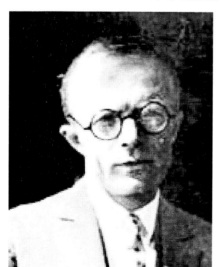

Dr. Winfried Otto Schumann

La resonancia de Schumann es una resonancia electromagnética global que tiene su origen en las descargas eléctricas de los rayos que son producidos dentro de la cavidad existente entre la superficie terrestre y la ionosfera. Esta cavidad tiene resonancia con las ondas electromagnéticas en las frecuencias extremadamente bajas de aproximadamente **7.86 Hz a 8 Hz.**

Las ondas de los pensamientos que son creados ordinariamente por el ser humano tienen un alcance de 14 Hz a 40 Hz. Esta gama de ondas solo incluye ciertos tipos de dendritas pertenecientes a las células del sistema nerviosos del cerebro, sobre todo en el hemisferio izquierdo de cerebro (el lado más racional), el cual es también el centro de actividad.

Si los hemisferios cerebrales se sincronizan entre sí a **8 Hz,** trabajan en más armonía y con un flujo máximo de información. En otras palabras, la frecuencia de **8 Hz** parece ser la clave para la activación a la máxima potencia del funcionamiento completo y soberano de nuestro cerebro.

La frecuencia de **8 Hz** es también la frecuencia de la doble hélice en la replicación del **ADN**. La melatonina y pinolina trabajan en el ADN, induciendo una señal de 8 Hz para habilitar la replicación de meiosis y del ADN. Una forma de la superconductividad de la temperatura del cuerpo es evidente en este proceso.

¿Qué relación tiene la frecuencia de 8 Hz con la frecuencia de entonación y afinación de 432 Hz?

En la escala musical donde A (La) tiene una frecuencia de 440 Hz, la nota C (Do) es de aproximadamente 261.656 Hz. Por otro lado, si tenemos 8 Hz como punto de partida y seguimos hacia arriba por cinco octavas (es decir, las siete notas de la escala cinco veces), se llega a una frecuencia de 256 Hz en la nota cuya escala A (La) tiene una frecuencia de 432 Hz.

De acuerdo con el principio armónico por el cual cualquier sonido producido tiene automáticamente resonancia con todos los otros múltiplos de la frecuencia, cuando tocamos DO (C) a 256 Hz, la nota DO (C) de las otras octavas también comienzan a vibrar en sincronía y así, naturalmente, la frecuencia de 8 Hz también suena. Esta es la razón (junto a muchas otras razones matemáticas), por el cual el tono musical a 432 Hz oscilaciones por segundo es conocido también como **El Tono Científico,** (Científica Tuning).

El ajuste de afinación y tono de 432 Hz fue aprobado por unanimidad en el Congreso de los Músicos Italianos en 1881 y recomendado por los físicos Joseph Sauveru y Félix Savart, así como por el científico italiano Bartolomeo Grassi Landi.

Por el contrario, la frecuencia de afinación en el tono de 440 Hz elegida en Londres en 1953 como la frecuencia de referencia para todo el mundo y la cual toda la música de hoy día ha sido adaptada, se ha llegado a definir como inarmónica. Esto se debe a que no tiene ninguna relación científica con las leyes físicas que gobiernan el universo.

De acuerdo con la información anterior, tocar y escuchar música que se ha sintonizado con 432 Hz tendría resonancia natural con nuestro cuerpo y con el mundo orgánico que nos rodea. Esto nos llenaría de una sensación de paz y bienestar sin importar el tipo de canción que sea elegida para ser tocada o escuchada.

Abrir los oídos a la música que se ha sintonizado a la **Frecuencia Científica de 432 Hz** beneficiaría a todo el planeta y a todos los seres que en ella habitan. Lo contrario ocurre al escuchar la música en sintonía con la **Frecuencia Inarmónica de 440 Hz** generalmente produce estrés, induce a conductas negativas y a emociones inestables.

Cuando se escucha la música en la afinación y tono de 432 Hz tiene resonancia directa dentro de nuestro cuerpo, libera bloqueos emocionales y expande la conciencia. La música en la afinación y tono de 432 Hz permite de manera intuitiva que nuestro cuerpo y mente se armonice y se entone con la frecuencia vibracional natural del universo que nos rodea. De esa manera se expande intuitivamente en nuestra conciencia el conocimiento de las altas esferas del universo.

La frecuencia vibracional de la Tierra o el latido del corazón de nuestro planeta conocido como la Resonancia de Schumann está cambiando

El físico alemán Winifred Otto Schumann en 1952 descubrió que la tierra está cercada por un campo electromagnético poderoso que se forma en la parte inferior de la ionósfera, cerca de 100 km. por encima de nosotros y por medio del cual se genera una frecuencia vibracional de resonancia electromagnética global.

Ese campo electromagnético posee una resonancia llamada **Resonancia Schumann,** más o menos constante de unas 7.83 Hz pulsaciones por segundo. En otras palabras el ritmo fundamental de nuestro planeta Tierra es de aproximadamente 8 Hz. Este ritmo fundamental se define también como el latido del corazón de la Tierra.

Es como una especie de marcapasos, responsable del equilibrio de la biosfera, de nuestro hábitat y de todas las formas de vida en el planeta Tierra. Se ha verificado científicamente que todos los vertebrados y también nuestro cerebro tienen la misma frecuencia de 7.83 Hertz.

Desde hace millares de años la frecuencia vibracional de la Tierra o también conocido como los latidos del corazón de la Tierra han tenido esa frecuencia de pulsaciones y la vida se desarrollaba en relativo equilibrio ecológico. Ocurre que a partir de los años 80, y de forma más acentuada a partir de los 90, la frecuencia pasó de 7.83 Hz a 11 Hz y de 11 Hz a 13 Hz y ha seguido aumentando.

Empíricamente se ha comprobado de que no podemos estar sanos fuera de esa frecuencia vibracional biológica natural de 7.83 Hertz o de 8 Hertz. Siempre que los astronautas hacían viajes espaciales se salían de la frecuencia vibracional de **Resonancia Schumann** se enfermaban. Si se les sometía a la acción de un simulador Schumann, estos recuperaban el equilibrio y la salud.

Se puede enfatizar una tesis recurrente entre los grandes cosmólogos y biólogos de que la Tierra es, efectivamente un superorganismo vivo. De que la Tierra y la humanidad formamos una única entidad. Los seres humanos, somos hechos de los elementos de la Tierra que siente, piensa, ama y venera. Debido a eso, poseemos una misma naturaleza vibracional bioeléctrica, estamos envueltos y al igual somos afectados por las mismas ondas vibracionales de la **Frecuencia de Resonancia Schumann.**

El incremento de la frecuencia vibracional electromagnética Schumann de 7.83 Hz a 13 Hz está activando cambios en el planeta Tierra. El corazón de la tierra se disparó incrementando su frecuencia de resonancia vibracional de 7.83 Hz a 13 Hz desde el 1980 al 2000 y continua aumentando. Esto está originando desequilibrios ecológicos, perturbaciones climáticas, actividad volcánicas y también se han estado activando las crecientes de los océanos, de los ríos y se han originado tsunamis.

Las altas pulsaciones de la frecuencia electromagnética Schumann también producen cambios en la naturaleza bioeléctrica afectando las ondas cerebrales de los seres humanos. Esto también afecta la conducta y el comportamiento desviado de las personas creando mayores tensiones en los conflictos del mundo.

Debido a la aceleración general, una jornada de 24 horas, actualmente es en realidad de aproximadamente 16 horas. Es como si el tiempo estuviese colapsándose. Por lo tanto, la percepción de que todo está pasando demasiado rápido no es ilusorio. Tendría base real en ese proceso transitorio de cambios en la frecuencia vibracional de la resonancia electromagnética Schumann.

Es obvio que a medida que nuestro sistema solar y nuestro planeta Tierra se transportan o se mueve en el viaje intergaláctico cósmico en el espacio hacia nuevas trayectorias y nuevas dimensiones, se efectúan cambios en la frecuencia vibracional de resonancia magnética Schumann. O sea, los latidos del corazón de la Tierra como organismo de vida, está en constante proceso de cambios, los cuales tienen un efecto directo en todos los seres vivientes que habitamos el planeta. Gaia, ese superorganismo vivo que es la Madre Tierra, deberá estar buscando formas de retornar a su equilibrio natural...

20

La frecuencia de 528 Hz y sus efectos sobre el ADN

La frecuencia de 528 Hz es la frecuencia de los milagros y del amor.

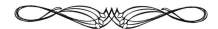

La Frecuencia 528 Hz y como afecta el DNA

Nuestro ADN no está escrito en piedra, puede transformarse. Según el Dr. Leonard Horowitz la frecuencia de 528 Hz tiene la capacidad para sanar el ADN dañado. En el momento que estoy escribiendo sobre este tema los científicos están aun haciendo investigaciones. Lo que sabemos con certeza es que el Dr. Horowitz aprendió del Dr. Lee Lorenzen la teoría de las reparaciones del ADN dañado por medio del uso de la frecuencia de 528 Hz. El Dr. Lee Lorenzen estaba utilizando la frecuencia de 528 Hertz para crear agua en cluster.

El agua clúster se descompone en pequeños anillos estables o grupos de anillos pequeños. Nuestro ADN (ácido desoxirribonucleico) se encuentra en el núcleo de la célula y tiene una membrana que permite que el agua fluya a través de ella libre de impurezas y clara. Debido a que el agua cluster se agrupa en anillos que son más pequeños que el agua regular, el agua que está arreglada con los clusters pude pasar a través de la membrana celular rápidamente y a sus vez es más eficiente removiendo las impurezas. Cuando hay una alta aglomeración de moléculas en el agua dentro de la célula, los productos de desperdicios permanecen dentro de la célula y se le hace más difícil a esas moléculas poder salir a través de la membrana celular hacia fuera de la célula. Lo mismo ocurre si hay una alta aglomeración de moléculas en el agua fuera de la célula, en el plasma sanguíneo, los productos de nutrición tienen dificultad para pasar a través de la membrana celular y para entrar dentro de la célula.

La aglomeración de moléculas en el agua dentro y fuera de las células es lo que da origen a las enfermedades debido a que el proceso de detoxificación se ve afectado.

Richard J. Saykally de la Universidad de California (UC Berkeley) ha explicado que las moléculas de agua estructuradas cluster le confieren propiedades especiales al ADN y también son esenciales para el buen funcionamiento del ADN. El ADN cuando está adecuadamente hidratado tiene más energía que cuando está deshidratado.

El profesor Saykally y otros especialistas en genética de la Universidad de California en Berkeley han demostrado que una ligera reducción en la energía del agua hace que la matriz del ADN se vea afectada.

El Dr. Lee Lorenzen y otros investigadores descubrieron que las agrupaciones de moléculas de agua de seis caras que forman cristales hexagonales apoyan la matriz para el ADN sano.

El agotamiento de la matriz del ADN es un proceso fundamental que afecta negativamente cada función fisiológica del cuerpo. El bioquímico Steve Chemiski dice que los grupos hexagonales de 6 lados del agua cluster vibran en la frecuencia de resonancia específica de 528 Hertz o ciclos por segundo y benefician la doble hélice del ADN.

Por supuesto, todas estas revelaciones no significan que la frecuencia de sonido de 528 Hz se compromete a reparar su ADN de una manera directa. Sin embargo, si la frecuencia de sonido de 528 Hertz es muy efectiva separando las aglomeraciones de moléculas en el agua. La frecuencia de 528 Hz tiene un efecto muy positivo en el proceso de eliminación de impurezas a nivel celular, equilibra el metabolismo y a su vez contribuye en el mantenimiento de buena salud.

¿Cómo la música y la frecuencia de 528 Hz pueden afectar el ADN?

Los sonidos y vibraciones pueden activar el ADN. En 1998 el Dr. Glen Rein del Departamento de Investigaciones del Laboratorio de Biología Quántica (Quantum Biology) de Nueva York, realizó experimentos con el ADN en Vitro. El puso el ADN en tubos de ensayos y por medio de un sistema de sonidos toco la música del CD que contenía cuatro estilos de música diferente. Entre ellas música en sánscrito y cantos gregorianos que utilizan la frecuencia de 528 Hz. Los sonido de la música sánscrita y de los cantos gregorianos fueron difundidos por medio de ondas de audio escalares.

Los efectos de la música se determinaron midiendo la absorción de la luz ultravioleta (U.V.) de las muestras del ADN en los tubos de ensayos después de una hora de exposición a la música.

Los resultados en uno de los experimentos indicaron que la música clásica causó un aumento de 1.1% en la absorción, y la música rock causó una disminución en la absorción de 1.8%, por el cual se indicó que no hubo ningún efecto. Los cantos gregorianos, sin embargo, causaron un aumento del 5.0% y del 9.1% en la absorción en dos experimentos separados. Los cantos sánscritos causaron un efecto similar del 8.2% y del 5.8% en la absorción en dos experimentos separados. Por lo tanto, esto indica que ambos tipos de música sagrada, los cantos gregorianos y los cantos en sánscrito, producen un gran efecto en las funciones, equilibrio y el desarrollo del ADN.

La música clásica aunque solo presentó un aumento de 1.1% de absorción en este experimento, también se ha demostrado en otros estudios científicos que tiene efectos muy favorables sobre los estados cerebrales de Alfa, Delta, Theta y Beta.

El experimento del Dr. Glen Rein indica que la música puede resonar con el ADN humano. Los cantos espirituales de la música sacra y sánscrita tienen resonancia con el ADN. Aunque estos experimentos fueron realizados con muestras de ADN purificados y aislados en tubos de ensayos. Hay una gran probabilidad de que las frecuencias asociadas con estas formas de música también tienen efectos de resonancia con el ADN en el cuerpo.

Otro estudio titulado "El efecto de la onda de sonido en la síntesis de ácidos nucleicos y las proteínas en crisantemo" llega a la conclusión de que algunos genes inducidos por el estrés pueden ser activados bajo la estimulación del sonido y el nivel de la transcripción aumenta.

Si los genes pueden ser activados o desactivados por medio de las "simulaciones de sonido" entonces está dentro de razón para pensar que el ADN puede ser afectado por las frecuencias de sonidos.

Es obvio que el sonido armónico tiene un gran potencial para afectar positivamente nuestro cuerpo. El efecto de la frecuencia de sonido de 528 Hz sobre el DNA y las células del cuerpo pueden tener cierta validez científica. Sin embargo, es necesario que se hagan más investigaciones para hacer el reclamo de la reparación del ADN.

528 Hz - La frecuencia de amor

Según el Dr. Leonard Horowitz 528 Hertz es la frecuencia fundamental para la "matriz matemática musical de la creación". Más que cualquier sonido previamente descubierto, la "frecuencia de AMOR" resuena en el corazón de todo los seres. Conecta a nuestro corazón y a la esencia del espíritu con la realidad del movimiento espiral de los cielos y la tierra.

La frecuencia de amor es conocida como **la nota milagrosa** de la escala musical original del Solfeo. Se ha confirmado por los investigadores independientes que estas frecuencias creativas primarias fueron utilizadas por los antiguos sacerdotes y curanderos en las civilizaciones avanzadas en el pasado para manifestar milagros.

El científico matemático Victor Showell describe que 528 Hz es la frecuencia fundamental de la antigua constante matemática de Pi, Phi, y la proporción áurea (golden ratio) que es evidente en todos los diseños de la naturaleza.

Victor Showell y John Stuart Reid (pioneros en las investigaciones acústicas y de mediciones cimáticas) han demostrado que la frecuencia de 528 es esencial en la formación de la geometría sagrada de los círculos y espirales y también es coherente con la estructuración y reestructuración del ADN Hidrosónico.

La frecuencia de 528 Hz es igual a 5 + 2 + 8 = 15, y 15 es igual a 1 + 5 = 6, (aplicando el método matemático de Pitágoras). El número "6" refleja y produce el símbolo de la espiral viajando desde el cielo hacia abajo a la Tierra y también la forma geométrica hexagonal de las moléculas de agua estructurada consiste de dos triángulos mayores que dan origen a "6" triángulos menores.

De hecho, la frecuencia del amor puede ser fundamental para la difusión de toda la energía y materia de acuerdo con las leyes de la física.

Dr. Joseph Puleo, naturópata y erudito de "Los código de la Biblia" y el Dr. Horowitz en su libro hablan de que la frecuencia de 528 Hz es la nota "MI" de la escala musical original de Solfeo y que significa "Milagros". A partir de entonces, los físicos y los matemáticos publicaron pruebas de que la Frecuencia de 528 que también se define como la frecuencia de amor y es fundamental para la construcción universal Pi, Phi, la serie de Fibonacci, la geometría sagrada, el círculo, el cuadrado, el anillo hexagonal de la química orgánica y el mundo de la biología. Las hierbas crecen verdes debido a la presencia de clorofila, que tiene la frecuencia 528 Hz. El verdadero código Da Vinci de acuerdo al Dr. Horowitz también tiene que ver con estos descubrimientos.

El tono de los milagros – 528 Hz

La frecuencia de **528 Hz** es conocida como el tono de **milagros** que trae consigo cambios notables y extraordinarios. El Dr. Joseph Puleo analizó el significado del tono utilizando diccionarios en latín y publicaciones ocultistas del Diccionario Webster y encontró que el tono de **Mi** se caracteriza por ser (de acuerdo a la definicion):

1. Un hecho extraordinario que supera a todos los poderes humanos conocidos o fuerzas naturales y se atribuye a una causa divina o sobrenatural.

2. Un ejemplo excelente o superación de algo, maravilla [1125-1175]; ME <L Miraculum = Mira (Ri) para maravillarse. fr (francés): avistamiento, con el objetivo de mantener a contraluz. (Gestorum: gesto, los movimientos para expresar el pensamiento, la emoción, cualquier acción, comunicación, etc. destinados para el efecto.)

La Frecuencia de 528 Hz limpia el agua contaminada del Golfo de México

El tono de 528 Hz, que está asociado con la reparación del ADN, fue utilizado para limpiar el agua contaminada en el Golfo de México. En 2010 John Hutchinson, experto en energía electromagnética de Vancouver, BC, Canadá, ayudó a purificar el agua contaminada en el Golfo de México tras el derrame de petróleo de BP. Él y su socia de investigación Nancy Hutchinson (antes conocida como Nancy Lazaryan) utilizaron la frecuencia de 528 Hz y otros tonos del Solfeo para reducir la contaminación de aceite y la grasa de las aguas contaminadas.

La zona contaminada se trató con las frecuencias durante cuatro horas el primer día, y en la mañana siguiente las aguas se habían limpiado y lucían claras. También se hicieron cuatro horas adicionales de frecuencia de RF para completar la prueba. El aparato mecánico que generaba las frecuencias se encontraba a unos 25 metros de las aguas de la playa.

La restauración de la vitalidad del agua fue confirmada por el retorno de los peces, delfines e incluso los crustáceos percebes (crustáceos que crecen sobre las rocas del océano). Nancy dijo que "el agua que había sido turbia y marrón se había tornado de un color verde claro. Dos delfines llegaron a 5 pies del agua y muchos de los bancos de peces y cangrejos se encontraban activos en esas aguas".

La cantidad de aceite y grasa antes del tratamiento de frecuencia fue de 7 ppm (partes por millón o miligramos por litro), mientras que las muestras que se habían sometido a la frecuencia la medida de exposición era menos de 1 ppm.

El método de uso de las frecuencias de sonido y de radio utilizadas por John Hutchinson casi elimina el aceite y las toxinas por completo, y no tiene efectos secundarios peligrosos. John y Nancy pueden limpiar las aguas en un radio de una milla de distancia de las aguas contaminadas en solo una sesión de 24 horas.

La Corporación de Laboratorios de Exámenes y Análisis Químicos (Analítica Química Testing Laboratory, Inc.) (ACT) declaró: "Mientras que la tecnología no es totalmente conocido por el suscrito, es evidente que el proceso puede tener un valor extremo, y se le debe dar la oportunidad de ser presentada y probada de gran manera de forma escalar".

Los efectos favorables de la frecuencia 528 Hz

La frecuencia de 528 Hz es la **bioenergía de la salud** y de la longevidad. Es la voz divina y la vibración armónica que eleva el corazón en armonía con el cielo. El mundo sería un lugar de armonía y paz si la vibración de amor de la frecuencia de 528 Hz proveniente de los rayos de luz solares que regeneran el aire se activa en los corazones de todos los seres de la Tierra.

Cada día más personas están despertando espiritualmente, mentalmente y emocionalmente y optan por estar en sintonía con la frecuencia de amor de 528Hz. Esta es la frecuencia de sanación que ayuda a fluir en el ritmo y la armonía perfecta.

Casi toda nuestra economía global se construye sobre una base donde las condiciones, enfermedades y la muerte son los programas que tienen gran influencia sobre las personas.

El potente sonido de la frecuencia de amor 528 Hz puede acabar con los problemas en la Tierra de hoy día. Si tomamos la iniciativa y utilizamos la frecuencia de 528 Hz podríamos restaurar la conciencia humana en todo su poder y potencial.

21
La ciencia y el poder del sonido

Las grandes mentes, y científicos, han causado gran impacto en el poder curativo del sonido y vibraciones armónicas.

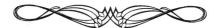

¿Cuáles son las grandes mentes y científicos que han causado mayor impacto en la historia acerca del poder curativo de las vibraciones y sonidos armónicos?

Edgard Cayce, Rudolf Steiner y Nostradamus predijeron que para el final del siglo XX y en el comienzo del siglo XXI los Sonidos y Vibraciones serán utilizados como nuevas modalidades para sanar el cuerpo, la mente y el espíritu (conocida actualmente como la Medicina Vibracional).

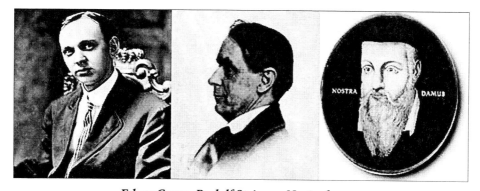

Edgar Cayce, Rudolf Steiner y Nostradamus.

Nicolás Tesla (1856-1943) era de origen Serbio, nació en Yugoslavia (Esmilian – Croacia) y emigró a los Estados Unidos de América en su juventud en el 1884 a la edad de 28 años y donde vivió por el resto de su vida. Era inventor e investigador científico. El trabajó como ingeniero de teléfonos en Praga y Paris, donde concibió un tipo de motor eléctrico que operaba por medio de corriente directa (CD). En ese tiempo el comenzó

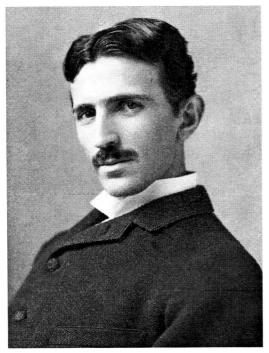
Nicolás Tesla

a trabajar con la rotación del campo magnético y desarrolló sus primeros conceptos de **corriente alterna.**

El descubrió que por medio de la rotación de magnetos se crea un poderoso campo de energía magnética, el cual dio origen a su gran invento de corriente alterna que en la actualidad es utilizado en casi todas las máquinas industriales. El trabajó por un corto periodo con Thomas Edison bajo circunstancias que no fueron agradables. Nicolás Tesla estableció su propio laboratorio y desarrolló grandes inventos. El obtuvo patentes del motor polifásico, dinamos y transformadores que fueron utilizados en sus sistemas de **corriente alterna (CA).**

Nicolás Tesla dijo "si nosotros deseamos encontrar los secretos del universo, tenemos que pensar en términos de energía, frecuencias y vibraciones". **Nosotros vivimos en un océano de energía, frecuencias y vibraciones.** Nicolas Tesla también tenía gran conocimiento del poder de las frecuencias en los códigos de 3, 6 y 9, los cuales también están directamente relacionados con la secuencia de Fibonacci. El dijo **"Si ustedes supieran la magnificencia de los códigos 3, 6, 9, entonces ustedes tendrían la llave del universo".**

Tesla entendió el valor terapéutico de los sonidos de alta frecuencia. El nunca patentó en esa área, pero si habló de este invento con personas de la comunidad médica. Muchos inventos fueron patentados y utilizados por otros científicos basados en los conceptos de **los sonidos de alta frecuencia de Tesla.**

Su invento más conocido fue la **Bobina de Tesla (Tesla Coil),** el cual es un oscilador que utiliza unos cables enrollados de forma espiral por el cual pasan frecuencias de corrientes eléctricas y dentro de éste se encuentran otros cables de forma espiral más finita. Este invento que fue basado en las investigaciones de Nicolás Tesla e influenció a científicos como Royal Rife y George Lakhhovsky en sus trabajos y conceptos de altas frecuencias vibracionales que producen sonidos que en muchas ocasiones no son percibidos por el oído humano, pero si por todo el sistema bio-físico y los cuales tienen efectos terapéuticos activando el proceso natural de sanación del cuerpo a nivel celular.

El invento de la **bobina de Tesla (Tesla Coil)** influenció a futuras mentes científicas resultando en el desarrollo de instrumentos que generan frecuencias vibracionales, sonidos y ondas de radios que son utilizados en la actualidad en el área de la **Medicina Vibracional y la Medicina Electromagnética.**

A principios del 1891 Nicolás Tesla describió el universo como un **sistema cinético** lleno de energía vibracional que podía ser accesible y utilizado naturalmente desde muchos lugares. El fue influenciado por la filosofía Védica y utilizó los antiguos términos sánscritos en su descripción del fenómeno de energía pránica natural proveniente del universo.

Sus conceptos durante muchos años fueron grandemente influenciados por las enseñanzas del Swami Vivekananda, quien fue uno de los primeros yogis de la India que trajo la filosofía y la religión Védica al occidente, Europa y los Estados Unidos. Después de reunirse con el Swami y después de estudios continuos sobre la visión oriental de los mecanismos de conducción del mundo material, Tesla comenzó a utilizar palabras en sánscrito como Akasha, Prana y el concepto de un éter luminoso para describir el origen, la existencia y la construcción o formación de la materia.

Este escrito traza el entendimiento y desarrollo de Tesla sobre **la ciencia védica,** su correspondencia con Lord Kelvin sobre estas cuestiones y la relación entre Tesla y Walter Russel y a su vez con otros científicos del siglo XX que contaban con conocimientos avanzados de física.

Tesla también tuvo un gran efecto en la música y no solo porque creó la tecnología que hizo posible la transmisión inalámbrica de las ondas de radio, ondas sonoras y también de la energía eléctrica.

Tesla reconocía que el cuerpo humano efectúa sus funciones bioquímicas por medio de energía y frecuencias que dan origen a sonidos. El dijo que si se pudieran eliminar ciertas frecuencias externas que interfieren en nuestros cuerpos, tendríamos una mayor resistencia a las enfermedades.

Después de un largo periodo de oscurantismo, Nicolás Tesla presentó el concepto de que **tenemos que pensar en términos de frecuencias, vibraciones y energía. Nosotros vivimos en un océano de energía, frecuencias y vibraciones.** Esto inspiró a este gran genio a la creación de sus patentes para crear sistemas de energía libre por medio de las fuerzas naturales provenientes del universo, de la fuerza magnética proveniente del Sol y del planeta Tierra y por medio de los elementos naturales como el agua, el aire, el éter y otros elementos, los cuales están en constante estado de vibración y por ende todos estos elementos producen sonidos.

Albert Einstein: (1879 – 1955) Científico de procedencia judío-alemana que se trasladó a los Estados Unidos de América en los años 40 del siglo pasado. Einstein dijo que la imaginación es más poderosa e importante que el conocimiento y el intelecto. "La imaginación es una forma de energía mental en estado de vibración".

Albert Einstein imaginó que viajaba en un rayo a la velocidad de la luz y esto lo inspiró a crear la fórmula de la relatividad de la materia $E = MC^2$, la cual dio origen a la **era de la energía nuclear y de la bomba atómica.**

En el año 1905, Albert Einstein demostró que podemos romper la materia en componentes más pequeños y que cuando lo hacemos, nos movemos más allá del ámbito material y en un reino en el que todo es energía y vibración. Esta es la ley de vibración, una ley de la naturaleza que dice que **nada descansa, todo se mueve, todo está vibrando.** Cuanto menor sea la vibración, más lenta es la vibración, cuanto mayor es la vibración, más rápida es la vibración. La vibración tiene un rango que va desde cero hasta la vibración de los rayos cósmicos que son super altísimas (la ciencia todavía no ha podido medirla exactamente).

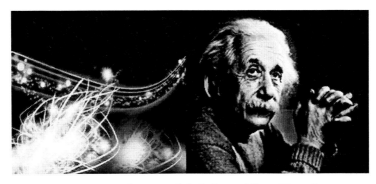

Frecuencia vibracional de la luz y Albert Einstein.

La base filosófica y científica de la ley de vibración se puede encontrar en la física cuántica y la teoría de la relatividad de la materia de Einstein. La energía está relacionada con la materia y la velocidad de la luz. La famosa ecuación de Einstein $E = MC^2$ (Aún la ciencia no ha podido demostrar la existencia de la masa porque la ciencia no ha podido demostrar la existencia de la gravedad).

Albert Einstein no solo fue el destacado científico del siglo 20, sino también un dotado músico entusiasta. El decía de no haber sido científico hubiera sido músico. "La vida sin música es inconcebible"-él declaró- "Vivo mis sueños en la música. Veo mi vida en términos de música y la música trae a mi vida alegría y felicidad".

Cuando Einstein se mudó a Aarau en Suiza en el 1895 para completar sus estudios, dedicó una gran parte de su tiempo a la música. Quedó registrado que Einstein trabajó intensivamente en la sonata de Brahms en Sol-mayor (G) para violín con el fin de obtener el máximo beneficio de una visita y presentación del gran violinista Joseph Joachim a la provincia de Aarau en Suiza. Justamente antes de el cumplir sus 17 años, el tocó el violín para un examen de música en la escuela cantonal. El inspector de esa escuela informó que "un estudiante llamado Einstein se destacó brillantemente", demostró un profundo sentimiento y tocó un adagio de una de las sonatas de Beethoven muy lucidamente.

Además de su destreza en el violín, Einstein también tocaba el piano y en particular le encantaba improvisar. La música no solo era una relajación para Einstein, sino que también le ayudó en sus investigaciones y labores científicas.

Su segunda esposa, Elsa, da un relato de la vida de ellos en Berlín. "Cuando era pequeña, me enamoré de Albert por que el tocaba la música de Mozart muy bellamente en el violín". Ella también escribió: "La música le ayudaba a Einstein en sus teorías y trabajos científicos". El iba a su estudio a trabajar, volvía de regreso y comenzaba a tocar unos acordes en el piano y luego regresaba una vez más a su estudio para continuar lo que estaba haciendo o escribiendo.

Albert Einstein aceptaba con entusiasmo las invitaciones a su madura edad para presentarse en conciertos que fueron programados para beneficios de organizaciones filantrópicas. Sin embargo, en una de las ocasiones un crítico inconsciente comentó que Albert Einstein era un excelente músico, pero hay que tomar en consideración de que hay muchos violinistas que son tan buenos como él. El crítico concluyó que su fama era inmerecida debido a que sus reconocimientos no provenían de su música, sino de sus investigaciones y trabajos en Física.

Albert Einstein contaba con amigos personales y socios de música de cámara muy famosos en el mundo de la música clásica. Entre ellos Arthur Rubinstein, el violonchelista Gregor Piatigorski y Bronislaw Huberman, uno de los más notables virtuosos del violín indiosicrático del siglo XX.

En el 1936 Einstein fue visitado en Pricenton por Bronislaw Huberman para discutir sus planes para fundar la orquesta Filarmónica de Israel, de la cual Einstein era uno de los principales y prominentes auspiciadores.

El violinista Janos Plesch y amigo de Einstein escribió, "Hay muchos músicos con mejores técnicas que las de Einstein, pero ninguno, de acuerdo a mi opinión, tocan el violín con tanta sinceridad y con el profundo sentimiento que sale de Albert Einstein".

Hacia el final de su vida, Einstein comenzó a sentir que perdía un poco su agilidad con su mano izquierda y dejó de tocar el violín. Sin embargo, El nunca perdió su amor por el violín y dijo "Los momentos más alegres y felices de mi existencia en la vida han venido de la música y del violín".

Albert Einstein en lo más profundo de su ser, reconoció la música armónica como uno de los factores principales que le ayudó y le inspiró en la realización de sus grandes descubrimientos científicos. El reconocía que la música armónica tiene el poder de inspirar, transformar y estimula a los seres a crear.

Georges Lakhovsky (1869 - 1942) nació en 1869 en el Imperio Ruso y murió en Nueva York en 1942. Fue ingeniero, científico, escritor e inventor.

Georges Lakhovsky se encontraba en Francia en 1929 y allí escribió un libro y lo tituló **El Secreto de la Vida**. En este libro él trató de demostrar que el buen o mal estado de salud se puede determinar de acuerdo a las oscilaciones generadas por las células. Cuando las oscilaciones de las células son corrompidas por interferencias provenientes de oscilaciones producidas por microorganismos como bacterias y otros patógenos se originan las enfermedades y el cáncer.

En enero de 1924 con la ayuda de D'Arsonval comenzó a construir un aparato que le llamó **Oscilador Radio Celular,** también conocido como el **Oscilador de Ondas de Radio Múltiples.** El propósito de de este aparato fue creado para ser utilizado en aplicaciones terapéuticas.

Su teoría se basa en que las células vivas emiten y reciben radiaciones y frecuencias vibracionales electromagnéticas de longitudes de ondas largas y cortas. Esas ondas generan frecuencias de sonidos que son muy parecidas a las ondas medibles en Hertz. Las células cuando están enfermas producen vibraciones muy débiles y cuando éstas son expuestas y estimuladas por medio de un campo de frecuencias múltiples de radio, encuentran su propia frecuencia y comienzan de nuevo a oscilar normalmente a través del fenómeno de resonancia.

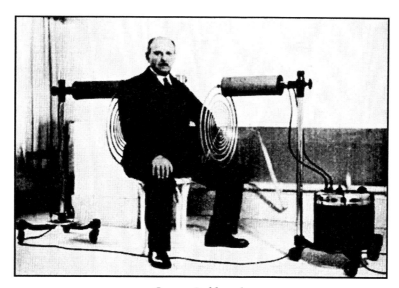
George Lakhovsky

El **oscilador de ondas de radio múltiples** genera ondas electromagnéticas de muy altas frecuencias vibracionales. Este produce ondas de dos metros de longitud, las cuales corresponden a 150 millones de ciclos por segundo.

Lakhovsky en su teoría se basa en lo siguiente: Supongamos una célula vibra a una frecuencia determinada y un microbio vibra a una frecuencia diferente; el microbio comienza a luchar contra la célula a través de la radiación o vibración que éste genera, la enfermedad se inicia si la célula no puede repeler las vibraciones más fuertes provenientes del microbio.

Si la frecuencia vibracional de la célula se ve obligada a disminuir, el microbio gana amplitud, tiene control sobre la célula y esto es lo que da origen a las enfermedades y también a la muerte. Si por el contrario la célula viva comienza a vibrar con la frecuencia de amplitud adecuada en su interior y en su exterior, el ataque oscilatorio proveniente del microbio es rechazado y la célula sobrevive al ataque.

El invento de Georges Lakhovsky, el **oscilador de ondas de radio múltiples,** ha sido utilizado en investigaciones de plantas inoculadas con cáncer. Las plantas han sido sometidas a tratamientos por medio de ondas de frecuencias vibracionales de radio ultra de longitudes de dos metros y también de ondas más cortas y se producen ondas armónicas que han dado resultados muy favorables en la sanación de las plantas.

En la actualidad, experimentos similares se llevan a cabo con animales y personas y el efecto en condiciones de cáncer y otras condiciones han sido muy favorables, activando el proceso natural de sanación de los seres que han sido sometidos a este tratamiento.

El invento de Georges Lakhovsky, el **oscilador de ondas de radio múltiples,** es otro de los importantes logros científicos dentro de la rama de la **medicina vibracional** que demuestra que los sub-átomos, átomos, moléculas, células, tejidos, órganos y sistemas de los organismos vivos están en constante estado de vibración generando frecuencias y sonidos y su energía electromagnética puede ser equilibrada por medio de las ondas de radio, las cuales generan frecuencias vibracionales y sonidos.

Dr. Royal Raymond Rife (1888 – 1971)

Científico e investigador estadounidense, considerado como una de las grandes mentes científicas del siglo 20. Conocido por dos grandes inventos científicos:

1ro. En 1930, Rife diseñó el **microscopio de alta magnificación visual** donde pudo observar microorganismos extremadamente pequeños que no podían ser vistos por medio de la tecnología existente para esa época. Este descubrimiento de Rife fue reconocido por la junta de regentes de la Institución Smithsonian en el informe anual de 1944.

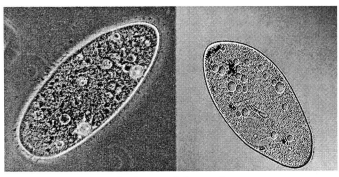

Imágenes de bacterias.

2do. En 1930 Rife inventó la máquina que por medio de frecuencias y vibraciones electromagnéticas específicas de radio genera ondas de sonido que desactivan, destruyen y desintegran los microorganismos o patógenos como los parásitos, bacterias, virus y hongos que causan las enfermedades. El descubrió que los microorganismos y sus constituyentes químicos (bacteria, virus, hongos, parásitos) tienen una frecuencia de resonancia vibratoria específica que puede ser neutralizada, desactivada y también destruida por medio del uso de ondas de frecuencias de sonidos específicos.

La máquina inventada por Rife utiliza una combinación única de ondas electromagnéticas de radio que pulsaban frecuencias de sonidos de alta y baja frecuencias que efectivamente desactivan y destruyen los microorganismos que causan enfermedades. Este

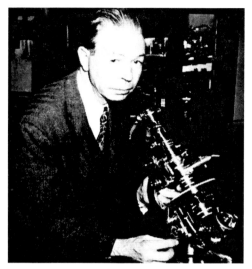
Dr. Royal Raymond Rife.

descubrimiento fue demostrado por Royal Rife en la década de 1930.

Royal Raymond Rife fue patrocinado por un hombre muy rico de California que puso una cantidad enorme de dinero para construir su laboratorio en San Diego, California. En este laboratorio Rife trabajó intensivamente hasta construir el microscopio de luz más sofisticado de ese tiempo y hoy día muchos científicos consideran este invento como uno de los mejores instrumentos de esta naturaleza. El dedicó muchos años observando y estudiando a través de su microscopio los microorganismos, su naturaleza y el comportamiento biológico de éstos. Su investigación le llevó a encontrar las frecuencias específicas que resonaban con cada uno de esos microorganismos o patógenos.

Todos estos estudios lo inspiraron a crear una máquina que genera ondas de radio electromagnéticas y frecuencias que son capaces de debilitar y destruir los microorganismos o patógenos que causan las enfermedades. Hoy día esa máquina es conocida como **la máquina de Rife (Rife Machine).**

Sus descubrimientos e investigaciones le crearon serios conflictos con las teorías y las normas médicos de su época, en 1930, debido a que él demostró que por medio de la oscilación de ondas electromagnéticas de radio se producen frecuencias de radio y sonidos que destruyen los microorganismos. Royal Raymond Rife descubrió y facilitó ese concepto de ondas de frecuencias electromagnéticas de radio como un método más propicio para activar la curación natural del cuerpo, pero su descubrimiento no tuvo aceptación por el sector médico de su época.

El está considerado como el hombre que descubrió métodos para tratar las enfermedades, simplemente utilizando **energía vibracional.**

Rife por medio de sus investigaciones científicas descubrió que todos los virus, bacterias, parásitos y otros patógenos son muy sensitivos a frecuencias de sonidos específicos. Esos microorganismos pueden ser destruidos por medio de la intensificación de frecuencias de sonidos hasta que son explotados. O sea, como una intensa nota musical que puede hacer que una copa de vino se haga pedazos o astillas.

El método científico utilizado por la máquina de Rife.

El Generador de Frecuencias Vibracionales Rife tiene el poder de desintegrar a los microorganismos por medio de frecuencias y vibraciones producidas por ondas de radios que generan sonidos específicos que desactivan y desintegra los patógenos. Esta máquina ayuda estimulando rápidamente el proceso natural de desintoxicación de las células y al igual la regeneración de los tejidos, órganos y sistemas del cuerpo.

En Alemania, Austria, Francia, Noruega, Canadá, México, Japón, Rusia y otros países, médicos homeópatas, quiroprácticos e instituciones médicas incorporan el uso de la máquina de Rife como método de medicina vibracional en sus prácticas holística y terapias con resultados muy favorables en tratamientos para innumerables condiciones.

Los tratamientos no tienen efectos secundarios y no son invasivos en el sentido de que puedan lastimar la piel, producir daños a las células, tejidos y órganos del cuerpo, etc.

Las frecuencias generadas por la máquina de Rife son programadas en los rangos específicos de frecuencias que desactivan y desintegran los parásitos, bacterias, virus y hongos pero no son perjudiciales para las células, tejidos, órganos y sistemas del cuerpo. Aunque en ningún momento se intenta descartar la intervención médica convencional por la cual personas que sufren de innumerables condiciones podrían ser ayudadas a través de protocolos farmacéuticos y en algunos casos por medio de métodos quirúrgicos.

El proceso terapéutico por medio de frecuencias vibracional no produce daños a las células ni al tejido normal del cuerpo. Tampoco tiene ninguna radiación ionizante, por lo que no puede causar daño al tejido, al sistema inmunológico, ni tampoco a la rotura del ADN, etc. Hasta hoy día no hay evidencias de efectos secundarios por medio del uso del generador de frecuencias Rife, pero si podría ser considerado como un método de tratamiento alternativo.

Rife incorporó el principio de resonancia en su invento; **la máquina de Rife.** Todos los objetos tienen una frecuencia natural de resonancia. Cuando la frecuencia natural de un objeto se emite desde otra fuente, tal como un altavoz (altoparlante), un instrumento, o una voz, el objeto va a vibrar a esa frecuencia. Si la intensidad del sonido es lo suficientemente fuerte, entonces es posible que las vibraciones lleguen a ser más intensas que las propiedades estructurales del objeto, al punto de que el objeto se pueda manipular y se pueda desintegrar.

Eso es exactamente lo que sucede cuando un cantante produce una nota musical en la misma frecuencia de resonancia de una copa de vino de cristal, logrando que el vaso se haga pedazos y astillas. Este mismo principio se aplica cuando una frecuencia vibracional específica de radio produce un sonido que corresponde a un parasito, bacteria, virus y hongo logrando desintegrar y destruir ese microorganismo o patógeno.

Todas las especies de microorganismos, las células y los seres vivos generan frecuencias electromagnéticas específicas, están en constante estado de vibración, producen sonidos y tienen un patrón de oscilación en función con su mapa genético individual. La frecuencia electromagnética, vibraciones y sonidos que producen los seres vivos son diferentes para cada uno de ellos.

Royal Raymond Rife basó sus estudios en la búsqueda e investigación de las frecuencias vibracionales electromagnéticas específicas que producían resonancia directa con los parásitos, bacterias, virus y hongos y también con las frecuencias que activan el cáncer y otras condiciones a nivel físico. El experimentó con frecuencias especiales para destruir esos microorganismos y también para desactivar muchas condiciones como el cáncer y otras condiciones con muy buenos resultados.

Los médicos, centros holísticos e instituciones que actualmente incorporan el uso de la **máquina de Rife,** la utilizan como un método adicional o complementario de terapia en sus prácticas y con fines de investigación, en el efecto de frecuencias bioactivas. Se ofrecen frecuencias a la estructura celular y a los sistemas celulares del cuerpo. Se estimula el proceso natural de sanación del cuerpo a través del uso de frecuencias vibracionales con el fin de ayudar en el tratamiento de muchas condiciones. **Los usuarios de la máquina de Rife no afirman que ésta pueda curar una enfermedad. Su uso es meramente experimental.** Los resultados pueden variar, pero si es cierto de que miles de personas han obtenido excelentes beneficios terapéuticos en los tratamientos de innumerables condiciones por medio de las frecuencias bioactivas que son generadas por esa tecnología de terapia vibracional de Rife.

Dr. Alfred A. Tomatis (1920 - 2001)

Alfred Tomatis creció en una familia musical en Niza, Francia. Su padre era cantante de ópera, y estuvo gran parte de su infancia viajando con él y viendo sus presentaciones de canto en las salas y teatros de óperas. A temprana edad él y sus padres decidieron que el teatro o la ópera no eran su vocación y se fue a estudiar medicina, donde eventualmente se convirtió en especialista en oído, nariz y garganta (Otorrinolaringólogo).

Poco después de comenzar su práctica, su padre comenzó a referirle colegas cantantes de ópera con problemas vocales. El Dr. Tomatis prontamente descubrió que los tratamientos tradicionales no eran los adecuados y también descubrió que había muy poca investigación en esa área sobre la voz. Basado en esto, él formuló la teoría de que muchos de los problemas vocales se originan debido a problemas de audición.

El Dr. Alfred A. Tomatis fue un otorrinolaringólogo e inventor conocido internacionalmente. Recibió su Doctorado en Medicina de la Facultad de Medicina de París. El desarrolló el método Tomatis o Audio-Psico-Fonología basados en sus teorías de la medicina alternativa de oír y escuchar. Su trabajo fue el resultado de su curiosidad acerca de la influencia vital que tiene el oído humano en el funcionamiento de una mente, cuerpo y espíritu sano.

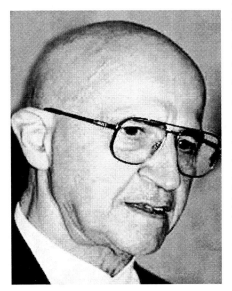

Dr. Alfred A. Tomatis

El Dr. Tomatis observó que el oído es uno de los primeros órganos que se desarrollan en el útero y esto influye a que el feto escuche el sonido y aprenda el lenguaje por medio de los sonidos producidos por la voz de su madre.

Tomatis concluyó que gran parte de la salud humana tiene una relación muy directa con la salud del oído. El investigó, desarrolló y probó su teoría acerca de que la voz solo produce lo que el oído escucha. Su teoría fue confirmada de forma independiente en la Universidad de Sorbona en París en 1957 y llegó a ser conocida como el Efecto Tomatis.

Tomatis resume sus teorías en tres leyes:
1) La voz solo contiene y produce lo que el oído puede oír.
2) Si se modifica el proceso de audición, la voz se modifica inmediatamente e inconscientemente.
3) Es posible transformar la fonación cuando la estimulación auditiva se mantiene durante un cierto tiempo (La ley de duración y de resonancia).

Tomatis imaginó que por medio del re-entrenamiento del oído se podría recuperar la audición y oír sonidos que son débiles o sonidos que no son percibidos por el oído y encontró la manera de hacer esto.

El no poder oír algunos sonidos podría ser el resultado de un embarazo o nacimiento difícil, resfriados, enfermedades de la infancia, accidentes, vivir en un ambiente donde están expuestos a sonidos fuertes, trauma emocional y experiencias que han alterado la forma en que una persona percibe los sonidos.

Su curiosidad lo llevó a experimentar con la música clásica y las diferentes gamas de sonidos. El descubrió que los problemas de audición son la causa de muchos de los problemas de aprendizaje. Basado en sus investigaciones científicas el desarrolla una técnica muy eficaz para solucionar los problemas de aprendizaje y le llamó **El Método Tomatis.**

El Dr. Alfred A. Tomatis demostró que nosotros podemos oír sonidos y vibraciones no solamente a través de nuestro oídos sino también por medio de nuestro cuerpo. Los huesos que forman nuestro cuerpo son muy buenos conductores del sonido.

Los estudios del Dr. Alfred A. Tomatis concluyen que nosotros comenzamos a oír sonidos y vibraciones desde la temprana etapa del desarrollo fetal dentro del útero de nuestra madre.

El Dr. Alfred A. Tomatis demostró por medio de sus investigaciones científicas que los bebés comienzan a registrar sonidos y vibraciones dentro de la matriz de la madre durante el proceso de formación fetal. El concluye que el sonido de la voz de la madre durante el proceso de gestación, prepara a la niña o al niño para que éste desarrolle sus habilidades lingüísticas después de nacer.

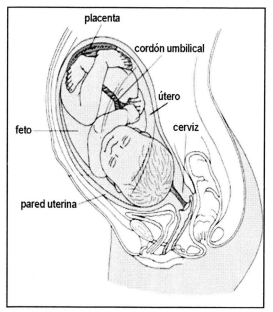

Los estudios científicos del Dr. Alfred A. Tomatis concluyen que cuando nosotros escuchamos los sonidos dentro del útero de nuestra madre, esos sonidos son registrados en nuestra memoria celular o sea en el ADN (cells blue print).

El también descubrió que cierto tipo de música puede estimular áreas del oído que controlan los movimientos corporales de algunas áreas del cuerpo. También algunos sonidos pueden regular y mejorar nuestra área motora. (Por ejemplo: manejar bicicleta, pararse derecho, o tomar una bola de béisbol que ha sido tirada hacia nosotros. También él comprobó que hay música y sonidos específicos que estimulan las capacidades de aprendizaje y de asimilación.

La matriz de la madre es un ambiente simbiótico lleno de agua. Sabemos que el agua (H_2O) es el elemento primario que sostiene la vida en el planeta Tierra y es el elemento de más abundancia en nuestros cuerpos. Por medio del agua los sonidos y vibraciones viajan de 4 a 5 veces más rápido en comparación con el aire. Debido a esto los sonidos y vibraciones tienen un efecto tan directo en la memoria celular y en el ADN. Cuando el bebé está en la matriz de la madre, está flotando en agua. Es decir, somos anfibios debido a que estamos flotando en agua y por medio del agua se acelera y se amplifica la conducción de sonidos grandemente.

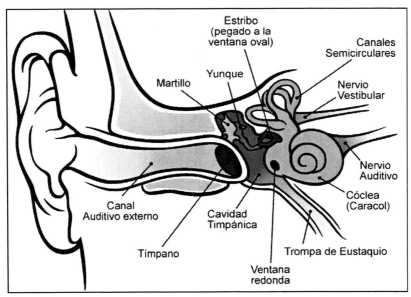

Ilustración del oído humano.

El poder que el sonido y las vibraciones tiene sobre nosotros va más allá de nuestra imaginación. Nuestro desarrollo mental, emocional y físico está directamente afectado por los sonidos y frecuencias que son generadas en nuestro ambiente desde el momento que entramos en la existencia de esta tercera dimensión, desde el momento que nacemos y a lo largo de nuestras vidas.

22
El sonido y el electromagnetismo

La intrínseca relación que hay entre el poder físico del sonido, la música, la resonancia, la energía magnética y las vibraciones.

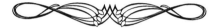

Los efectos de las frecuencias vibracionales producidas por las fluctuaciones magnéticas y como éstas afectan a los seres que habitan en la Tierra

Las fluctuaciones en el campo magnético de la Tierra son causadas por explosiones solares y también por los ciclos lunares. Esas fluctuaciones magnéticas producen ondas de frecuencias de sonidos que afectan el campo magnético del planeta Tierra y también de la misma manera afectan muchas funciones biológicas del cuerpo humano y de todos los seres vivientes en el planeta.

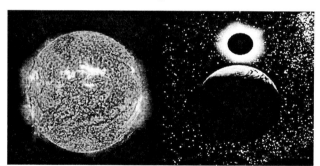

Imágenes de las explosiones solares y del efecto de las frecuencias vibracionales electromagnéticas producidas por el sol y la luna.

La ley natural de energía magnética

Nuestro cuerpo y cada cuerpo físico en esta dimensión poseen y generan un campo electromagnético y producen frecuencias vibracionales, incluyendo el planeta Tierra, todos los planetas de nuestro sistema solar y también todos los cuerpos celestes existentes en la galaxia.

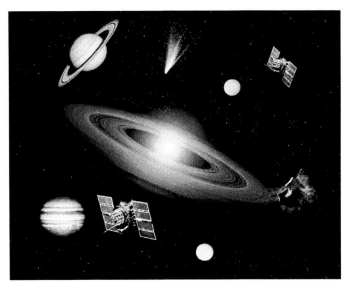

Ilustración de los cuerpos celestes, el sol, los planetas, satélites y los efectos que sus energías vibracionales tienen sobre todos los seres vivientes del planeta Tierra.

Todas las frecuencias y sonidos generados por medio de las vibraciones cósmicas y sus energías tienen un efecto directo en las funciones de nuestro cuerpo y también afectan toda la vida existente en el planeta Tierra.

¿Qué es el Electromagnetismo?

El electromagnetismo es una frecuencia vibracional que genera una fuerza de atracción o repulsión sobre los metales, especialmente sobre el metal de hierro, que es el metal que más abunda en el plasma de los seres vivientes y también está en abundancia en el planeta Tierra. El planeta Tierra en sus polos genera un campo electromagnético negativo y positivo.

El electromagnetismo es esencialmente una mezcla de sonido y luz que producen una frecuencia vibracional. Un ejemplo lo son las frecuencias de sonidos, luz y video producidos por la TV y por sus altoparlantes o bocinas. El sonido producido por los altoparlantes o bocinas puede producir vibraciones que estimulan cambios físicos y movimiento de objetos por medio de la ley de resonancia.

¿Cuál es la relación que existe entre el sonido, vibraciones y la energía magnética?

El mundo físico se compone básicamente de protones, electrones, neutrones y partículas sub-atómicas, quarks y neutrinos. Estas son la base del mundo material que percibimos. Todas estas generan un campo electro-magnético, frecuencias de sonidos y al igual vibran. El espectro electromagnético se compone de una escala de 3 Hz hasta 100,000 billones de Hz.

Los neutrinos son partículas subatómicas de tipo fermiónico, con carga neutra, están oscilando y vibrando constantemente. De acuerdo a estudios científicos se ha confirmado que los neutrinos tienen masa, su valor no se conoce con exactitud debido a que son tan pequeños que aproximadamente son 200 mil veces menor que un electrón. Su interacción con las demás partículas es minima debido a que atraviesan la materia sin perturbarla.

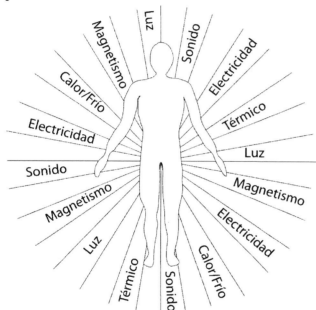

El cuerpo humano emite una variedad de energías

Hay tres tipos de neutrinos: neutrino electrónico, neutrino muónico y neutrino tauónico. Ellos NO son afectados por las fuerzas electromagnéticas o nucleares, pero si por las fuerzas sutiles nucleares y gravitatorias. **Estas super diminutas partículas subatómicas están en constante estado de vibración y generan frecuencias de sonidos extremadamente diminutos.**

El cuerpo humano es un universo microcósmico que emana una variedad de energías.

El cuerpo humano es un universo microcósmico que es afectado por las leyes universales del sonido, vibraciones y energía magnética. "Como es arriba también es abajo".

Sonidos, vibraciones, energía magnética, electricidad y energía térmica (calor o frío)

Los sonidos, vibraciones, la luz, y las señales de video son grabados por medio de energía magnética en una cinta magnetofónica, cassete o CD.

Nuestras emociones y pensamientos son grabados en la memoria del ADN y de nuestras células de manera muy similar a como el sonido, la luz y el video son grabados en una cinta magnetofónica.

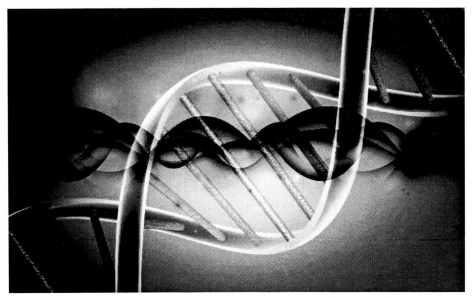

Ilustración del efecto de las frecuencias vibracionales sobre el ADN.

Mi objetivo es exponer la relación intrínseca que hay entre el poder físico del sonido, la música, la resonancia, la energía magnética y las vibraciones. Todos estos factores influyen directamente en todos los sistemas, incluyendo nuestros cuerpos energéticos (cuerpo áurico, cuerpo holográfico, cuerpo mental, cuerpo emocional, cuerpo astral), nuestros sistemas biológicos (el cuerpo físico) y a la vez gobiernan las leyes físicas de nuestro planeta.

Todo lo que se mueve y vibra desde los neutrinos, el sub-átomo, átomo, hasta la molécula más pequeña presente en el universo produce sonidos y es afectado por todas las leyes físicas que han sido mencionadas anteriormente. **El sonido genera vibraciones y frecuencias que tienen el poder para alterar la estructura atómica de la materia.**

23
La terapia magnética armónica vibracional

El poder de la intención y la historia de los cuencos que producen sonidos armónicos.

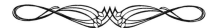

Terapia Magnética Armónica Vibracional

Es el nombre que le doy a mi técnica para poder sanar el cuerpo, la mente y el espíritu por medio de frecuencias de sonidos específicos y tonos musicales, en combinación con el poder creativo mental de visualización. Cada centro energético del cuerpo, mejor conocido como los chakras, los órganos, tejidos y huesos vibran en su tono musical específico. El fin es de restablecer la armonía de los tonos y frecuencias vibratorias adecuadas dentro de los chakras, la porción de energía sutil del cuerpo etérico, el campo de energía áurico, holográfico y el cuerpo físico.

En la **Terapia Magnética Armónica Vibracional** también incorporo el poder de los sonidos de vocales armónicas producidas por la voz humana en los códigos de 3, 6, 9 de la armonía diatónica y también algunos tonos de la armonía cromática. Este método terapéutico es muy efectivo estimulando de forma acelerada el proceso natural de sanación del cuerpo a nivel celular.

Sabemos que todos nuestros centros energéticos, los chakras, los órganos y los meridianos del cuerpo humano responden a la ley de resonancia. Toda nuestra composición bioquímica, los sub-átomos, átomos, moléculas, células, tejidos y órganos están en constante estado de vibración, producen sonidos y vibran en sus tonos musicales específicos. **La Terapia Magnética Armónica Vibracional** contribuye en la armonización de la energía vital del cuerpo etérico, del aura, y del cuerpo físico.

¿Qué instrumentos se utilizan en la Terapia Magnética Armónica Vibracional?

Se utilizan cuencos alquímicos de cristal de cuarzo puro, cuencos tibetanos, tenedores de sonidos, y el instrumento más poderoso de todos los instrumentos creados en el universo: **La voz humana en combinación con el poder mental de la intención (el poder del sonido y del verbo).**

El poder de la intención

El poder de la intención es la fuerza vibracional más poderosa generada por nuestra mente. La fórmula es como sigue:

intención = visualización + (afirmaciones, mantras y sonidos) + (tener fe y creer) → manifestación

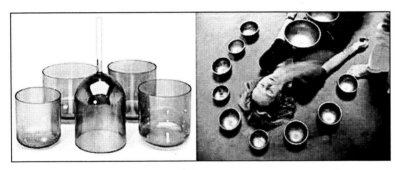

Cuencos alquímicos de cristal de cuarzo puro y cuencos tibetanos.

Para poder lograr manifestar algo que deseamos en nuestra vida, tenemos que activar el poder de la intención. Es necesario que hagamos una imagen mental lo más clara posible de lo que deseamos manifestar. Una vez que se visualiza o se crea una imagen mental del objeto o del objetivo deseado, se activa el poder del verbo. Por medio del poder del sonido producido por nuestras cuerdas vocales, el movimiento de la lengua, el lenguaje y cuando lo expresamos y lo hablamos utilizando afirmaciones o por medio del uso de mantras; De ese modo expresamos verbalmente lo que deseamos manifestar.

Tenemos que creer en lo profundo de nuestro corazón y tener fe en lo que deseamos manifestar antes de ser expresado de forma verbal.

Es imperativo que tengamos la creencia firme de lo que deseamos manifestar y cuando el sonido que origina el verbo que sale de nuestra boca y que expresa nuestros sentimientos, se activa la magia que materializa el objetivo deseado.

El sonido verbal que se origina en nuestra mente y que sale de nuestra boca produce

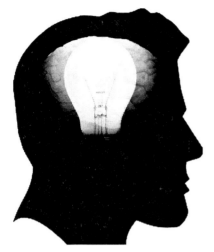
Lo que la mente puede concebir el hombre puede lograr o manifestar.

una poderosa frecuencia vibracional que tiene un efecto directo sobre toda la materia. Queda grabado en la memoria celular del cuerpo, el ADN, en las paredes y en muchos de los objetos del lugar donde se habla o se hace la afirmación. Cuando enviamos un mensaje verbal por medio de sonidos armónicos se logra alterar la estructura atómica de la materia y eventualmente se manifiesta el objetivo deseado.

Es indispensable que la intención de lo que se deseamos manifestar deba de estar en armonía con las leyes del universo. Esta fórmula no se debe utilizar con el propósito de manipular a otros, ni tampoco que envuelvan situaciones que afecten a nuestros semejantes o alteren las leyes cosmo éticas.

El universo está regido por leyes muy definidas de causa y efecto. A toda acción hay una reacción. **La ley de karma se activa cuando utilizamos el conocimiento y la sabiduría incorrectamente para beneficiarnos,** sin importar que se produzcan efectos contraproducentes o negativos que puedan afectar a nuestros semejantes o a otros seres en el planeta.

Los efectos terapéuticos de los cuencos que producen sonidos armónicos y su historia

La historia de los cuencos que producen sonidos armónicos se remonta antes del Buda Shakyamuni (560-480 a. C.). Su historia es un misterio, pero se dice que surgió de la (Bon) filosofía que precedió al budismo en el Tibet y la India. Las civilización del continente de la Atlántida y Lemuria, de acuerdo a recientes estudios arqueológicos, existió hace aproximadamente 38,000 a 11,000 años, fue la primera civilización que incorporó el uso de sonidos y vibraciones armónicas en combinación con el poder natural de los cristales y minerales como instrumentos para curar a las personas de sus enfermedades, desbalances físicos y mentales.

Los cuencos originalmente se hacían de un desconocido material de aleación de metales, luego de latón, vidrio, y de cristales de cuarzo puro. Se han encontrado cuencos hechos de piedras semipreciosas como la amatista, cuarzo roza, citrina, cuarzo blanco y también de otras piedras. Los tibetanos producen cuencos de sonido que son hechos de siete metales, oro, plata, mercurio, cobre, hierro, estaño, y plomo.

Los cuencos alquímicos de cristales de piedras preciosas, semipreciosas y de cuarzo puro

En la actualidad la compañía Crystal Tones, Crystal Singing Bowls localizada en Salt Lake City, UT, Estados Unidos de América, produce los cuencos de cristales alquímicos de cuarzo puro en aleación con piedras preciosas como el diamante, rubí, esmeralda y metales preciosos como el oro, plata y cobre. Estos tienen una gran variedad de cuencos alquímicos hechos con otras piedras semipreciosas.

Las frecuencias de sonidos producidos por los cuencos alquímicos generan un poderoso sonido muy puro de gran amplificación que tiene efectos extraordinarios activando equilibrio y estimulando el proceso natural de sanación de la mente, cuerpo y espíritu. Los cuencos alquímicos de cristales de cuarzo puro, de piedras preciosas y semipreciosas emiten frecuencias de sonidos que producen vibraciones que corresponden a la octava de sonido dentro de nuestro cuerpo etérico.

¿De qué están hechos los cuencos alquímicos de cristales de cuarzo puro?

Los cuencos de cristales están hechos de 99.992% de cuarzo puro pulverizado y esa sustancia cristalina también se conoce como silicio de cuarzo. Es un tipo de sustancia parecida a la arena cristalina que se encuentra solo en algunos lugares en el planeta. Contiene una alta concentración de sílice, el cual es cristal puro por naturaleza. Los cuencos de cristales de cuarzo producen tonos musicales muy definidos que tienen resonancia directa con muchas estructuras del cuerpo humano, incluyendo el ADN, la sangre, los huesos y el cristal líquido coloidal que se encuentra en el cerebro.

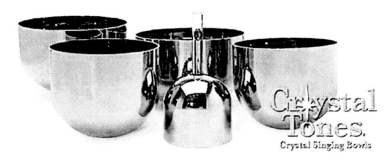

La estructura espiral de doble hélice de nuestro ADN es muy similar la estructura del cristal de cuarzo. En cada una de nuestras moléculas hay cuatro moléculas de sílice (cuarzo) y debido a esto los cuencos de cristales de cuarzo puro tienen resonancia directa con nuestros sistemas biológicos. Cuando se activan los sonidos producidos por los cuencos de cristales, se activa la resonancia con las sustancias cristalinas, el sílice, el oxígeno y los silicatos que flotan en el corriente sanguíneo y que a su vez se encuentran en los huesos, músculos y tejidos. Cuando estos elementos son estimulados se transporta la frecuencia vibracional por medio de la energía de conducción a diferentes áreas del cuerpo y se liberan muchos de los bloqueos energéticos en los meridianos, el sistema nervioso central, los órganos y los chakras.

Los cuencos de cristales de cuarzo puro generan frecuencias de sonidos que también tienen poderosos efectos de resonancia directa con el cerebro, estimulando los neuro-transmisores y contribuyendo a la estimulación de la producción de neuro-químicos, las endorfinas y otras hormonas que ayudan a reducir el dolor, las inflamaciones y que equilibran los hemisferios cerebrales.

El sonido de estos cuencos estimula un estado de alteración de la conciencia que permite que la persona entre al estado mental de relajación de **alfa de 9 a 14 Hz** y **theta de 3.5 a 7.5 Hz**. En este estado se acelera el proceso natural de sanación de la mente, el cuerpo y el espíritu y también se activa el estado de meditación profunda por medio de la música y el sonido armónico de los cuencos de cristales de cuarzo puro y de los mantras.

Se podría comparar con el estado empleado en la inducción mental de hipnosis que también tiene como objetivo llevar a la persona al estado de relajación mental de Alfa, donde ésta se encuentra entre dormida y despierta durante ese proceso. En este estado la persona se siente más relajada, estimula una actitud de superación sobre sus limitaciones, emociones negativas y desarrolla una actitud más creativa.

¿Cómo se construyen los cuencos de cristales de cuarzo puro?

Para crear un cuenco de cristal de cuarzo se requiere cuarzo puro pulverizado y refinado que no contenga una minima partícula de contaminación de otros minerales que no sean el puro silicio de cuarzo. El cuarzo pulverizado se deposita en un molde que está montado sobre una centrifuga en movimiento y a una alta temperatura de 4,000 o más grados centígrados. Se podría comparar con la lava producida por los volcanes.

Cuando el cuarzo refinado es depositado en el molde que se encuentra en alta aceleración en movimiento espiral, comienza a derretirse y se distribuye a través de todo la superficie del molde que tiene la forma de un cuenco. El resultado de este sofisticado proceso, es la formación de un cuenco de cristal de cuarzo puro.

Los moldes están calibrados en la armonía diatónica que consiste de cinco tonos completos y dos semitonos. Tonos mayores, tonos menores y otras modalidades. Resulta en un total de siete 7 notas musicales básicas **DO, RE, MI, FA, SOL, LA, SI.**

También en el proceso de fabricación se crean cuencos de cristales de cuarzo puro en tonos menores cromáticos como **DO #/b, RE #/b, FA #/b, SOL #/b y LA #/b**. Los cuencos o tazones de cristales de cuarzo puro varían de tamaño y se hacen desde 6 a 24 pulgadas de diámetro. Estos poderosos instrumentos tienen resonancia directa con los chakras, con los órganos, meridianos y sistemas del cuerpo humano.

En el proceso de la fabricación de los cuencos de cristales de cuarzo puro no es predecible con exactitud la nota musical de resonancia que producirá el cuenco. Esto solo se puede colaborar cuando el cuenco de cristal de cuarzo es tocado y es clasificado por medio de un instrumento de tecnología digital utilizado para identificar la tonalidad de su sonido.

Los cuencos que se producen con menos frecuencia son los de tonos enteros. Especialmente el tono de FA (chakra del corazón) y MI (chakra del plexo solar). Los tonos DO, RE, SOL, LA, SI se producen con mayor frecuencia. Los cuencos más grandes usualmente producen una octava más baja y tonos más profundos. El tamaño no es lo que determina el sonido de la nota musical producida por el cuenco de cristal.

Los sonidos producidos por los cuencos de cristales de cuarzo puro tienen efectos de resonancia directa en los chakras, meridianos, y tejidos de todo el cuerpo. Esas frecuencias de sonidos estimulan particularmente el cerebro para que pueda lograr el estado de Alfa de 9 a 14 Hz. Los neurotransmisores por consiguiente estimulan la producción de endorfinas y otras hormonas que son liberadas y que a su vez contribuyen en la reducción de dolores, inflamaciones y también estimulan un estado mental de relajación muy profunda.

Los cuencos de cristales de cuarzo puro generan sonidos que tienen resonancias muy poderosas que corresponden a una octava del sonido y vibraciones generadas por el cuerpo etérico o cuerpo energético del ser humano (el cuerpo áurico y el cuerpo holográfico). Estos sonidos nos ayudan a alinear energéticamente con la vibración matemática procedente del universo.

Los sonidos son muy puros y armónicos. Cuando los cuencos de cuarzo se llenan con agua y son tocados, se forman figuras geométricas en el agua, de la misma manera, cuando los cuencos son colocados sobre el cuerpo de una persona, deberían de activar un efecto similar dentro del cuerpo de ésta. Muchas personas que han sido expuestas a la terapia vibracional con cuencos de cuarzo puro han observado un cambio muy favorable hacia un nivel más alto y equilibrado de salud.

Los sonidos de alta vibración producidos por los cuencos alquímicos de cuarzo puro en combinación con la voz humana, el uso de sonidos de vocales y mantras sagrados tienen efectos extraordinarios que ayudan a liberar la tensión, emociones negativas, estrés, depresión, ansiedad y aceleran el proceso natural de sanación de la mente, el cuerpo y el espíritu.

Los Cuencos Tibetanos

Los cuencos tibetanos aparecieron por primera vez en el área de las montañas del Himalaya. Estos instrumentos se consideran un símbolo de "lo desconocido", y sus vibraciones se han descrito como "La manifestación del sonido del universo".

Los cuencos tibetanos se remontan al tiempo cuando vivía el Buda Shakyamuni (560-480 a.C), pero los detalles exactos de sus orígenes son todavía un misterio. Algunos dicen que son un regalo de la religión "Bon", la cual precedió el budismo tibetano por siglos. Estos instrumentos tradicionalmente han sido utilizados por monjes, monjas y laicos budistas en sus rituales, oraciones y meditaciones.

El sonido de los cuencos se entendía como un medio para transferir energía espiritual y enseñanzas que ayudan a los monjes y lamas a ponerse en contacto con el Vacío. Vemos aquí como los lamas y los monjes tibetanos son capaces de percibir las cosas que están más allá del sonido tangible y melódico que es producido por estos maravillosos instrumentos.

Los cuencos tibetanos solían tenerse en almacerías donde eran utilizados en rituales secretos para profundizar en la capacidad de la meditación de los estudiantes avanzados. Otro uso de suma importancia de estos poderoso instrumentos era para salir del cuerpo físico y viajar en el astral, para hacer proyecciones mentales, e incluso para visitar otros planetas de nuestro sistema solar y ponerse en contacto con sus espíritus.

Se cree que con la ayuda de los cuencos tibetanos los lamas, monjes y maestro avanzados en las practicas esotéricas, eran capaces de entrar en contacto con el centro espiritual más sagrado de nuestro planeta - Shambhala.

Se especula que en gran medida como el sonido viaja desde el centro del cuenco hacia el mundo exterior, los meditadores experimentados escuchan los sonidos de los cuencos y los sonidos de los cánticos y mantras del ritual, y a través de esas poderosas frecuencias de sonidos y del poder de los mantras estos pueden proyectarse y viajar por el mundo astral sin tener que salir físicamente del área donde se está efectuando la ceremonia o ritual.

Esos rituales son secretos y no se llevan a cabo con frecuencia. La forma correcta de tocar los cuencos tibetanos nunca ha sido revelada al público. Estos rituales tampoco han sido vistos por los monjes con menos experiencia.

Podemos pensar en una serie de razones, pero en realidad los que están familiarizados con las tradiciones espirituales esotéricas, saben que el sonido genera frecuencias vibracionales que tienen el poder para transformar la estructura atómica de la materia.

Hay más de 50 variedades diferentes de cuencos tibetanos. Desde hace mucho tiempo parece que se ha perdido la antigua técnica de la producción de esos cuencos. Diversas fuentes hablan de que se han utilizados hasta 15 diferentes metales en la aleación de metales utilizados para la construcción de los cuencos tibetanos. Hay especulaciones de que uno de los metales utilizados en la fabricación de estos cuencos es el hierro proveniente de los meteoritos.

Según las leyendas locales, los meteoritos encontrados en el Tíbet viajan a través de un ambiente muy pobre en oxígeno debido a la altitud de las montañas, se dice que su composición difiere de los meteoritos encontrados en otras partes del mundo. Tal vez esta podría ser una de las claves que se le atribuye a los poderes curativos de los cuencos tibetanos.

¿Cómo utilizar los cuencos tibetanos para la meditación?

Los sonidos producidos por los cuencos tibetanos son muy efectivos para establecer el estado mental de meditación de Alfa. Por medio de sus sonidos armónicos se establece una paz interior que abre la mente a nuevas ideas y conceptos y a su vez promueven la relajación física y ayudan aliviar el estrés. El sonido armónico puede transportar a la persona a otras dimensiones y a estados elevados de conciencia.

La mejor manera de producir sonidos con el cuenco tibetano es moviendo la baqueta de madera (mallet) en la dirección de las agujas del reloj alrededor del borde exterior del cuenco o tazón. Aplique una presión uniforme a medida que va tocando el cuenco y moviendo la baqueta de madera y permita que gradualmente se baya incrementando el volumen del sonido. Al principio el sonido que sale del cuenco tibetano puede servirle como punto de concentración y para que enfoque su atención.

Los sonidos producidos por los cuencos tibetanos ofrecen beneficios que son observados a nivel físico. Elevan la energía vital, equilibran la circulación arterial, ayudan en el rejuvenecimiento de la piel y alivian el dolor. Ha habido casos donde personas han obtenido sanación y transformación de bloqueos psíquicos y que han podido liberarse de energías negativas del pasado.

De modo que el sonido de los cuencos tibetanos es un tipo de medicina que genera la energía que crea el espacio sagrado donde las personas pueden recuperarse de los trastornos del estrés, el dolor, la depresión, problemas emocionales y muchas otras condiciones.

Una regla muy importante. Nunca toque el cuenco tibetano en sentido contrario al movimiento de las manecillas del reloj o hacia la izquierda. La dirección espiritual adecuada y la actitud desinteresada, es el movimiento hacia la derecha. Cuando nuestros chakras están equilibrados y sanos, giran en la dirección de las manecillas del reloj, o sea en la dirección beneficiosa, hacia la derecha.

En conclusión los sonidos de los cuencos de cristales de cuarzo puro, los cuencos de piedras preciosas y semi preciosas de alquimia y los cuencos tibetanos generan patrones de frecuencias específicas que armonizan con la frecuencia vibracional producida por el sonido del "AUM" o "OM".

Esos sonidos generan frecuencias que tienen resonancia con el sistema nervioso simpático y a su vez las ondas cerebrales se sincronizan con la frecuencia vibracional que es producida por los sonidos de los cuencos. Las vibraciones armónicas activan y estimulan los reflejos del sistema nervioso para que se efectúe el proceso de relajación y se hace más lenta la respiración, el ritmo del cerebro, el ritmo cardiaco y se disipa el dolor creando una profunda sensación de bienestar.

Tanto los cuencos de cristales de cuarzo puro, como los cuencos de alquimia y los cuencos tibetanos son una parte esencial para las terapias de sonidos. Todas estas son herramientas de gran valor que complementan la medicina vibracional integral de hoy y especialmente son muy efectivas cuando se combinan sus sonidos con los sonidos de vocales producidas por la voz humana. Por medio de estas técnicas se producen poderosos sonidos que generan frecuencias vibracionales que alivian el estrés, el dolor y estimulan el proceso natural de sanación en todos los sistemas del cuerpo, la mente y el espíritu.

24
El poder de resonancia del cuerpo humano

El Dr. Daniel David Palmer y la ciencia quiropráctica.

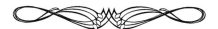

El cuerpo humano tiene un gran potencial de resonancia.

El cuerpo humano está compuesto de millones y millones de minerales y cristales.

Nuestros huesos están hechos de calcio, magnesio, sílica, acido fólico y una combinación de colágeno, el cual es una proteína en forma espiral de doble hélice. Estos minerales forman unos marcos de cristales de fosfato de calcio, los que se definen como cristales de apatita (apatita crystal).

La masa ósea de los huesos de nuestro cuerpo es muy similar a la estructura molecular de los cuencos de cristales de cuarzo puro. Somos seres hechos con una composición bioquímica natural de minerales y cristales que dan formación a nuestros huesos.

También esos minerales cristalinos viajan a través de la sangre por las arterias, venas y capilares a través de todos los sistemas internos de

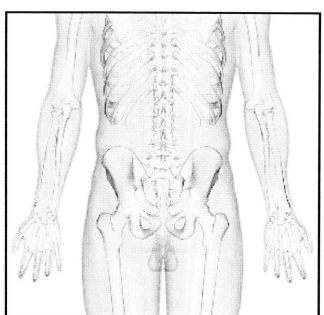

Ilustración de la masa ósea (huesos) del cuerpo humano.

Las Fuerzas Sanadoras de los Sonidos y Vibraciones Armónicas

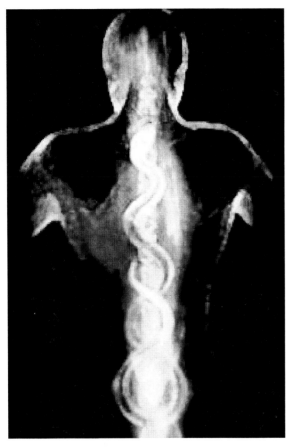

Ilustración de la difusión de energía vibracional a través del sistema nervioso central.

nuestro cuerpo. Nuestra fisionomía interna es de naturaleza cristalina, somos seres de cristales y debido a eso somos afectados por las vibraciones y las frecuencias producidas por los sonidos; especialmente por los sonidos producidos por los cuencos de alquimia hechos de cuarzo puro, y por los que están hechos en combinación con piedras preciosas y semipreciosas.

Cuando trabajamos con los cuencos de cristales de cuarzo puro en combinación con los sonidos producidos por la voz humana, las frecuencias de sonidos y vibraciones producen una resonancia en la estructura ósea cristalina de los huesos.

Esas vibraciones tienen un efecto directo en la columna vertebral. Las vibraciones son difundidas a lo largo de todo el sistema nervioso central, los tejidos, órganos y sistemas del cuerpo humano.

Esas frecuencias vibracionales también tienen un efecto directo a nivel celular, en la sangre, el sistema circulatorio, sistema endocrino y contribuyen equilibrando y activando los chakras.

El Dr. D.D. Palmer es conocido como **el padre y fundador de la ciencia quiropráctica.** El declaró que esta rama de la ciencia **está fundada en tonos.** Cuando la columna vertebral pierde su tono original el resultado es lo que los quiroprácticos llaman subluxación o una dislocación parcial de las vértebras que afecta el sistema nervioso y todos los tejidos que le rodean.

El Dr. Daniel David Palmer (7 de Marzo del 1845 – 20 de Octubre de 1913) Nació en Pickering, Ontario, Canadá, donde estudió y luego se trasladó a los Estados Unidos en 1865.

24 • *El poder de resonancia del cuerpo humano*

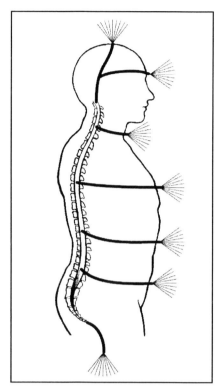

Ilustración de los chakras y la conexión con el sistema nervioso central (columna vertebral).

Cuando hay bloqueos en las vértebras, el flujo de la energía Chi, Prana o Ki **NO** puede viajar eficientemente a través del sistema nervioso central hacia los órganos y se originan las enfermedades. Cuando se restauran las vértebras afectadas y se logra establecer su alineación correcta, la persona recobra su salud.

El Dr. Daniel David Palmer para el 1880 trabajó con la energía magnética vibracional en su práctica de sanación y fue un gran espiritualista, muy activo en la práctica del espiritismo. D. D. Palmer declaró que en una sesión espiritista de mesa blanca, recibió un mensaje del espíritu del Dr. Jim Atkinson indicándole los principios para que fundara la ciencia quiropráctica.

Las vértebras difieren en tamaño, forma y peso. Cada vértebra tiene su propia frecuencia vibracional. La columna vertebral humana puede ser visualizada como un instrumento musical.

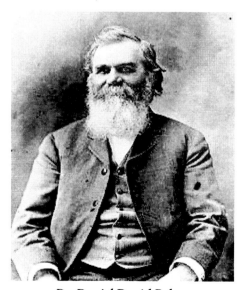

Dr. Daniel David Palmer

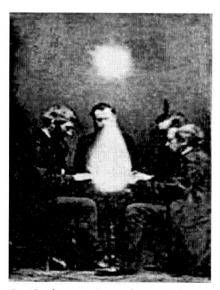

Sesión de espiritismo de mesa blanca.

Las Fuerzas Sanadoras de los Sonidos y Vibraciones Armónicas

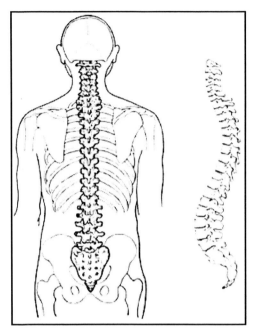

***Ilustración de la curvatura de la
columna vertebral del ser humano.***

La columna vertebral parece como una ola vertical. Las frecuencias de sonidos son transferidas desde arriba hacia abajo y desde abajo hacia arriba a través de todo el sistema nervioso espinal. Se produce un tipo de eco entre la curvatura primaria y secundaria por el cual se mantiene un balance del funcionamiento e integridad estructural del sistema nervioso central.

25
Las fuerzas sanadoras de los sonidos y vibraciones armónicas

La armonización de los meridianos y chakras por medio de la música CD de la producción "Las Fuerzas Sanadoras de los Sonidos y Vibraciones Armónicas".

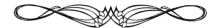

La producción del CD Las Fuerzas Sanadoras de los Sonidos y Vibraciones Armónicas ha sido programada con frecuencias de sonidos específicos para equilibrar los chakras, meridianos y todos los sistemas del cuerpo

En 2004 tuve la tarea de producir un CD con sonidos armónicos de vocales utilizando mi voz, los cuencos de cristales de cuarzo puro y cuencos tibetanos. A esa grabación la titulé **"Las Fuerzas Sanadoras de los Sonidos y Vibraciones Armónicas"**.

En el CD también incorporé los sonidos de delfines, ballenas, pájaros tropicales, el coquí, y los sonidos producidos por los cinco elementos básicos de la Madre Tierra. Esta es una producción musical del género nueva era, creada con arreglos musicales originales y con fondos musicales que logran transportar a las personas en un viaje revitalizador que armoniza todos sus **centros energéticos o chakras.**

La armonía de los sonidos de esta grabación CD produce una sensación relajadora que ayuda a balancear la energía del cuerpo etérico, mental y físico y a la vez contribuye a mejorar la salud.

Las Fuerzas Sanadoras de los Sonidos y Vibraciones Armónicas

El CD "Las Fuerzas Sanadoras de las Vibraciones y Sonidos Armónicos" es una terapia de sonido que produce los siguientes beneficios

Revitalizan y limpian las energías desarmonizadoras en el área donde este CD sea escuchado, expande los espacios, limpia y armoniza su campo energético (el cuerpo holográfico y cuerpo áurico). Limpia su mente y cuerpo de emociones de tensión y estrés, balancea y armoniza los pensamientos, sentimiento y los chakras. Estimula la intuición, aumenta el optimismo y buen estado de ánimo y activa el sentido de la percepción.

La manera más efectiva de oír el CD **"Las Fuerzas Sanadoras de los Sonidos Armónicos"** es sentándose o recostándose en un lugar tranquilo por unos 15 o 20 minutos, mínimo. Si es posible, 30 minutos sería todavía más efectivo. Se recomienda que la persona cierre sus ojos, se relaje y escuche el álbum. Visualice y sienta los sonidos y frecuencias vibracionales viajando dentro de su cuerpo, como si fueran las olas del agua en el océano o las brisas del viento que mueven los árboles en la naturaleza. Sienta la energía de chi o qi de vida moviéndose en armonía con las poderosas frecuencias de los sonidos armónicos, desbloqueando, regenerando y llenando de energía revitalizadora a todas las células, órganos y sistemas de su cuerpo por medio de la estimulación de los chakras.

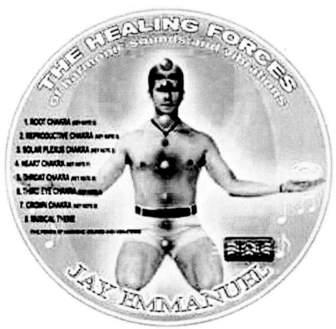

El CD "Las Fuerzas Sanadoras de los Sonidos y Vibraciones Armónicas".

Todo el universo macrocósmico y nuestro universo microcósmico está en constante estado de vibración. Los sonidos armónicos que son generados por esta grabación CD tocarán todas las fibras de su ser, estimularán el proceso natural de sanación de su cuerpo, mente y espíritu. Usted lograra activar un estado de armonía, paz y serenidad en todos los niveles de su ser.

En Octubre del 2004 participé junto con el Dr. Masaru Emoto en una conferencia, concierto y activación que se llevó a cabo en las Naciones Unidas organizada por la Reverenda Susana Bastarrica, la cual era la presidenta y coordinadora del departamento de actividades culturales del capítulo de Feng Shui de esa institución.

Esa presentación se llevó a cabo muy exitosamente con motivo de la celebración de **La Vigilia de la Paz Mundial,** seguido por un gran concierto que se efectuó en la misma semana en el Parque Central de Nueva York. Después de esta celebración, el Dr. Masaru Emoto llevó consigo el CD **"Las Fuerzas Sanadoras de los Sonidos y Vibraciones Armónicas"** a su país natal Japón y lo sometió a análisis en su laboratorio, donde se hacen estudios y análisis del efecto de los sonidos y de las frecuencias vibracionales sobre el elemento agua H_2O.

El 5 de noviembre del 2004 el Dr. Masaru Emoto, autor del libro **Mensajes en el Agua,** en su laboratorio en Japón, expuso 50 muestras de agua destilada en placas de Petri a la música de todo el CD **Las Fuerzas Sanadoras de los Sonidos y Vibraciones Armónicas.** El congeló las 50 muestras de agua, las observó bajo un microscopio electrónico y logró fotografiar 24 patrones hexagonales de este CD. Este análisis procesado por el Dr. Emoto se puede ver en la página **healingpowerofharmony.com**, en la sección **"Análisis de Sonidos"** (sounds analysis).

El propósito de esta grabación se expresa en el poema de la canción que se encuentra en el tema número 8 de esta grabación CD.

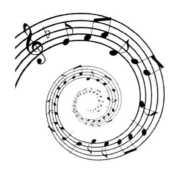

Sonidos y Vibraciones Armónicas

Abre tu corazón al poder de las vibraciones,
Abre tu mente al poder del sonido armónico,
Todo en el universo está en estado de vibración,
Es el reflejo de la conciencia de Luz de Dios.

Abre tus ojos al poder de la luz divina,
Abre tu mente al poder de los pensamientos creativos,
Cada pensamiento creado por tu mente,
Está en estado de vibración,
Es el reflejo de la conciencia de tu ser…

Frecuencias armónicas se convierten en luz,
Y siete colores forman el arco iris,
Y todos los espacios se llenan de amor,
La fuerza más poderosa de todo el universo.
(Música y letra: Jay Emmanuel Morales)

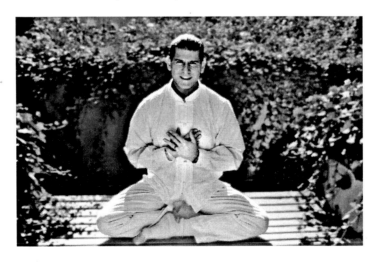

26
Análisis de los sonidos y la música

Fotografías del análisis de los sonidos producidos por la músca del CD "Las Fuerzas Sanadoras de los Sonidos y Vibraciones Armónicas" por el Laboratorio del Dr. Masaru Emoto en Japón el 5 de noviembre del 2004.

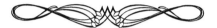

Fotografías del análisis de los sonidos producidos por la música del CD "Las Fuerzas Sanadoras de los Sonidos y Vibraciones Armónicas".

Las siguientes son las fotografías obtenidas de los análisis de los sonidos armónicos producidos por los 8 temas en el CD **"Las Fuerzas Sanadoras de los Sonidos y Vibraciones Armónicas",** procesado por el director del instituto de Investigaciones I.H.M., el Dr. Masaru Emoto en Japón el 5 de noviembre del 2004.

La fotografía tomada en el laboratorio del Dr. Masaru Emoto en Japón en el 2004 de la música del CD Las Fuerzas Sanadoras de los Sonidos y Vibraciones Armónicas para el **1er Tema** del CD: **El Chakra de la Raíz, Tono Musical DO (C), Frecuencia 396 Hz = 9.**

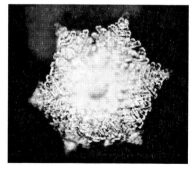

1er Chakra: MULADHARA

Las Fuerzas Sanadoras de los Sonidos y Vibraciones Armónicas

La fotografía tomada en el laboratorio del Dr. Masaru Emoto en Japón en el 2004 de la música del CD Las Fuerzas Sanadoras de los Sonidos y Vibraciones Armónicas para el **2do Tema** del CD: **El Chakra Reproductivo, Tono Musical RE (D), Frecuencia 417 Hz = 3**

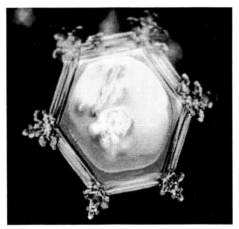

2do Chakra: SVADHISTANA

La fotografía tomada en el laboratorio del Dr. Masaru Emoto en Japón en el 2004 de la música del CD Las Fuerzas Sanadoras de los Sonidos y Vibraciones Armónicas para el **3er Tema** del CD: **El Chakra del Plexo Solar, Tono Musical MI (E), Frecuencia 528 Hz = 6**

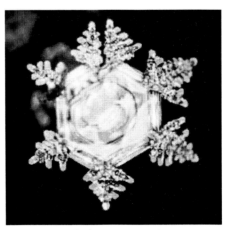

3er Chakra: MANIPURA

La fotografía tomada en el laboratorio del Dr. Masaru Emoto en Japón en el 2004 de la música del CD Las Fuerzas Sanadoras de los Sonidos y Vibraciones Armónicas para el **4to Tema** del CD: **El Chakra del Corazón, Tono Musical FA (F), Frecuencia 639 Hz = 9**

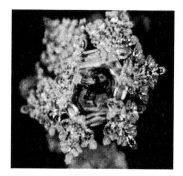

4to Chakra: ANAHATA

La fotografía tomada en el laboratorio del Dr. Masaru Emoto en Japón en el 2004 de la música del CD Las Fuerzas Sanadoras de los Sonidos y Vibraciones Armónicas para el **5to Tema** del CD: **El Chakra de la Garganta, Tono Musical SOL (G), Frecuencia 741 Hz = 3**

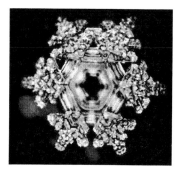

5to Chakra: VISHUDDHA

La fotografía tomada en el laboratorio del Dr. Masaru Emoto en Japón en el 2004 de la música del CD Las Fuerzas Sanadoras de los Sonidos y Vibraciones Armónicas para el **6to Tema** del CD: **El Chakra del Tercer Ojo, Tono Musical LA (A) Frecuencia 852 Hz = 6**

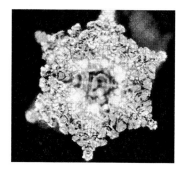

6to Chakra: AJNA

Fotografía tomada en el laboratorio del Dr. Masaru Emoto en Japón en el 2004 de la música del CD Las Fuerzas Sanadoras de los Sonidos y Vibraciones Armónicas para el **7mo Tema** del CD: **El Chakra Coronario, Tono Musical SI (B) Frecuencia 963 Hz = 9**

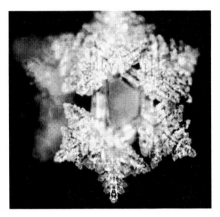

7mo Chakra: SAHASRARA

Fotografía tomada en el laboratorio del Dr. Masaru Emoto en Japón en el 2004 de la música del CD Las Fuerzas Sanadoras de los Sonidos y Vibraciones Armónicas para el **8vo Tema** del CD, titulado **Sonidos y Vibraciones Armónicas.**

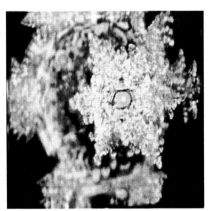

Sonidos y Vibraciones Armónicas
(Tema Musical del CD)

El **Dr. Masaru Emoto,** científico japonés, descubrió que las moléculas de agua pueden ser alteradas por las frecuencias de sonidos y las vibraciones producidas por nuestros pensamientos, por los sonidos producidos por medio del poder de la palabra cuando hablamos, cuando cantamos y también por medio de la música producida por instrumentos musicales. El tituló su trabajo **Los Mensajes Ocultos del Agua.**

El Dr. M. Emoto demostró que las moléculas de agua reflejan nuestras emociones, sentimientos y palabras. El agua está viva y responde a nuestras emociones.

Cuando el agua está expuesta a música melodiosa y con ritmo armónico, al igual que cuando utilizamos palabras como amor, gratitud, sabiduría y orden divino, el agua forma bellísimos cristales hexagonales. Lo opuesto ocurre cuando se utilizan palabras negativas como estúpido, odio, coraje, miedo, enfermedad, etc., el agua adquiere una forma completamente desorganizada y se forman aglomeraciones moleculares deformadas. El agua también adquiere una forma completamente desorganizada cuando es expuesta a música que no es armónica, como la música rock, metálica (heavy metal), el rap y otro tipo de música con mensajes negativos.

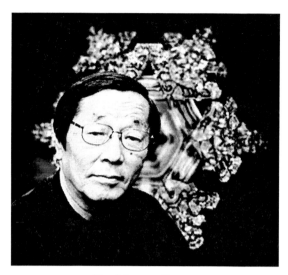

Dr. Masaru Emoto

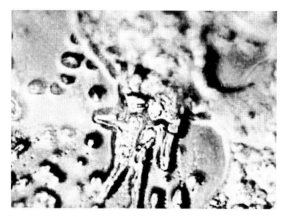

Fotografía de agua que ha sido expuesta a las palabras con frecuencias negativas, "usted me enferma, yo lo mataré".

Los experimentos de Masaru Emoto han demostrado que cuando el agua es expuesta a la música clásica y a la música armónica de La Nueva Era, las moléculas de agua se organizan y forman bellísimas figuras geométricas hexagonales.

Se ha comprobado científicamente que la palabra tiene mucha fuerza alterando la estructura molecular del agua. Es imperativo que nos aseguremos de los pensamientos y emociones que expresamos por medio de las palabras que incorporamos en nuestro vocabulario cuando hablamos. Las palabras tienen el poder para crear y también tienen poder para destruir.

El elemento de más abundancia en nuestro cuerpo es el agua H_2O y por medio de este elemento se efectúan la gran mayoría de las reacciones bio-químicas a nivel celular dentro de nuestro cuerpo. La masa encefálica de nuestro cerebro en su gran mayoría es agua H_2O. Los pensamientos generan una conducción de frecuencia vibracional electromagnética que viaja más rápido que la velocidad de la luz a través de las células especializadas del sistema nervioso hasta llevar a estimular los sensores de nuestra laringe y lengua y se produce el sonido que da origen a la palabra.

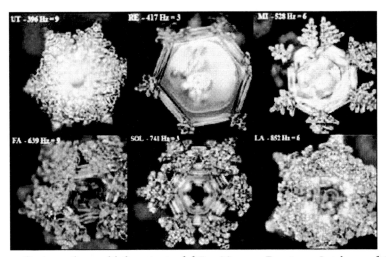

Fotografía tomada en el laboratorio del Dr. Masaru Emoto en Japón en el 2004 de la música del CD "Las Fuerzas Sanadoras de los Sonidos y Vibraciones Armónicas".

Todo ese sofisticado procedimiento se lleva acabo a través del conductor y solvente universal el elemento agua H2O. Debido a esto, es necesario que tomemos conciencia de que cuando hablamos creamos frecuencias de sonidos que son grabadas en la memoria celular del ADN, en muchas áreas del cuerpo y también quedan grabadas en el ambiente que nos rodea. Por medio de nuestras palabras generamos poderosos sonidos que activan frecuencias vibracionales que tienen el poder de alterar la estructura atómica de toda la materia.

Mi teoría se basa en lo siguiente: El cuerpo humano se compone de 75% a 89% de agua. Las frecuencias de sonidos tienen un efecto muy directo en la molécula de agua.

Cuando los cuencos de cristales de cuarzo son colocados sobre el cuerpo de una persona o son tocados cerca del cuerpo de una persona, las altas frecuencias de sonidos producen una separación de moléculas, lípidos y de las cristalizaciones de minerales dentro del cuerpo. Esto contribuye en la estimulación del proceso natural de sanación de todo el sistema bio-físico a nivel celular.

También cuando la persona utiliza el poder de su voz y vocaliza sonidos de vocales o mantras específicos que tienen resonancia con los chakras y aplica el uso de la escala musical del Solfeo Antiguo, las frecuencias de sonidos producen una separación de moléculas y cristalizaciones de minerales dentro del cuerpo a nivel del plasma celular. Al igual se activa equilibrio entre la mente y el cuerpo contribuyendo a un buen estado de salud.

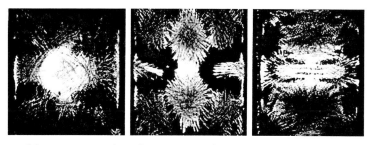

Imagen del agua sometida a frecuencias vibracionales por medio de sonidos.

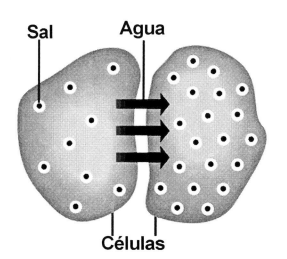

Los sonidos producen frecuencias vibracionales que alteran las moléculas de agua y de lípidos dentro del cuerpo. Cuando las moléculas se aglomeran dentro de la célula se les hace difícil a esas moléculas salir de adentro de la célula hacia fuera de la misma. De igual manera, cuando las moléculas se aglomeran fuera de la célula se les hace difícil poder pasar a través de la membrana celular para entrar en la célula.

Estudios científicos han demostrado que las frecuencias de sonidos armónicos específicos producen energía vibracional que separan la aglomeración de moléculas, permitiendo que éstas puedan pasar con mayor facilidad a través de la membrana celular y también esto permite mejor comunicación entre las células.

De esa manera, los desperdicios que se encuentran dentro de la célula, pueden salir ha-

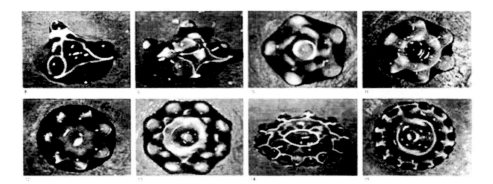

cia fuera con mayor facilidad y los productos de nutrición que viajan en el torrente sanguíneo pueden entrar a la célula a través de la membrana celular con mayor facilidad.

Todo esto se debe a que los sonidos armónicos producen poderosas ondas de frecuencias vibracionales que separan la aglomeración de las moléculas, permitiendo que éstas se muevan con más eficiencia y rapidez. Se incrementa la comunicación entre las células, se activa el proceso de desintoxicación de las mismas y se activa el proceso natural de sanación de todos los sistema biofísicos del cuerpo. Este proceso es conocido en términos científicos como **electroporación.**

El efecto de las frecuencias de sonidos sobre las moléculas del agua

Los sonidos producen frecuencias vibracionales que crean formaciones geométricas a nivel físico. Los sonidos y vibraciones pueden alterar la estructura atómica molecular del agua H_2O, minerales y lípidos creando una variedad de formas geométricas.

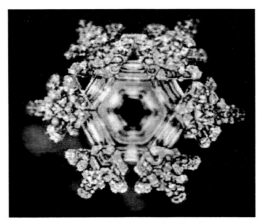

Estructura hexagonal de la molécula de agua, H_2O.

El pensamiento positivo emite ondas de frecuencias vibracionales muy poderosas que crean figuras geométricas en el agua y de la misma manera ayuda a moldear el mundo que nos rodea.

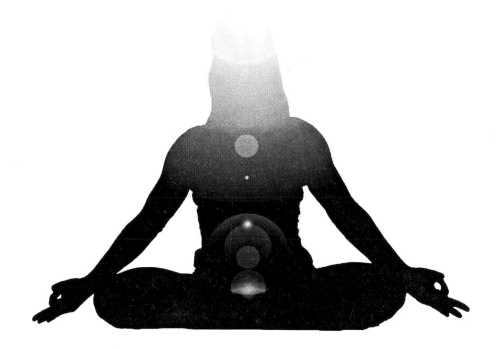

27
Efectos de los sonidos sobre la materia

Los científicos Ernst Chladni, Hans Jenny, M.D. y el efecto de cimática.

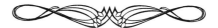

La investigación científica del efecto de los sonidos sobre la materia

Los sonidos tienen efectos alterando la estructura atómica de la materia. El científico alemán **Ernst Chladni** (1756-1827), hace más de doscientos años, demostró que

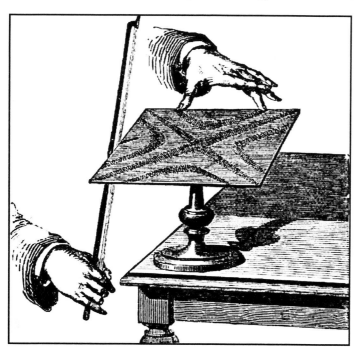

los patrones geométrico podrían ser formados en una placa de metal cubierto con arena cuando un arco de violín se toca haciendo fricción en movimiento con el borde de la placa. Ernst Chladni es conocido como el padre de la investigación acústica, debido a su trabajo en la matemática de las ondas sonoras.

En el siglo XX, el **Dr. Hans Jenny** (16 de agosto del 1904 – 23 de junio del 1972) médico, investigador y artista suizo fue intrigado por los patrones de Chladni y dedicó catorce años estudiando y haciendo experimentos de las formas esculpidas puramente por el sonido.

El **Dr. Hans Jenny** demostró por medio de sus experimentos científicos que se forman diferentes formas geométricas cuando las partículas de diferentes elementos eran sometidas a frecuencias de sonidos. Se pudo verificar el efecto cuando se depositaban sobre planchas de metales materiales como la harina, arroz, polvo de maíz, líquidos y grasas.

Las intensas frecuencias de sonidos hacen que esas sustancias dancen y dan origen a diferentes formas geométricas y simétricas como hexágonos, pentágonos, líneas rectas, líneas curvas, circunferencias y muchas otras formas. Estos patrones geométricos parecen imitar los eventos astrofísicos, geológicos, biológicos y atómicos.

Jenny fotografió miles de esas formas que se dieron a conocer en su investigación. Alguno de los modelos parecían galaxias espirales giratorias o llamaradas solares, otros como flores floreciendo o la función de las amebas. El trabajo de Jenny demostró claramente que no solo el sonido activa movimiento, pero si también da origen a las formas. A Hans Jenny se le conoce como el padre del **estudio de los fenómenos de ondas de frecuencias de sonidos.** El le llamó **cimática** (Cymatics) a su trabajo científico.

Hans Jenny publicó el primer volumen de sus trabajos científicos de cimática en 1967 y en 1972, publicó el segundo volumen.

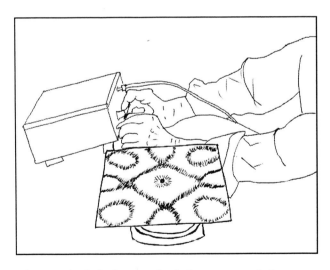

Ilustración de la formación de figuras geométricas por medio del fenómeno de ondas de frecuencias de sonidos (cimática).

Ese efecto de cimática (cymatics) ha de efectuarse también dentro del cuerpo humano cuando es expuesto a frecuencias de sonidos. Las frecuencias de sonidos penetran el cuerpo humano, estimulan el movimiento de las moléculas de agua, minerales y lípidos, y al igual deben modificar su comportamiento.

Se ha observado una reducción de la tensión del tejido conectivo, alivio de dolores, alivio de tensión emocional y recuperación de muchas condiciones físicas cuando la persona es expuesta a **"Las Fuerzas**

Sanadoras de los Sonidos y Vibraciones Armónicas". Otro efecto es que estimula los hemisferios del cerebro equilibrándolos, también activa el estado mental de relajación de alfa, a su vez modifica los pensamientos y el estado de conciencia de la persona.

Los sonidos armónicos específicos producen frecuencias vibracionales que modifican la densidad superficial del agua y líquidos permitiendo que las moléculas, minerales y otras sustancias se desplacen con mayor facilidad.

Un ejemplo: He observado ciertos efectos en mis experimentos con las frecuencias vibracionales sobre diferentes elementos. Cuando coloco agua y aceite dentro en un cuenco de cristal de cuarzo puro y comienzo a tocar o hacer sonar el cuenco, he observado que las intensas frecuencias vibracionales producidas por el cuenco, hacen que el aceite se separe en pequeñas moléculas, dando formación a burbujas de aire muy diminutas. El aceite se fragmenta y se difunde a través del agua haciendo que se desplace y que tenga menor densidad superficial.

El efecto de los sonidos y vibraciones armónicas sobre los átomos, moléculas, células y el cuerpo

Los sonidos y vibraciones armónicas pueden arreglar la estructura atómica de nuestra conciencia y también de nuestro cuerpo magnético, cuerpo energético, sub-átomos, átomos, moléculas y todas las células de nuestro cuerpo.

En el budismo y el hinduismo, la repetición de mantras y del nombre de Dios, haciendo uso de sonidos específicos, elimina de nuestra conciencia el coraje, el odio, el egoísmo, la lujuria, etc. Se produce una fuerza magnética vibracional sanadora muy poderosa que armoniza el espíritu, la mente y el cuerpo.

Por medio de la repetición de mantras y afirmaciones en combinación con sonidos armónicos la mente se purifica y transporta a la persona al estado mental de Alfa de paz, serenidad, alegría interna y armonía. Este estado mental de alfa acelera muy efectivamente el proceso natural de sanación de nuestro cuerpo, mente y espíritu. En la filosofía oriental esta práctica conecta a la persona con la energía sanadora universal que es emanada por la **Inteligencia Cósmica Universal o Dios (en el estado de alfa se potencializa el poder del pensamiento).**

Las Fuerzas Sanadoras de los Sonidos y Vibraciones Armónicas

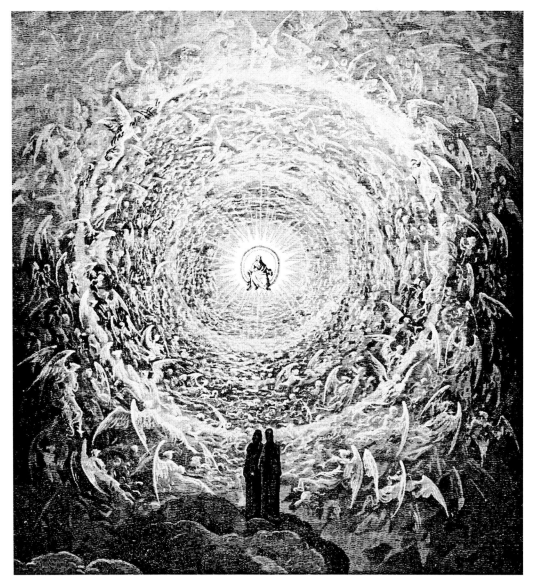

Ilustración del arquetipo simbólico de la conexión con la Inteligencia Cósmica Universal. (La Inteligencia Cósmica o Dios no tiene forma, es Energía Divina Pura).

28
El efecto curativo de la meditación

Los efectos curativos de la oración, la meditación y la conexión con la matriz de la creación.

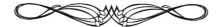

El efecto curativo de la meditación.

En 1993, miembros del grupo de Meditación Trascendental, efectuaron estudios científicos sobre los efectos de la meditación masiva para reducir la violencia y el crimen. Se reunieron aproximadamente 4,000 meditadores de diferentes culturas. El resultado fue asombroso debido a que estudios estadísticos demostraron que la energía creada por esa meditación, generó una red de ondas de frecuencias vibracionales tan poderosa que redujo la violencia y el crimen casi a cero.

Si un gran número de personas en nuestro planeta mantralizan o cantan cánticos con mensajes de paz, armonía y buena voluntad para todos los seres del planeta, se transmite una poderosa frecuencia vibracional cósmica que creara cambios muy positivos para todos los seres que habitamos en la Tierra. En otras palabras se transmite una frecuencia vibracional colectiva que activa un gran campo energético o aura de protección sobre todos los seres de nuestro planeta.

El efecto curativo de la oración

Hay un axioma espiritual que dice que lo que ponemos en nuestra mente y en el corazón se hará realidad. Es por eso que nuestros pensamientos, los mensajes que recibimos en los sueños, nuestras esperanzas y visiones son muy importantes. Lo que pensamos y la intención que enfocamos mientras oramos o decretamos hace una gran diferencia en la eficacia de nuestras oraciones. Es la conexión de la mente y el cuerpo. Si nuestra mente se concentra en nuestro Ser Superior o en la llama de luz que nace de nuestro corazón mientras oramos, energizaremos con luz y lograremos manifestar paz, armonía, buena salud, situaciones creativas y orden divino a donde quiera que se envíe la oración.

Cuando oramos y principalmente cuando oramos en voz alta, se crean poderosas frecuencias de sonidos armónicos que pueden lograr plasmar los objetivos deseados. Por ejemplo, cuando oramos para activar sanación en nosotros mismos y al igual sanación para algún ser querido que está en necesidad de ayuda física y espiritual, o cuando oramos por la paz, armonía y buena voluntad de todos los seres en el planeta Tierra, esas frecuencias vibracionales son difundidas a través del cosmos y ayudan a neutralizar cualquier energía desarmonizadora que pueda crear caos o energía destructiva.

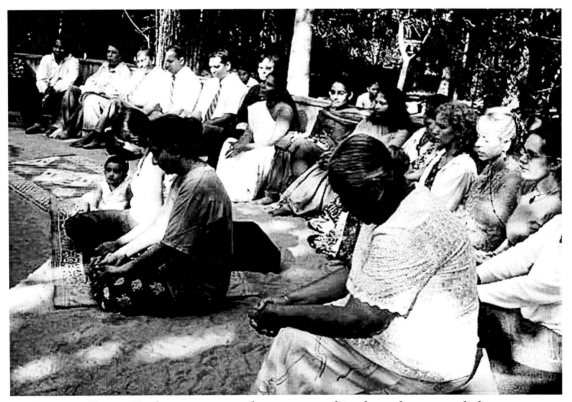

Ilustración de un gran grupo de personas meditando por la paz mundial.

La Fuerza Creadora Universal o Inteligencia Infinita Universal responde a nuestras oraciones cuando éstas salen de la pura esencia de nuestro corazón.

La meditación por medio de "Las Fuerzas Sanadoras de los Sonidos y Vibraciones Armónicas"

La meditación por medio de **"Las Fuerzas Sanadoras de los Sonidos y Vibraciones Armónicas"** tiene efectos muy poderosos para activar paz, armonía, energía creativa y estimula el poder natural de sanación de nuestro cuerpo, de nuestra mente y también ayuda a neutralizar cualquier energía negativa del medio ambiente.

Por medio de **"El Poder de las Fuerzas Sanadoras de los Sonidos y Vibraciones Armónicas" y de la meditación** se logra activar un poderoso estado de paz y de equilibrio interno que activa nuestro poder natural para transmutar las energías negativas producidas por el estrés, traumas emocionales, enfermedades, problemas económicos y también ayuda a eliminar emociones de miedo, odio y resentimiento.

La meditación por medio del poder de "Las Fuerzas Sanadoras de los Sonidos y Vibraciones Armónicas" produce transformación física y mental

La constitución física y mental de la persona cambia durante el proceso de la meditación por medio de **"Las Fuerzas Sanadoras de los Sonidos y Vibraciones Armónicas"**. La gente vive con el elemento de agua y la energía del fuego en su interior. De forma natural la energía del elemento agua baja y la energía del elemento Fuego se eleva. Sin embargo, cuando la persona practica la meditación con **"Las Fuerzas Sanadoras de los Sonidos y Vibraciones Armónicas"** esta tendencia se invierte: La energía del agua se eleva hacia la parte superior del cuerpo y la energía del fuego se mueve hacia la parte inferior de este.

Mientras pasa el tiempo, esta inversión se acelera. Cuando la constitución física de la persona se transforma totalmente, la energía de fuego desciende hacia la parte inferior del cuerpo hasta casi extinguirse y la energía del agua sube con mucha fuerza hacia la parte superior del cuerpo.

Hablando del movimiento de energía; la energía del agua viaja hacia arriba a lo largo de la columna vertebral de la persona que está sentada y meditando por un largo periodo. Este movimiento se siente como si diez mil hormigas caminaran muy sutilmente dentro de su piel. La energía qi o chi del agua produce una sensación ascendente desde el nivel celular hasta difundirse en el flujo sanguíneo.

Dentro del cuerpo la humedad se extrae por medio de la energía de qi o chi. Cuando la energía qi o chi es activada, la energía del agua se mueve de forma ascendente. Si este proceso continua durante tiempo suficiente, su constitución física cambia completamente. Otro resultado de la transformación es el enfriamiento del punto entre la cejas, como si hubiera colocado hielo en ese punto.

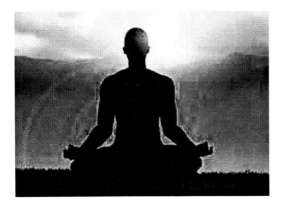

Además, una energía muy pura se extiende hacia arriba, hacia el vértice de la coronilla de la cabeza. El vértice, que se conoce también como "el orificio o el agujero de ratón", es el lugar por donde la energía pasa. La meditación le permite sentir el movimiento de la energía a través del orificio o agujero de ratón. Esa apertura es el vértice por donde la energía muy pura se extiende hasta llegar al cielo y al universo.

Por medio del trabajo interno disciplinado y a través del tiempo de evolución personal, se puede logra activar el estado de iluminación. En resumen, cuando la persona se ilumina y cuando su constitución física es transformada por completo con el descenso de la energía del fuego y la ascensión de la energía del agua en aumento, la energía pura y limpia se extiende hacia el cielo y el universo. La constitución humana puede cambiar radicalmente.

Mediante el uso de **"Las Fuerzas Sanadoras de Los Sonidos y Vibraciones Armónicas"** en combinación con los mantras en las meditaciones, se crea un ambiente muy equilibrado dentro de nuestra propia conciencia. Los sonidos y vibraciones armónicas tienen profundos efectos sobre nuestra mente, que nos permiten adquirir un nuevo modo de pensar. Cuando hablamos producimos sonidos. Los pensamientos también producen sonidos ultrasónicos no audibles. Así que con el fin de hacer cambios importantes en nuestra vida, tendríamos que hacer cambios en el patrón de pensamientos y sonidos que se crean dentro de nuestra propia conciencia.

¿Cómo se debe de efectuar la meditación?

En la meditación nos sentamos en la posición llamada flor de loto o en una silla con los pies tocando la tierra y las manos mirando hacia arriba y descansando sobre los muslos (si medita en una silla asegúrese de no cruzar los pies). La espina dorsal debe de permanecer alineada en forma vertical, pero sin rigidez ni tensión.

Lentamente inhalamos y exhalamos rítmicamente cuatro veces, muy relajados. Visualizamos la energía de los rayos dorado, plateado y blanco que vienen del centro del universo hacia el chakra de la corona, tercer ojo, cerebelo, garganta, timo y lo llevamos al chakra del corazón.

Desde el centro de la Madre Tierra visualizamos los rayos dorado, plateado, blanco y azul y lo subimos por el chakra de la raíz, chakra reproductiva, chakra del plexo solar y lo dirigimos hacia el chakra del corazón.

Los 7 Rayos se unen en el chakra del corazón y crean una circunferencia que se mueve en la dirección del reloj. A medida que inhalamos y exhalamos se expande esa circunferencia de luz solar, sale del corazón y se amplifica alrededor del cuerpo de la persona creando un campo protector de luz solar oval energético (el huevo áurico).

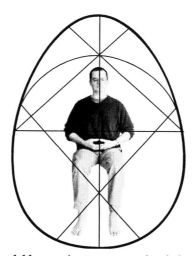

Activación del huevo áurico por medio de la meditación.

La persona se convierte en un sol generando luz, y se activa internamente una poderosa energía de sanación, paz, armonía y orden divino. Esta es también una manera muy poderosa para protegernos de invasiones de energías negativas, para conectarnos con las fuerzas regeneradoras de los sonidos armónicos y la energía pura de chi o qi proveniente de las altas esferas y para activar el proceso natural de sanación en todos los sistemas de nuestro cuerpo y mente.

La meditación y la conexión con la matriz de la conciencia colectiva de la creación.

Muchas culturas, desde los monasterios en Egipto, Tíbet, India y en las culturas indígenas de las montañas de Bolivia y Perú, todos estos saben que hay una experiencia transformadora que podemos tener en el interior de nuestros cuerpos cuando meditamos.

Esas culturas saben que la meditación tiene poderosos efectos sobre nuestras células y también tienen efectos en el mundo de alguna manera. La ciencia a principio no reconocía el poder de la meditación debido a que la ciencia moderna se basaba en que cuando meditamos entramos a un espacio que está vacío, pero en realidad no es vacío. Cuando meditamos nos conectamos con el espacio donde se encuentra **"la matriz de la conciencia colectiva de la creación"** (La Inteligencia o Mente Universal) y tiene gran influencia sobre nosotros mucho más allá de las capacidades que tenemos por medio de nuestra mente y cuerpo.

Durante la meditación, verdaderamente se logra entrar en la matriz de la conciencia colectiva de la creación y podemos manifestar sanación para cualquier condición y al igual se pueden manifestar los milagros. La ciencia está comenzando a reconocer el poder de la mente y de la meditación.

La ciencia occidental está comenzando a comprender que el poder para manifestar sanación y para manifestar cambios físicos desde el nivel celular al nivel colectivo a nuestro alrededor, se puede lograr por medio del uso correcto de la intención generada por nuestra energía mental creativa, el poder del sonido armónico producido por medio del verbo (mantras, afirmaciones, sonidos de vocales armónicos) y el poder de la meditación.

En realidad el espacio no está vacío. El espacio está lleno de una esencia pulsante viviente que la ciencia la define en su lenguaje técnico como "El Holograma Cuántico".

El Dr. Edgar Mitchell, ex astronauta de la misión de Apolo, lo define como "La mente de la Naturaleza", Stephen Hawking le llama "La mente de Dios", y otros científicos le llaman "El campo". En 1944 el padre de la Física Quántica, Max Planck, identificó la existencia de ese campo o espacio como la matriz y Edgar Case le llamo los Archivos Akáshicos o "El libro de la vida".

Max Planck dijo que todo lo que vemos, incluyendo nuestros cuerpos y todo lo que vemos en el mundo que nos rodea forma parte de la existencia de la matriz de la conciencia colectiva de la creación (La Inteligencia o Mente Universal). La famosa película que tuvo tanto éxito y que fue presentada en los Estados Unidos de América el 31 de marzo del 1999 por la compañía de cine de ciencia ficción australiana y escrita y dirigida por los hermanos Wachowski, titulada **La Matriz** (The Matrix), se basa en estas ideas y conceptos.

Max Planck dijo que cada uno de nosotros tiene el poder para influenciar ese campo de la energía de la conciencia colectiva o la Matriz. Pero para lograr influenciar ese campo tiene que ser a través de la energía generada por el corazón humano. No es un proceso mental. Los grandes místicos de las civilizaciones antiguas sabían esto. Ellos hicieron una distinción entre pensamientos, sentimientos y emociones.

En un capítulo anterior de este libro mencioné que hay una relación muy intrínseca entre la mente y el corazón. Cada pensamiento en la mente humana emite ondas vibracionales electromagnéticas que también son generadas desde la base del corazón. El proceso de generación de pensamientos envuelve el funcionamiento biofísico de la mente y el corazón. El corazón humano es el generador de los campos vibracionales electromagnéticos más fuertes en el cuerpo. Es la sensación que está centrada y que sentimos profundamente en nuestro corazón lo que da origen a la manifestación externa y se define como la emoción coherente.

Cuando tenemos sentimientos de amor, de compasión, de comprensión y cuando nos perdonamos y perdonamos a otros cambiamos nuestra autoestima. Se activa una reacción bioquímica electromagnética muy poderosa dentro de nuestro corazón que crea un campo energético que literalmente cambia la energía dentro y alrededor de nuestro cuerpo.

El corazón genera el campo magnético más fuerte en nuestro cuerpo, mucho más fuerte que el cerebro. Cuando generamos pensamientos y sentimientos positivos, a través de la fuerza regeneradora del amor y cuando lo expresamos a través del verbo, las palabras creativas, **"Las Fuerzas Sanadoras de los Sonido y Vibraciones Armónicas"**, las afirmaciones, los mantras y la meditación logramos entrar a la matriz y de esa manera se manifiestan los milagros. En resumen, se puede lograr alterar la estructura atómica de la materia.

La ciencia occidental está comenzando a comprender lo que las antiguas culturas y los pueblos indígenas sabían desde hace miles de años. Estos sabían que todo está conectado y es una red de conciencia e inteligencia universal colectiva y todos somos parte de ella.

Así que las sensaciones que se crean en nuestro corazón y mente tienen influencia cambiando el campo de la **matriz** o sea el campo de energía colectiva que a todos nos conecta. La ciencia nos muestra que estamos hechos de átomos y cuando producimos cambios, producimos cambios en los átomos. Literalmente estamos alterando la supuesta realidad física de una manera que suena milagrosa para la ciencia occidental.

Tomando en cuenta estos conocimientos, se puede entender con mayor claridad que el poder para sanarnos y para ayudar a sanar a otros está dentro de nosotros. El cuerpo humano tiene una farmacia propia de sabiduría interna que responde a las emociones y pensamientos que son generadas por nuestro corazón y por nuestra mente. Cuando nos aseguramos de crear pensamientos de amor, de compasión y de energía creativa positiva, por medio de las frecuencias de sonidos armónicos que se originan cuando hablamos, cantamos, hacemos afirmaciones y mantras, se activa la farmacia interna que activa el proceso natural de sanación.

Es muy importante que seamos concientes de que el proceso de sanación está latente de manera natural en cada uno de nosotros y la estructura atómica de nuestras células es afectada por nuestras emociones y pensamientos. De igual manera, cuando unimos nuestros pensamientos y corazones, cuando oramos y meditamos podemos ayudar a sanar a las plantas, animales, a nuestros seres queridos, a limpiar las aguas y ayudar a cambiar la conciencia colectiva de toda la humanidad hacia una conciencia de paz, armonía, amor y buena voluntad. Esta práctica tiene poder para neutralizar el miedo, inseguridades, enfermedades, caos o cualquier energía desarmonizadora.

¿Cómo podemos manifestar sanación para las condiciones y enfermedades?

Cuando existe una condición o enfermedad, lo primero que se debe de hacer es no juzgar la enfermedad o la condición como mala o buena. Usted debe de decir que es una posibilidad cuántica y hay muchas posibilidades y desde luego ésta es sólo una de ellas.

En la manera de ver las cosas, se debe de reconocer lo que es y se invita a que se manifieste una nueva posibilidad, en lugar de hacer un cambio en lo que está allí. En el caso de un tumor o cáncer se tiene que sentir que de alguna manera hay que manipular o cortar esa condición o cambiar la realidad física que activa la sumisión a la condición o enfermedad.

Lo que se está haciendo es reconocer que en ese momento se está cambiando el nivel de lo que podríamos llamar el modelo cuántico. En este caso cuando la sanación se está efectuando por medio de la unión de varias personas que unen su energía para ayudar al enfermo. Estos están sintiendo la sensación de que se ha producido otra posibilidad, y al hacerlo permiten que la nueva posibilidad remplace lo que existe sin juzgar la condición o enfermedad.

El pensamiento, el poder del verbo y de la palabra es muy importante. El poder de los mantras, las oraciones, las afirmaciones, **"Las Fuezas Sanadoras de los Sonidos y**

Vibraciones Armónicas" y la visualización creativa tienen la capacidad de manifestar sanación y cambios muy positivos.

Las civilizaciones antiguas hablan acerca de esto en los textos sánscritos. Ellos dicen que el pensamiento es la imagen de la posibilidad cuántica. En otras palabras, en el ámbito de todas las posibilidades, todo lo que existe está ya manifestado. Para manifestar o materializar lo que deseamos, tenemos que sentirlo vivamente en nuestro corazón. Nuestra autoestima es muy importante.

Cuando sentimos lo que decimos y cuando lo que decimos sale de lo más profundo de nuestro corazón, las afirmaciones, los mantras, las oraciones y las frecuencias de los sonidos armónicos que generamos por medio de nuestra conciencia, mente, corazón, la voz e instrumentos de sonidos, todos estos contribuyen activando la energía para manifestar lo que deseamos manifestar.

En términos científicos se podría decir que **"La Matriz Divina"** es un espejo y puente entre nuestro mundo interior y exterior que solo nos puede dar lo que nosotros creamos a través del trabajo interno que realizamos por medio de nuestros pensamientos, los sentimientos, la mente y el corazón.

El pensamiento, las emociones y el sentimiento

En la tradición sánscrita se habla de siete centros de energía o **chakras.** Los centros superiores: el chakra de la corona, el tercer ojo y la garganta están relacionados con el pensamiento y el proceso lógico. Los centros inferiores: el chakra de la raíz, chakra reproductivo y el chakra del plexo solar están relacionados con las emociones y la energía creativa.

Así que cuando pensamos en algo y cuando hacemos una imagen en nuestra mente de algo perfecto, como la paz y las relaciones perfectas entre las naciones, lo que hacemos es que respiramos profundamente y llevamos esa emoción hacia nuestra mente y el corazón y de esa manera se activa el pensamiento y la energía que tiene el poder para manifestar y transformar. La emoción proviene de los tres centros posteriores creativos de nuestro cuerpo, o sea, desde la parte baja de nuestro cuerpo hacia nuestra mente.

La ciencia define el corazón como un oscilador de cristales líquidos. El movimiento del corazón hace que el fluido de la vida conocido como la sangre se mueva y sea transportada a través de todo nuestro cuerpo. La sangre contiene sustancias cristalinas que tienen resonancia con las frecuencias de sonidos que son producidos por medio de nuestra mente y emociones, cuando hablamos, cantamos y cuando mantralizamos. Las sustancias cristalinas de la sangre son también afectadas por los sonidos en el medio ambiente que nos rodea.

A través de nuestras emociones y pensamientos, en combinación con la respiración rítmica, se transporta la frecuencia vibracional, por medio de la sangre y del sistema nervioso, a mayor velocidad que la velocidad de la luz, y de esa manera se activa el corazón y se genera la poderosa energía que tiene la capacidad de influenciar y manifestar cambios en el mundo que nos rodea.

El corazón es el oscilador de cristales líquidos más poderoso de nuestro cuerpo que activa las palpitaciones, el ritmo, el sonido y la frecuencia vibracional que da origen a lo que con nuestros sentimientos, emociones y pensamientos deseamos manifestar.

El poder de la fe

El evangelio de Tomás dice, literalmente, cuando el pensamiento y la emoción se convierten en uno, entonces podemos experimentar transformaciones y milagros asombrosos. **En la Biblia Jesús dice metafóricamente que la fe mueve montañas.**

El sentimiento es el lenguaje que se comunica con nuestro cuerpo. En algunas ocasiones oímos de personas que se quejan de que hacen afirmaciones, oraciones y mantralizaciones, pero que no obtienen resultados. **Esto se debe a que para que este proceso tenga resultado es muy importante sentir la emoción de lo que pedimos como que ya ha sido manifestado y que ese sentimiento venga muy profundamente de nuestro corazón.**

Es muy importante la conexión entre el sentimiento y la emoción. Además, se sebe tomar en consideración el momento propicio para hacer las afirmaciones, oraciones y mantralizaciones para lograr manifestar el objetivo deseado.

La emoción humana, el sentimiento y la creencia no es un lenguaje verbal. Debido a esto debemos de ser muy específicos acerca de lo que deseamos manifestar en nuestras vidas. Si no tenemos una imagen clara y específica de lo que deseamos lograr, entonces será difícil poder lograr el objetivo.

29
La naturaleza vibracional de la materia

La naturaleza vibracional de los aceites esenciales y las frecuencias generadas por el pensamiento, el cuerpo humano y los alimentos.

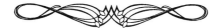

El significado de las medidas de frecuencias en Hertz (Hz.)

La frecuencia es la tasa medible del flujo de energía eléctrica que es constante entre dos puntos. Todo tiene energía y produce una frecuencia.

Todos los neutrinos, sub-átomos y átomos en el universo están moviéndose constantemente, producen frecuencias vibracionales y sonidos. Cada movimiento periódico tiene una frecuencia. El número de oscilaciones por segundo es lo que determina la medida en Hertz.

1 hertz (Hz) = 1 oscilación por segundo (ops)
1 kilohertz (KHz) = 1,000 oscilaciones por segundo (ops)
1 megahertz (MHz) = 1,000,000 oscilaciones por segundo (ops)
1 terahertz (THz) = 1,000,000,000,000 oscilaciones por segundo (ops)

Los aceites esenciales y su naturaleza de energía vibracional

Los aceites esenciales se miden en frecuencias de megahertz (MHz).

Las frecuencias vibracionales producidas por los aceites esenciales terapéuticos y sus efectos en el cuerpo humano

Los aceites esenciales terapéuticos contienen una alta concentración molecular que genera frecuencias que vibran desde 52 MHz hasta 320 MHz y tienen la capacidad de aumentar la frecuencia del cuerpo. Estos también pueden ayudar al sistema inmunológico a combatir invasiones de bacterias, virus y hongos que pueden producir condiciones y enfermedades. En la presencia de aceites esenciales terapéuticos, los microorganismos que causan las enfermedades no pueden sobrevivir. Hay aceites esenciales que generan frecuencias vibracionales que a veces son mayores que las frecuencias de algunas hierbas, alimentos e incluso que algunas frecuencias el cuerpo humano.

Cada aceite esencial tiene una frecuencia vibracional que se mide en MHz. y al igual cada uno de los órganos de nuestro cuerpo tiene una frecuencia específica que es medible. Las frecuencias de los aceites esenciales poseen frecuencias que tienen resonancias con los sistemas del cuerpo humano. Las frecuencias más bajas se convierten en una esponja de energía negativa.

Cuando el aceite es inhalado o colocado tópicamente, la frecuencia permanece en el cuerpo por largo tiempo. Las frecuencias bajas producen cambios físicos en el cuerpo. Las frecuencias medias estimulan cambios emocionales en el cuerpo. Las frecuencias altas estimulan cambios espirituales en el cuerpo. Las frecuencias espirituales van desde 92 MHz hasta 360 MHz.

La inhalación de aceites esenciales produce muy buenos beneficios. Las moléculas del olor viajan a través de la nariz y éstas son atrapadas por la membrana olfativa. Las células nerviosas de la membrana olfativa envían impulsos eléctricos al bulbo olfatorio del cerebro y transmite los impulsos eléctricos a los centros y sistemas del cuerpo. Los aceites esenciales tienen un efecto muy profundo a nivel fisiológico, psicológico y espiritual del usuario.

Los aceites esenciales y sus frecuencias en MHz

Aceite esencial	Frecuencia (Mhz)	Aceite esencial	Frecuencia (Mhz)
Albahaca	52	Junípero o Enebro	98
Menta	78	Manzanilla	105
Naranja	90	Mirra	108
Limón	90	Lavanda	118
Sándalo	96	Incienso	147
Sábila o Aloe Vera	96	Rosa	320

El cuerpo humano es un generador de frecuencias vibracionales

El cuerpo humano genera una frecuencia vibracional eléctrica y en gran parte la salud de una persona puede ser determinada de acuerdo a la frecuencia vibracional eléctrica que este genera.

El Dr. Robert O. Becker, M.D., en su libro **El Cuerpo Eléctrico** (The Body Electric) explica que la salud de una persona puede ser determinada de acuerdo a la frecuencia generada por el cuerpo. Por ejemplo, la frecuencia de los huesos del cuerpo humano es de 38 – 43 Hz, del cuello hacia abajo la frecuencia es de 62 – 68 Hz. Todo cuerpo genera una frecuencia electromagnética.

Nicolás Tesla, (1856-1943) uno de los pioneros de la tecnología eléctrica, dijo que si se pudiera eliminar ciertas frecuencias externas que interfieren en nuestros cuerpos, tendríamos una mayor resistencia a las enfermedades.

El Dr. Royal Rife demostró que cada trastorno de salud tiene una frecuencia vibracional que a su vez responde o tiene resonancia con una frecuencia específica óptima, que ayuda a la disolución del trastorno y estimula el proceso de sanación natural del cuerpo. Rife descubrió que ciertas frecuencias podrían prevenir el desarrollo de las enfermedades y hay también frecuencias que pueden destruir los microorganismos que causan las enfermedades.

La Medicina Vibracional se está implementando como uno de los métodos revolucionarios en el futuro de la ciencia de la salud

El uso de energía eléctrica para revertir o eliminar las enfermedades condujo a la investigación y el descubrimiento de frecuencias eléctricas que producen frecuencias vibracionales que pueden ser utilizadas para recuperar, mantener y mejorar la salud de las personas.

En Europa, Japón, China, Corea y Estados Unidos en las últimas décadas se ha venido investigando el tratamiento de enfermedades por medio de señales eléctricas y frecuencias vibracionales. Se está implementando el uso de frecuencias de radio e impulsos eléctricos en lugar de productos químicos. Se pronostica que esta modalidad será la próxima oleada de la nueva medicina.

En el 1920 Georges Lakhovsky descubrió que todas las células vivas (plantas, personas, bacterias, parásitos, virus, etc.) poseen atributos que normalmente se asocian con los circuitos electrónicos. El Dr. Royal R. Rife descubrió que cada enfermedad tiene una frecuencia específica y también descubrió que ciertas frecuencias pueden prevenir el desarrollo de las enfermedades.

El Dr. Harold Saxton Burr descubrió que todos los seres vivos, desde los hombres a los ratones, desde los árboles a las semillas, todos estos están moldeados y controlados por campos electrodinámicos que son medibles. El definió su trabajo científico en términos de los **"campos de vida o campos L, lo cual es el plano original básico de toda la vida en este planeta"**. La medida de los campos electrodinámicos de las personas revelan la condición física y mental de estos.

Los campos L (L-Field) y los campos electro-dinámicos pueden ser utilizados para predecir las enfermedades observando sus variaciones. Basados en esta investigación, los médicos podrían diagnosticar las condiciones de sus pacientes antes de que sean manifestadas y de esa manera ofrecerían tratamientos preventivos que beneficiarían a sus pacientes.

El Dr. Reinhold Voll identificó las correlaciones entre los estados de enfermedades y los cambios en la resistencia eléctrica de los diversos puntos de acupuntura del cuerpo humano. El Biofísico alemán Fritz Albert Popp descubrió que las células enfermas irradian una forma fotónica diferente a las células sanas del mismo tipo.

El Dr. Robert O. Becker encontró que el cuerpo humano tiene una frecuencia eléctrica y gran parte de la salud de la persona puede ser determinada e influenciada por la frecuencia eléctrica generada por su cuerpo.

Es de conocimiento común que las civilizaciones antiguas utilizaban el sonido que genera frecuencias armónicas para curar a sus enfermos. Sin embargo, la tecnología reciente ha desarrollado instrumentos muy precisos, viables y eficaces basados en los estudios científicos que se mencionan anteriormente. Por medio de la tecnología reciente se incorpora la utilización de frecuencias eléctricas que generan vibraciones y sonidos específicos para hacer frente a las enfermedades y a condiciones que requieren reparación y para restaurar y balancear los órganos y sistemas del cuerpo humano.

Nuestros pensamientos generan frecuencias vibracionales

Nuestros pensamientos tienen influencia directa sobre las frecuencias vibracionales que son generadas por los órganos y sistemas del cuerpo. **Los pensamientos negativos** reducen la frecuencia vibracional a la medida de **10 MHz** y los **pensamientos positivos** aumentan la frecuencia medida a **12 MHz**. También se observo que la **oración y la meditación** incrementan los niveles de frecuencias vibracionales a **15 MHz**.

Las personas que mantiene su frecuencia óptima y positiva benefician a su sistema inmunológico y a su vez pueden prevenir el desarrollo de síntomas y enfermedades asociadas con resfriados comunes y muchas otras condiciones.

En cambio, el estrés, los pensamientos negativos y los problemas emocionales tienden a bajar la frecuencia del cuerpo y hacen que la persona sea más vulnerable a infecciones, enfermedades y en muchos casos se ha desarrollado el cáncer.

Por lo tanto, tenemos que aumentar la frecuencia de nuestro cuerpo a diario, por medio del poder del pensamiento positivo, el uso de afirmaciones positivas, mantras, **"Las Fuerzas Sanadoras de los Sonidos y Vibraciones Armónicas"**, la música clásica o de nueva era armónica, el poder de la oración, la meditación y por medio del uso de los aceites esenciales puros que sean compatibles a nuestra frecuencia celular y que a su vez incrementen la frecuencia vibracional de las células a un alto nivel que ayuden a activar buena salud.

El cuerpo humano es un sofisticado sistema biofísico que constantemente está generando frecuencias eléctricas vibracionales

El cuerpo humano genera una frecuencia eléctrica. La salud de una persona puede ser determinada en gran parte de acuerdo a la frecuencia vibracional eléctrica que ésta genera.

En el 1992 Bruce Tainio de Tecnología Tainio, una división independiente de la Universidad Estatal del Este en Cheny, Washington, construyó el primer monitor de frecuencias en el mundo. El le llamó a ese monitor de frecuencias **BT2 Frequency Counter**.

Las investigaciones de Bruce Tainio lo llevaron a determinar que la **frecuencia normal del cuerpo humano** durante el día es de **62 a 68 MHz**. La frecuencia de un **cuerpo sano es de 62 a 72 MHz**. Cuando la frecuencia del cuerpo baja se disminuye el sistema inmunológico y la persona está más vulnerable a invasiones de microorganismos o patógenos que pueden crear condiciones que afectan la salud.

Las Fuerzas Sanadoras de los Sonidos y Vibraciones Armónicas

Las siguientes son las frecuencias del cuerpo humano en MHz

La frecuencia normal del **cerebro humano y la cabeza** de 6:00 a.m. a 6:00 p.m. tienen un alcance de **70 a 78 y 90 MHz**. El alcance de las frecuencias del **cerebro de un genio** es de **80 – 82 MHz**. La frecuencia del **alcance normal del cerebro humano** es de **72 MHz**.

Las frecuencias del **cuerpo humano del cuello hacia arriba** tienen un alcance de **70 o 72 a 78 MHz**. Las frecuencias del **cuerpo humano sano del cuello hacia abajo** de 6:00 a.m. a 6:00 p.m. tienen un alcance de **62 a 68 a 72 MHz**.

Las frecuencias de la **tiroides y la paratiroides** tienen un alcance de **62 a 68 MHz. La glándula del timo** tiene un alcance de **65 a 68 MHz**. **El corazón** tiene un alcance de **67 a 70 MHz. Los pulmones** tienen un alcance de **58 a 65 MHz**. **El hígado** tiene un alcance de **55 a 60 MHz**. **El páncreas** tiene un alcance de **60 a 80 MHz. El estómago** tiene un alcance de **58 a 65 MHz. El colon ascendente** tiene un alcance de **58 a 60 MHz. El Colon descendente** tiene un alcance de **58 a 63 MHz. Los huesos** tienen un alcance de **38 a 43 MHz**.

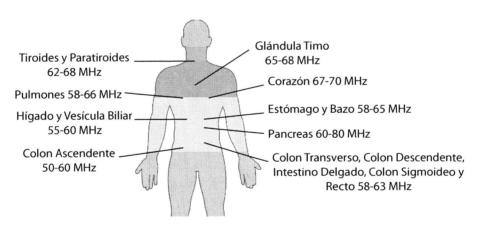

Las frecuencias de las enfermedades en MHz.

Las células humanas comienzan a **mutar** cuando su frecuencia baja a menos de **62 MHz**. Las frecuencias de los **resfriados y la gripe (Flu)** tienen un alcance de **57 a 60 MHz**., **La Pulmonía y el Epstein Bar** comienza a **52 MHz. Las enfermedades en general, incluyendo dolores de cabeza** comienzan a **58 MHz**. El crecimiento de **la cándida** se genera en **58 MHz. Las enfermedades virales** se inician a **55 MHz. Las frecuencias del Epstein Barr** comienzan a **52 MHz**. El **deterioro de tejidos** debido a las enfermedes se genera a partir de **48 MHz**. La receptividad de las células del cuerpo al desarrollo de **cáncer** comienza a **42 MHz**. **La muerte** empieza de **20 a 25 MHz**.

Cuando las frecuencias de las células humanas caen por debajo de **62 MHz** se comienzan a activar los procesos celulares que inducen mutaciones. Las frecuencias bajas también indican un desequilibrio del pH. Cuando hay un ambiente ácido en el cuerpo interno se activan las invasiones de patógenos que producen frecuencias vibracionales bajas y a la vez esas frecuencias son dañinas para el cuerpo y contribuyen al desarrollo de muchas condiciones y enfermedades.

Las bacterias amigables que forman parte de la flora intestinal de nuestro cuerpo y al igual las que son producidas por medio de los probióticos, son las bacterias beneficiosas que generan frecuencias altas que ayudan al cuerpo y fortalecen el sistema inmunológico. Esas bacterias mejoran la asimilación de los nutrientes a nivel celular y contribuyen a balancear el ph del cuerpo. El **pH** ácido es de **4.0 a 6.0,** el **pH** neutral es de **7.0**, el **pH** alcalino es de **8.0 a 10**.

Las frecuencias de los alimentos en Hz

Los alimentos y las hierbas frescas tienen frecuencias altas cuando han sido cultivados por medios naturales orgánicos y **SIN** el uso de preservantes, aditivos artificiales y pesticidas químicos. Los **alimentos y hierbas frescas orgánicas** tienen un alcance de **20 a 27 Hz**. Los **alimentos secos y las hierbas secas** tienen un alcance de **12 a 15 a 22 Hz**. Los **alimentos procesados, los alimentos congelados y los alimentos enlatados,** los cuales son los alimentos que la mayoría de las personas consumen a diario, tienen frecuencias de **0 Hz**.

La información de las frecuencias de los aceites esenciales, las frecuencias del cuerpo humano, las frecuencias de las enfermedades y las frecuencias de los alimentos fueron tomadas por medio de la tecnología de Bruce Tainio.

Las Frecuencias electromagnéticas de la mente y el cuerpo que no son percibidas a simple vista

La mente y el cuerpo humano producen frecuencias electromagnéticas que no se pueden ver a simple vista, lo mismo ocurre con las señales de radio que transmiten las ondas de frecuencias vibracionales que producen los sonidos y la música que se oyen en la radio. Las computadoras tienen memoria electromagnética que generan frecuencias vibracionales que no son percibidas a simple vista.

El poder de la oración, afirmaciones, mantras y los cánticos espirituales también produce una poderosa frecuencia vibracional transformadora que no es visible a simple vista. El hecho de que no se pueda ver o percibir algo a simple vista no significa que no exista. El efecto que tienen las frecuencias vibracionales y los sonidos que no son percibidos por el medio del oído humano son tan ciertos y reales que sobrepasan los conocimientos del entendimiento actual.

30

La homeopatía y la medicina vibracional

La homeopatía es una forma de medicina vibracional. Historia de la homeopatía y del creador de la medicina vibracional, Samuel Hahnemann.

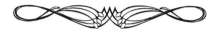

La homeopatía y la medicina vibracional

Christian Friedrich Samuel Hahnemann es el padre de la **medicina alternativa y de la homeopatía.** Nació en Meissen, Saxony cerca de Dresden, Alemania el 10 de abril de 1755 y falleció en París, Francia el 2 de julio del 1843 a los 88 años de edad. Su cuerpo está enterrado en un mausoleo en el cementerio Père Lachaise de París.

Hahnemann estudió medicina durante dos años en Leipzig y debido a la falta de servicios clínicos de Leipzig, se trasladó a Viena, donde estudió durante diez meses. Después de un período de más estudios, se graduó de doctor en la universidad de Erlangen el 10 de agosto de 1779 donde le otorgaron altos honores.

En 1781, Hahnemann tomó la posición de un médico de la aldea en la zona minera de cobre de Mansfeld, Sajonia. Poco después, se casó con Johanna Henriette Kuchler y tuvieron once hijos. Después de abandonar la práctica médica, y mientras trabajaba como traductor de textos científicos y médicos, Hahnemann viajó alrededor de Sajonia durante muchos años, permaneciendo en muchas ciudades y diferentes pueblos en diferentes períodos de su vida.

Hahnemann no estaba satisfecho con los protocolos de la medicina en su tiempo, y en particular se opuso a las prácticas médicas que lidiaban con las extracciones de sangre. El afirmó que los medicamentos que le habían enseñado en las escuelas de medicina en

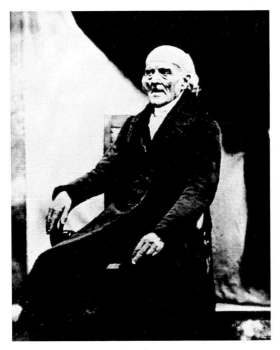
Samuel Hahnemann

muchas ocasiones le hacían al paciente más daño que bien.

Hahneman renunció a su práctica en 1784 y después se ganaba la vida principalmente como escritor y traductor, mientras investigaba las causas de los supuestos errores de la medicina. Cuando estaba traduciendo **"El Tratado Sobre la Materia Médica",** de William Cullen, encontró la información sobre la corteza de un árbol peruano llamado cinchona que era muy eficaz en el tratamiento de la malaria por su alto contenido de astringentes entre sus propiedades.

Hahnemann no creía que otras sustancias que contenían astringentes eran eficaces contra la malaria y comenzó a investigar el efecto de la cinchona en el cuerpo humano por medio de la autoaplicación. En su investigación el observó que el fármaco indujo los síntomas similares de la malaria en el y concluyó que podría hacer lo mismo en cualquier individuo sano.

Esto lo llevó a postular un principio de curación: lo que puede producir un conjunto de síntomas en una persona sana, se puede utilizar para tratar el caso de un individuo enfermo que está manifestando un conjunto de síntomas similares. Este principio, (lo semejante cura lo semejante) se convirtió en la base para su enfoque en la medicina que él llamó **homeopatía.**

La homeopatía es un tipo de remedio donde los elíxires, las sustancias y las pastillas, son programadas por medio de la frecuencia vibracional obtenida de las esencias de hierbas, esencias florales, minerales y otras sustancias. **Los remedios homeopáticos contienen sólo las frecuencias vibracionales específicas de las sustancias de las cuales están hechas.** No hay nada físicamente presente en las esencias. Así que cuando la persona ingiere el remedio homeopático la firma energética o la frecuencia vibracional que está programada en el remedio homeopático imparte esa frecuencia o firma energética en el campo electromagnético de la persona.

Hay dos acciones presentes dentro de los remedios homeopáticos:

1ra. La primera acción cancelará la vibración negativa, como el aluminio o el mercurio. Los remedios homeopáticos actúan como un "imán" que atrae o extrae la vibración que causa desbalance en el cuerpo.

2da. La segunda acción impartirá un efecto positivo, por ejemplo, de un mineral, aminoácido o remedios hechos para impartir una vibración positiva en el campo de la energía electromagnética de la persona.

Actualmente, la homeopatía es considerada una forma de medicina alternativa. El concepto es que las sustancias que causan síntomas en personas saludables, por ejemplo, tales como cebollas crudas que causan irritación, ojos llorosos, se puede utilizar en una dilución extrema para tratar las enfermedades que causan los mismos síntomas. En este ejemplo, el extracto de cebolla cruda puede ser utilizado como ingrediente (muy diluido) en un remedio para tratar los resfriados, la gripe u otras enfermedades que producen los mismos síntomas.

Hahnemann creía que la vida depende de una **fuerza vital,** invisible e indetectable (prana o qi) que atraviesa el cuerpo (el vitalismo), que si se le molesta o se desequilibra, dará lugar a la enfermedad o dolencia. Sus remedios, en su opinión, restablecen el equilibrio en la fuerza vital perturbada, permitiendo así que el cuerpo se cure a sí mismo.

La teoría de cómo funciona la homeopatía, es que cada persona está sujeta a una **energía vital** universal que debe ser equilibrada para promover la auto curación del cuerpo. Cuando esa energía se interrumpe o es desequilibrada, los problemas de salud se desarrollan. Los remedios homeopáticos tienen por objeto restablecer el equilibrio de la energía vital y por lo tanto envían la frecuencia vibracional específica que estimula la respuesta natural de curación propia del cuerpo.

El incremento energético de la frecuencia vibracional de los elementos y suplementos de herbología natural funciona de manera similar a la homeopatía

De manera muy parecida a los principios utilizados en la homeopatía, en mi práctica de la **"Terapia Magnética Armónica Vibracional",** utilizo los sonidos de mi grabación **Las Fuerzas Sanadoras de los Sonidos y vibraciones Armónicas,** el uso de mantras védicos, cántos gregorianos, mantras tibetanos y una selección de música clásica específica para recargar e incrementar la frecuencia vibracional de los remedios ayurvédicos, suplementos de herbología y programar el agua H_2O que recomiendo, para que se active el proceso natural de sanación integral.

Los suplementos ayurvédicos, el agua H_2O y otros suplementos naturales son colocados dentro de una pirámide que contiene dentro de ésta, figuras sacro geométricas, y por medio de un sistema de amplificación de sonidos, efectos de frecuencias de colores, los suplementos son programados con dichas frecuencias. Este proceso amplifica la frecuencia vibracional curativa de los suplementos de herbología, el agua, minerales y también de sustancias que son aplicadas tópicamente.

Todos estos elementos, el agua, los líquidos, las hierbas y los minerales tienen la facultad de almacenar memoria. La frecuencia vibracional de los sonidos y vibraciones armónicas, los mantras, la música armónica específica y los colores quedan grabados en todos esos elementos e incrementan su potencial terapéutico.

A las personas que les recomiendo los suplementos de herbología ayurvédica, suplementos de hierbas naturales, el agua H_2O, minerales y sustancias para uso topical que han sido programadas con **Las Fuerzas Sanadoras de los Sonidos y Vibraciones Armónicas,** mantras y música de cantos védicos, tibetanos y cánticos gregorianos dentro de la pirámide, en conjunción con otras figuras sacrogemétricas, declaran que sienten una mayor claridad mental, bienestar emocional y observan que su cuerpo se recupera en muy corto tiempo de forma natural de inbalances físicos y muchas condiciones.

La Homeopatía utiliza las frecuencias vibracionales electromagnéticas almacenadas en las moléculas de agua y en su mayoría en los compuestos de oxígeno unidos al hidrógeno. Esa agua es responsable de más del 90 por ciento de las funciones activas del ADN. La homeopatía lleva la frecuencia específica al área correcta donde se necesita activar la sanación.

Este sistema curativo trata de sanar a las personas de sus enfermedades y condiciones utilizando dosis mínimas de las sustancias que han sido programadas con las frecuencias homeopáticas específicas. La Homeopatía es uno de los métodos de medicina vibracional más sutiles que estimulan el proceso natural de sanación de una manera muy acelerada y efectiva sin tener efectos secundarios, y por medio de la frecuencia vibracional o la firma natural codificada en la herbología, flores, plantas y minerales que se utilizan en los tratamientos.

31
Sanación de los huesos por medio del ultrasonido

La sanación de los huesos por medio del ultrasonido y los diapasones o tenedores de sonidos.

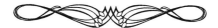

¿Qué efectos tienen las pulsaciones de sonidos sobre los huesos del ser humano?

El ultrasonido es utilizado para la sanación de los huesos

El ultrasonido es un sonido que genera una frecuencia vibracional en un rango que no es audible por medio del oído humano. Las ondas son producidas por medio de una máquina y se aplican por medio de electrodos a la superficie de la piel.

El ultrasonido tiene muchas aplicaciones médicas. Se utiliza para ver la imagen del feto en la matriz de la madre durante los 9 meses de gestación y por este medio se puede ver la posición del feto y también el sexo del bebé antes del nacimiento. Se utiliza también para localizar y eliminar calcificaciones y piedras en los riñones.

El ultrasonido también se utiliza frecuentemente en el tratamiento para acelerar el proceso de sanación de fracturas y roturas de huesos. Cuando se aplican las frecuencias de ultrasonido se activa un cambio en la temperatura del tejido profundo y se produce un calentamiento en el área afectada.

Existen evidencias que muestran que ciertas fracturas, específicamente las fracturas de huesos donde no se unen los fragmentos (pseudoartrosis), muestran una curación más rápida por medio del uso de la frecuencia vibracional de ultrasonido. También

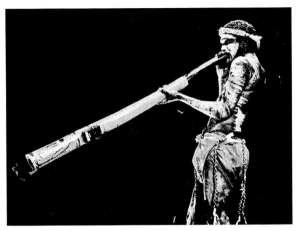
Imagen de nativo australiano tocando el didgeridoo (yidaki).

hay evidencia de que estos dispositivos pueden ayudar a los pacientes que tienen el potencial curativo muy pobre, incluyendo diabéticos, fumadores y pacientes que estén tomando esteroides orales.

Los aborígenes australianos han sanado fracturas, desgarres musculares y enfermedades de diferentes tipos por medio de las frecuencias de sonidos producidos por su enigmático instrumento; el didgeridoo (yidaki). El didgeridoo es el instrumento más antiguo de viento y produce un poderoso sonido profundo y grave que penetra dentro del cuerpo y tiene resonancia con la masa ósea de los huesos y órganos del cuerpo.

Las frecuencias de sonidos producidos por el didgeridoo (yidaki) están en alineación con la tecnología de curación de sonidos modernos. Nuestros ancestros tenían conocimientos de cómo ciertos sonidos producidos por instrumentos hechos de la madre naturaleza pueden tener efectos curativos en las personas.

Los diapasones o tenedores de sonidos

Los diapasones son un conjunto de 15 tenedores u horquillas que generan frecuencias de sonidos específicos que están sintonizados y a sus vez tienen resonancia directa con los diferentes órganos del cuerpo humano.

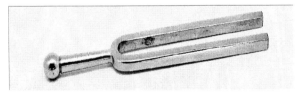

Los diapasones están sintonizados a las frecuencias de los tejidos y los órganos sanos del cuerpo humano. En la década del 1980 el estudio con los diapasones de sonidos y la resonancia directa de estos con los órganos del cuerpo fue efectuado por Barbara Hero, fundadora del Instituto Internacional de Estudios Lambdoma(The International Lambdoma Research).

Las ondas de sonidos pasan a través de los órganos sanos y las frecuencias viajan a la velocidad del sonido. Los 15 diapasones o tenedores que tienen resonancia y estimulan los órganos humanos están calibrados en Hertz (Hz) y son los siguientes:

Personalidad = Do+ 264 Hz (C+ 264 Hz)
Circulación, sexo = Do# (C# 586 Hz)
Sangre = Mi 321.9 Hz (E 321.9 Hz)
Adrenales = Si 492.8 Hz (B 492.8 Hz)
Riñones = Mi b 319.88 Hz (Eb 319.88 Hz)
Hígado = Mi b 317.83 Hz (Eb 317.83 Hz)
Vejiga = Fa 352 Hz (F 352 Hz)
Intestinos = Do# 281 Hz (C# 281 Hz)
Pulmones = La 220 Hz (A 220 Hz)
Colon = Fa 176 Hz (F 176 Hz)
Vesícula = Mi 164.3 Hz (E 164.3 Hz)
Páncreas = Do# 117.3 Hz (C#117.3 Hz)
Estomago = La 110 Hz (A 110 Hz)
Cerebro = Mi b 315.8 Hz (Eb 315.8 Hz)
Células del Tejido Graso = Do# 295.8 Hz (C# 295.8 Hz)
Musculos = Mi 324 Hz (E 324 Hz)
Huesos = La b 418.3 Hz (Ab 418.3 Hz)

32

Instrumentos para la terapia con sonido

Breve historia y técnicas de los intrumentos utilizados en las terapias con frecuencias de sonidos.

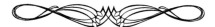

Una breve historia de los instrumentos y técnicas utilizadas en las terapias con frecuencias de sonidos: Los cuencos de cristales de cuarzo puro, diapasones o tenedores de sonidos y otros.

En 1550, en Pavia, Italia, Girolamo Cardano, médico, matemático y astrólogo, notó cómo el sonido puede ser percibido a través de la piel.

En 1553 en Padua, Italia, H. Capivacci, médico, se percató de que este conocimiento del sonido que se percibe a través de la piel podría ser utilizado como una herramienta de diagnóstico para diferenciar entre los trastornos localizados en el oído medio o en el nervio acústico de audición.

En 1684, el médico alemán G. C. Schelhammer trató de usar un tenedor de cuchillería común para mejorar los experimentos que Cardano y Capivacci estaban trabajando.

En 1711 en Inglaterra el trompetista Royal John Shore, creó el primer tenedor de sintonía. En esa época él lo calificó en broma, pero con amor como un tenedor de tono. El tenedor o diapasón fue hecho de acero y estaba calibrado en el tono de La 423.5 (A423.5).

En 1800 el físico alemán E.F.F. Chladni junto con otras personas, construyó un instrumento musical completo basado en los juegos de diapasones.

En 1834 J. H. Scheibler presentó un conjunto de 54 diapasones que cubren rangos desde 220 Hz hasta 440 Hz.

Más tarde, en París, J. Lissajous construyó un tenedor de sintonía con una caja de resonancia.

También en París el físico alemán K. R. Koening inventó un tenedor de sintonía que producía vibración continua por un mecanismo de relojería.

En 1863 en Heidelberg, el fisiólogo H. Helmholtz utilizó conjuntos de diapasones electro-magnéticamente impulsados en sus experimentos con las sensaciones de tono.

Los diapasones son instrumentos indispensables para la producción de vibraciones sinusoidales definidas y se utilizan como una herramienta de diagnóstico en otología.

El tono de La 440 Hz (A440 Hz) es el tono estándar utilizado por los músicos y las orquestas sinfónicas actuales para determinar las doce notas en una octava.

El señor Hipkins fue el sintonizador de piano más reconocido en 1846 y este fue instruido por Walter Broadwood, para que todos los afinadores de piano de esa época afinaran los pianos partiendo de la nota La 433.5 y La 436 (A433.5 & A436). Para efectuar la afinación de los pianos utilizaban dos diapasones o tenedores de sonidos en La 433.5 (A433.5) y en La 436 (A436).

En el siglo 18, el físico alemán Ernest Chladni, descubrió que cuando un arco de violín hacia fricción verticalmente a lo largo del borde de una placa de metal se generaban ondas de sonido que producían patrones geométricos creados con la arena que se roció en el plato. Para cada tono musical diferente que era tocado con el arco del violín en el borde de la placa de metal, las partículas de arena formaban un patrón geométrico diferente.

En la década del 1960 y del 1970 el científico suizo Hans Jenny descubrió que los sonidos de bajas frecuencias forman figuras geométricas simples y cuando las frecuencia de sonidos se aumentan o se intensifican se forman figuras geométricas más complejas. También el descubrió que el sonido 'OH' produce un círculo perfecto y que el sonido "OOM" produce un patrón similar al de los antiguos mandalas hindú "OOM". El le llamo a su trabajo Cimática.

A pesar de que los músicos se encuentran entre los primeros en trabajar con los tonos musicales de los diapasones o tenedores de sonidos, también los científicos compartieron esos conocimientos y han utilizado los diapasones o tenedores en sus trabajos e investigaciones.

Desde 583 a. C. cuando el filósofo griego Pitágoras hizo un instrumento musical llamado el monocordio y lo estableció en el tono de 256 Hz... Los egipcios y los griegos usaban el monocordio para hacer cálculos matemáticos complejos.

No fue sino hasta alrededor de 1834, cuando un grupo de físicos alemanes fueron capaces de utilizar un instrumento estroboscópico mecánico para determinar que el tono de la afinación del diapasón o tenedor estaba en la nota de La 440 cps (A440 cps). La afinación del tenedor LA 440 cps (A440 cps) se definió con el tiempo como La 440 Hz (Hertz) (A 440 Hz).

A pesar de que el tono de la nota La (A) en el siglo 17 varió de 373.3 Hz a 402.0 Hz, el 27 de julio de 1987, la Sociedad Internacional de Constructores de Piano y Técnicos acordaron unánimemente que se establecería la nota La = 440 Hz (A = 440 Hz) como el tono estándar internacional para los fabricantes de piano, los pianos modernos y la afinación de las orquestas sinfónicas.

En 1974 el músico profesional de jazz Fabien Maman se dio cuenta que el público se llenaba de energía cuando el tocaba ciertas notas musicales especificas. A finales del 1970 Fabien se unió con el investigador del Centro Nacional de Investigaciones Científicas de París, Helen Grimal, para estudiar los efectos de los sonidos en las células normales y en las células malignas. La pareja utilizó todo tipo de instrumentos de sonidos, incluyendo flautas, tambores, gongs, y otros.

Ellos descubrieron que entre 30-40 decibeles el sonido produce cambios en las células. Mientras más altas las notas en la escala musical, el sonido produce frecuencias vibracionales que viajan desde el centro de la célula hacia fuera de su membrana externa. Sin embargo, los resultados más sorprendentes ocurrieron cuando se hicieron sonidos por medio de la voz humana.

A nivel celular Fabien Maman descubrió que la nota musical Do (C) hace que las células se organicen en forma alargada, la nota musical Re (D) produce una variedad de colores en las células. La nota musical Mi (E) hace que las células se ordenen en formas esféricas. La nota musical Fa (F) hace que las células se organicen en forma redonda, se equilibren y generen un color vibrante magenta y turquesa. La nota musical La 440 Hz (A 440 Hz) impacta el color del campo energético de las células transformándoles del color rojo al color rosa.

El científico japonés Masaru Emoto, en la década de 1990, descubrió que la música tiene efectos sobre las moléculas del agua de acuerdo a su vibración. Nuestro organismo está compuesto de un 79% a 89% de agua. El trabajo de M. Emoto demuestra la importancia de cómo el agua que compone nuestro cuerpo se ve influenciada por los sonidos que nos rodean y como las células de nuestro cuerpo se ven afectadas por la información almacenada en el agua que bebemos.

El Dr. Alfred A. Tomatis en 1957 utiliza sonidos de alta frecuencia (750 - 3,000/4,000 - 20,000 Hz) para activar el cerebro y esos sonidos tienen efectos cognitivos sobre el pensamiento, la percepción y la memoria. Al escuchar estos sonidos aumenta la atención y la concentración.

Barbara Hero fundadora del Instituto Internacional de Investigaciones Lambdoma en Kennebunk en Maine, en la década de 1980 descubrió que al pasar el sonido por medio del uso de los diapasones o tenedores de sonidos a través de cada órgano del cuerpo, pudieron calcular la frecuencia óptima para cada órgano mediante fórmulas matemáticas basadas en la velocidad del sonido.

En el 1997 los fundadores de la compañía "Los Tonos de los Cristales" (Crystal Tones) localizada en Salt Lake City, Utah, William S. Jones y Paul Utz produjeron los primeros cuencos de alquimia de cristales de cuarzo puro con un mango o palo hecho de cristal de cuarzo que está pegado en la parte externa y central del cuenco y le llamaron a ese instrumento "cuenco alquímico de cristal terapéutico" (Practitioner Crystal Bowl). Ellos producen una gran variedad de cuencos alquímicos de cristal terapéuticos hechos de diferentes piedras preciosas, semipreciosas (diamante, rubí, esmeralda, citrina, amatista, aguamarina, etc.) y metales (oro, platino, plata, cobre, etc.)

El cuenco de Alquimia de Cristal de Cuarzo Terapéutico tiene la particularidad de que por medio del mango de cristal se estimulan directamente los meridianos y órganos del cuerpo como si fuera un diapasón o tenedor de sonido. Pero lo que hace que este instrumento sea tan poderoso es que el sonido del cristal de cuarzo en combinación con los metales, piedras preciosas y semipreciosas produce un sonido más intenso y de más larga duración que el tenedor hecho de metales. Esto se debe a que el cuarzo, que es el material primordial utilizado para hacer los cuencos de cristales, contiene calcio, magnesio, sílica, ácido fólico y una hélice de colágeno y la composición de la masa ósea de los seres humanos está hecha de los mismos minerales.

En el 1998 la compañía "Los Tonos de los Cristales" (Crystal Tones) también produce los primeros diapasones o tenedores de sonidos hechos de cristales de cuarzo puro y de cuarzo en combinación con piedras preciosas y semipreciosas. Estos diapasones son más grandes que los de metal y sostienen el sonido con mucha más intensidad y por más largo tiempo que los tenedores de metal.

En el 1998 se amplio la producción de los cuencos de alquimia en diferentes dimensiones utilizando una larga variedad de cristales y de piedras preciosas y semi preciosas. Esos cuencos han sido diseñados para ser utilizados sobre el cuerpo de las personas durante la terapia vibracional y también pueden ser tocados cuando se sostiene el cuenco con las manos y la frecuencia de sonidos se transmite a distancia al cuerpo de la persona que está recibiendo el tratamiento de energía vibracional.

Tanto los cuencos de alquimia de diferentes dimensiones, como los cuencos de Cristal Practicante son utilizados para ofrecer terapias y conciertos en grupos. Las personas perciben por medio del oído, por medio del tejido epidérmico, por medio de las sustancias cristalinas en la sangre y por medio de los huesos, los poderosos sonidos armónicos que generan frecuencias vibracionales que tienen efectos terapéuticos de gran beneficio para la salud.

33
El color del sonido y los campos de energía del cuerpo humano

Conversión del sonido a color. Representación de los colores de la Luz, La Dra. Valerie V. Hunt y las investigaciónes y estudios científicos del campo de energía humana.

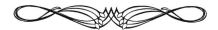

El color del sonido y la luz

El sonido y la luz comparten la misma naturaleza, ambos producen frecuencias vibracionales. A pesar de que los sonidos que podemos percibir por medio de nuestros huesos, el tejido epidérmico, las sustancias cristalinas que viajan a través del plasma sanguíneo y los que podemos escuchar por medio de nuestros oídos tienen una frecuencia mucho más baja que la luz que es visible para nosotros, hay una gama de frecuencias de sonidos que tienen colores consonantes correspondientes.

La resonancia del color de la luz es de 40 octavas por encima del tono de Fa# sostenido (F#). En el tono estándar La 4 = 440 (A4 = 440) tiene un frecuencia de 406,81 THz. El color tiene una longitud de onda de 736,93 nm. Los Colores RGB equivalentes que se aproximan a este color de la luz son #750000 (valor hexadecimal), basado en una versión modificada del algoritmo de aproximación del color de Dan Bruton.

RGB = Red, Green, Blue (Rojo, Verde, Azul)
1 nm = 1 nanómetro = 1×10^{-9} m.
1 THz = 1 terahertz = 1×10^{12} Hz

La frecuencia de Fa #4 (F#4) en tono estándar La4 (A4) = 440 Hz es 369.99.
A una temperatura de 72 °F (22.22 °C), la velocidad del sonido es de 345.31 m/seg. (1132.91 pies/seg). En estas condiciones, el tono Fa # (F#) en el tono estándar La4 (A4) = 440 tiene una longitud de onda de 93.33 cm (36,74 pulgadas).

Este cálculo nos permite especificar una nota y observar el color que está en consonancia con esa nota. Consonancia significa que el color tiene una frecuencia que es un número de octavas por encima de la frecuencia del sonido.

Conversión del sonido a color

El código anterior convierte la frecuencia de sonido a una frecuencia de luz con la duplicación de la frecuencia del sonido (subiendo una octava cada vez) hasta que se alcanza una frecuencia en el rango de 400-800 THz (400,000,000,000,000) – 800,000,000,000,000 Hz.

Representación de los colores de la Luz

Los colores de la luz son las frecuencias puras que nuestros ojos perciben como un único color. El sistema de color RGB (Red = rojo, Green = verde, Blue = azul) que se utiliza en HTML (hyper text markup language) para las páginas web se muestran en la mayoría de los monitores de color, utilizando una mezcla de tres fuentes puras de luz (el color rojo, verde y azul) para crear la impresión de un solo color a nuestros ojos.

En el sistema RGB nuestros ojos perciben algunos colores que no son colores puros del espectro como el rosa y el blanco. Estos colores son mezclas de varios colores del espectro puro. El modelo de color RGB se denomina sistema de color "aditivo", debido a que es la adición de colores juntos para hacer un color que pueda ser percibido.

Relación de los chakras, color, frecuencia y longitud de onda

Chakra	Color	Frecuencia (THz)	Longitud de onda (nm)
Corona	Violeta	668 - 789	380 - 450
Tercer ojo	Azul	631 - 668	450 - 475
Garganta	Cyan	606 - 630	476 - 495
Corazón	Verde	526 - 606	495 - 570
Plexo solar	Amarillo	508 - 526	570 - 590
Reproductivo	Naranja	484 - 508	590 - 620
Raíz	Rojo	400 - 484	620 - 750

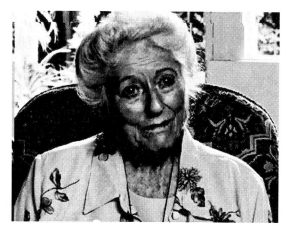
Dra. Valerie V. Hunt

El sonido y la luz comparten la misma naturaleza, ambos producen frecuencias vibracionales, pero los sonidos que percibimos por nuestros sentidos tienen una frecuencia mucho más baja que la luz que es visible para nosotros. En otras palabras la luz y los colores son la manifestación de los sonidos en frecuencias de acordes musicales extremadamente altos.

La luz fue creada con siete colores básicos de los cuales se crean miles de combinaciones de colores. **La belleza imponente de la energía de luz fue precedida por el sonido.** Las siete notas musicales son el número básico que compone la armonía musical y que en frecuencias de acordes musicales extremadamente altas, dan origen a la manifestación de los colores del Arco iris, a los colores que están asociados con nuestros centros energéticos los chakras y que también se manifiesta a través de muchas formas en el universo.

La Dra. Valerie V. Hunt pionera en la investigación y estudios científicos del campo de energía humana, el cual se define con el nombre de **bioenergía** (bioenergy). La Dra. Valerie V. Hunt es profesora emérita e investigadora de Ciencias Fisiológicas de La Universidad de Los Ángeles, California, UCLA.

En su libro **la mente infinita** ella presenta la ciencia de las vibraciones de la conciencia humana, basada en 25 años de investigaciones clínicas del sofisticado campo electrónico de la energía generada por el ser humano. Ella descubrió que todas las células, incluso partículas subatómicas, contienen elementos eléctricos pequeños.

La Dra. Valerie V. Hunt ha hecho estudios científicos que demuestran que el campo de energía humana impregna todo el cuerpo y se irradia hacia el exterior de pulgadas a pies más allá de la superficie del cuerpo. Este estudio del campo de energía humana y de sus emisiones de luz ha sido validado en laboratorios científicos mediante fotómetros y filtros de color.

Durante una investigación de las formas de ondas complejas y de la resonancia que nos conecta con nuestra fuente, la Dr. Valerie V. Hunt encontró que las vibraciones del campo de energía humana generan frecuencias 1,000 veces mayores que las señales eléctricas producidas por los nervios y músculos.

Estas señales se registraron a partir de la superficie del cuerpo, con instrumentos especiales de alta frecuencia colocando censores sobre los puntos seleccionados en las articulaciones, abdomen, meridianos y la cabeza.

Para determinar el color correlacionado con estas señales, la Dra. Hunt tenia ocho lectores de aura diferentes que observaban el campo alrededor del cuerpo de los sujetos mientras los instrumentos registraban las señales.

Los datos resultantes fueron sometidos al análisis de frecuencia de Fourier para determinar el espectro de frecuencias de cada color.

Se compararon las diferentes formas de las ondas de colores y se hicieron análisis del espectrograma de la voz para probar con más exactitud su pureza.

Las vibraciones resultantes estaban en el rango de frecuencias audibles y cuando fueron amplificadas se podían oír muy fácilmente y también podían ser diferenciadas. A pesar de la baja intensidad, similar a un sonido subliminal, se podía sentir la vibración en el tejido suave del cuerpo, en las zonas huecas de la cabeza, en la columna vertebral, en el tórax y en el abdomen.

Las vibraciones se cree que provienen de la actividad molecular, atómica y subatómica de las células humanas. La física quántica ha descrito que toda la materia que ocupa espacio contiene potencial de energía atómica que se libera en pequeñas cantidades a medida que los electrones giran en sus orbitas. Una de las características interesante de la emisión de la energía de cualquier objeto es que permanece en campos organizados, tiene su propia integridad y no se disipa al azar.

Las sustancias vivientes emiten una frecuencia más alta y con mayores cambios en los patrones dinámicos que las sustancias inertes. **Las vibraciones del cuerpo son como la música.** El cuerpo humano es transmisor y receptor de los sonidos que generan frecuencias vibracionales.

Los sonidos del campo energético humano son señales emitidas por todo el cuerpo y simultáneamente percibe y recibe sonidos del mundo exterior.

El campo energético vibracional del ser humano no se forma de colores puros. Los colores del campo energético humano cambian rápidamente y estos son afectados por medio de nuestra voluntad y de nuestras necesidades. Debido a esto en un momento dado, se pude manifestar solo un color o más de un color. Cuando la persona está en óptimo estado de salud se observa la presencia de todos los colores del espectro humano muy claros y diferenciados.

La Dra. Hunt durante sus investigaciones diseñó muchas situaciones para entender el significado específico de los cinco espectros vibracionales generados por el cuerpo humano y sus efectos en el comportamiento, estado emocional y psicológico de la persona.

Los cinco espectros vibracionales generados por el cuerpo humano.

Rojo – Naranja – Ámbar

Este cálido, vibrante y estimulante espectro vibracional del color rojo, naranja y ámbar es más frecuente en las personas jóvenes que son físicamente activos. El rojo, naranja y ámbar estimulan la actividad atlética, vigorizan y también estimulan las danzas en los rituales primitivos. También pueden expresar emociones de agresividad cuando la persona está enojada. El espectro vibracional de estos tres colores también puede expresar emociones de alegría y de felicidad.

La tristeza, la debilidad, la enfermedad y la depresión no se presentan en el espectro de los colores rojo, anaranjado y el ámbar. Este espectro es el flujo biológico material y sensitivo que fluye en las realidades del universo y está codificado por la existencia de vida en el mundo físico. Cuando se percibe y se escucha la frecuencia vibracional del color rojo, naranja y ámbar ayuda a revitalizar y activar el cuerpo, excita, estimula las emociones y motivación para alcanzar nuevos logros.

Azul – Violeta – Malva

El espectro de los colores azul, violeta y malva es fresco, calmante y está usualmente presente durante el estado espiritual de meditación, de relajación, de pensamientos tranquilos y cuando estamos saludables. Este espectro de los colores azul, violeta y malva estimulan bienestar y también está presente cuando se hacen tareas de trabajos lentos, repetitivos y cuando estamos escuchando algo repetidamente.

Se manifiesta en la resistencia de los atletas, cuando el cuerpo se relaja y todos los sistemas funcionan al máximo de eficiencia. El espectro de color azul, violeta y malva calma las emociones del cuerpo hiperactivo, despeja el proceso mental de los pensamientos y alivia la hipertensión. También reduce los estados inflamatorios de la piel. Este espectro de colores ayuda a disminuir el estrés, la constricción del sistema nervioso y la tensión provocada por el exceso de trabajo. Además, amplifica las capacidades de la mente y del cuerpo. Los Centros Naturales y Spa han utilizado el espectro del color ultravioleta en combinación con el calor, hierbas y aguas ricas en minerales como método de terapia regenerativa por muchos siglos.

Amarillo – Verde y Ámbar

El espectro de los colores amarillo, verde y ámbar parecen ser los colores de transición que ayudan a las personas a cambiar de un estado a otro. Tiene grandes efectos en la armonización neural de todos los sentidos, el apoyo a los procesos de creación, de planificación, de relaciones y en los procesos de interconexión.

Estos colores estimulan una conciencia más pura y más elaborada y por lo tanto son más sutiles para la realización de los pensamientos creativos, acelera las repuestas e imágenes que facilitan el aprendizaje. Estimulan la inducción de esperanza, tranquilidad y la anticipación a cambios cuando se está enfrentando algún problema.

Arco Iris

Este espectro incluye todas las vibraciones del color de la luz blanca completamente equilibrada y sin debilidades o fortalezas. Activa el aire y el ambiente con una energía coherente que ayuda a compensar las vibraciones electromagnéticas confusas y la contaminación sonora de sonidos y ruidos que bombardean el hombre urbano que vive en las metrópolis y ciudades.

Azul – Blanco – Oro

Este es el espectro de más alta vibración humana y en comparación con las piedras es el más alto de todas, o sea es "El Diamante". La frecuencia vibracional generada por el color azul, blanco y oro es parecida a las oscilaciones del plasma alrededor de las naves espaciales y es muy similar a los sonidos del espacio exterior. Esta frecuencia vibracional parece estimular la voluntad para encontrar un hogar en otro nivel o dimensión.

Al igual que con la música, las frecuencias más altas parecen tener los mayores efectos de recarga. La frecuencia de sonidos generados bajo el espectro de colores azul, blanco y oro activan vibraciones que llevan a la conciencia a un estado elevado de expansión, muy parecido a las frecuencias de sonidos que se escuchan en la buena música religiosa de corales, cánticos gregorianos y en la "Misa de Réquiem".

La conciencia que lleva el pensamiento se expande y se eleva desde el mundo material hacia el mundo espiritual. Estos son los sonidos que refrescan y activan el poderoso proceso de regeneración en todos los niveles del cuerpo mental, emocional, físico y espiritual del ser.

La importancia de los sonidos generados por el campo de energía del ser humano está siendo cada día más conocido. El estímulo del sistema nervioso tiene efectos principalmente sobre el sistema muscular y el sistema circulatorio, pero tiene efectos limitados sobre los estados emocionales y de motivación. Sin embargo, las frecuencias de sonidos específicos estimulan el campo de energía humana y generan vibraciones que afectan a todo el organismo, sus capacidades y sus estados de ánimo.

Estos sonidos se pueden experimentar en cualquier momento y lugar cuando escuchamos grabaciones de biorretroalimentación, la buena música clásica, los corales con los cánticos gregorianos en la entonación de los códigos musicales de 432 Hz, en algunas grabaciones de música de nueva era y también en el CD **"Las Fuerzas Sanadoras de los Sonidos y Vibraciones Armónicas"**. Por medio de los estudios de la biorretroalimentación se ha observado que la retroalimentación auditiva es muy precisa y eficaz ya que esta ofrece una fuente de energía que va directamente al cerebro.

La ciencia de la medicina física ha desarrollado instrumentos para crear ultrasonidos y olas de calor que afectan la cicatrización del tejido conectivo profundo y también se están usando las frecuencias vibracionales de DC (corriente directa) de bajas frecuencias de las baterías para curar rápidamente las fracturas. (Ejemplo de baterías de baja frecuencia lo son las baterías de DC 12V y 6A).

En la ciencia del biomagnetismo se están utilizando imanes para acelerar la curación de quemaduras, cortes, incisiones, inflamaciones de tejidos, en el tratamiento para muchas condiciones, incluyendo tratamientos para la eliminación de tumores, fibromas y para aliviar dolores musculares, dolores de cabeza, la migraña y también para los dolores en las vértebras de la espina dorsal.

Los imanes (la magneto terapia), los alimentos naturales (la dieta vegetariana de alimentos vivos orgánicos), la medicina homeopática (sustancias con programas de frecuencias vibracionales) y la músico terapia (sonidos que generan frecuencias armónicas rehabilitadoras), todas éstas modalidades estimulan el campo de energía humana y al igual asisten en el mantenimiento de buena salud y en el proceso natural de sanación de todos los sistemas del cuerpo.

"Las Fuerzas Sanadoras de los Sonidos y Vibraciones Armónicas" tiene frecuencias de sonidos armónicos específicos que estimulan el campo de energía humana y también asisten acelerando el proceso natural de sanación del cuerpo, la mente y el espíritu. Estas frecuencias son percibidas por todos los sistemas de nuestro cuerpo.

En capítulos anteriores tocamos el tema de que nuestro cuerpo tiene la capacidad de absorber y detectar sonidos que van más allá de la capacidad auditiva que tenemos por medio de nuestros oídos. Nosotros no solo escuchamos sonidos y percibimos vibraciones por medio de los oídos, pero si también por medio de nuestro cuerpo. Nuestros huesos, la masa ósea de la cabeza o de los huesos del cráneo, el tejido epidérmico o la piel, el sistema nervioso y las sustancias cristalinas que viajan a través de nuestro corriente sanguíneo en los conductos de arterias, venas y capilares son particularmente grandes conductores y receptores de sonidos y vibraciones.

Las ideas de la biología básica de que las formas de vida son sistemas de intercambio de energía complejas, está rápidamente convirtiéndose en la nueva frontera de la medicina, la psicología, la educación y la comunicación. También sabemos que la ciencia física dice que el hombre existe, crece, trabaja e interactúa con todas las energías, incluyendo con las energías electromagnéticas y con todos los sonidos y los colores que generan frecuencias vibracionales que constantemente le rodean en su medio ambiente.

Como fue afirmado por Nicolás Tesla: Tenemos que pensar que vivimos en un océano de energía, frecuencias y vibraciones y al igual, estamos conscientes de que todo lo que existe en el universo está en constante estado de vibración, produce frecuencias de sonidos y las altas frecuencias de sonidos producen la luz y los colores.

Basado en todos estos conceptos y conocimientos, nosotros podemos ayudar a mejorar en gran medida el estado de salud de los seres humanos y de otras formas de vida en el planeta tierra, incorporando conscientemente los métodos de altas y bajas frecuencias vibracionales.

Utilizando la música armónica clásica, los cánticos gregorianos entonados en la frecuencia de 432 Hz del solfeo antiguo, escuchando grabaciones de biorretroalimentación, por medio del uso de los mantras védicos y tibetanos, la cromoterapia de colores, el uso de instrumentos de alquimia de cristales de cuarzo puro, **La Terapia Magnética Armónica Vibracional,** por medio del CD **"Las Fuerzas Sanadoras de los Sonidos y Vibraciones Armónicas"**, y por el más poderoso instrumento natural de sanación "La Voz Humana", los sonidos de delfines y ballenas, el sonido de los elementos de la naturaleza y de otras formas de sonidos armónicos y vibraciones naturales se expanden las fronteras ilimitadas en el campo de la medicina vibracional.

34
El poder de sanación de la voz

La voz humana tiene el máximo potencial para activar el poder natural de sanación del cuerpo, la mente y el espíritu.

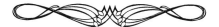

El poder de sanación de la voz

La voz humana está considerada como el instrumento natural de sanación más poderoso de todos los instrumentos existentes en el planeta Tierra.

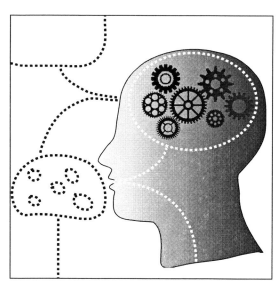

La voz humana tiene el máximo potencial para activar la fuerza más poderosa de sanación.

La voz humana puede producir sonidos que estimulan relajación mental y física. También ayuda en el área de crecimiento personal, estimula las capacidades para crear y ayuda a balancear las experiencias de la vida diaria. La voz humana puede producir sonidos y vibraciones muy poderosas que activan el proceso natural de sanación.

La voz humana tiene la capacidad de producir sonidos que liberan emociones de coraje, miedo, ansiedad, celos, resentimientos, frustraciones, traumas, emociones destructivas y también puede liberar energía negativa del medio ambiente.

Pitágoras reconoció el considerable poder terapéutico de la voz humana. El trataba las enfermedades a través de la lectura de la poesía. Enseñó a sus alumnos a cómo modular la voz hábilmente con hermosas palabras y con un tono de voz agradable para poder restablecer el equilibrio del cuerpo y el alma. La creencia en la capacidad de curación de la voz humana es común en muchas partes del mundo.

Los chamanes, los monjes y los santos de las sociedades primitivas usaban un lenguaje de sonidos y cánticos armónicos para elevar el espíritu y para estar en comunión con inteligencias superiores, con el fin de extraer información con los recursos adecuados para ayudar a sanar a los enfermos.

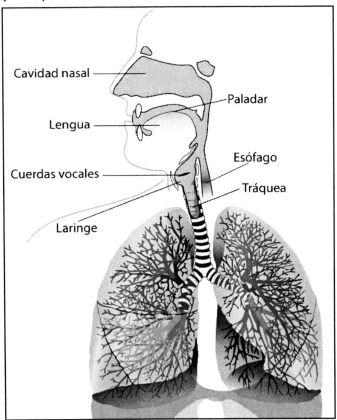

Ilustración del proceso de respiración, expansión del diafragma y la producción del sonido vocal.

La mente puede generar emociones que producen frecuencias vibracionales de desequilibrios en los meridianos y órganos del cuerpo. Los desequilibrios en los meridianos y órganos se tornan en bloqueos que generan enfermedades y también afectan la energía vital del cuerpo.

Por medio de la voz se pueden producir sonidos armónicos que elevan el estado mental, emocional y espiritual. También se puede abrir la conciencia a posibilidades infinitas, activa relajación mental, ayuda a eliminar el estrés, ayuda a eliminar problemas de insomnio y vigoriza todo el sistema biofísico.

Los sonidos de las vocales son el aspecto más dinámico del sonido hablado y sin ellas las consonantes no podrían sonar. Muchos de los primeros alfabetos excluían las vocales debido a que creían que eran demasiado estimulantes y provocaban mucha energía.

En las creencias tibetanas, el instrumento musical más importante es la voz humana. Los monjes tibetanos están capacitados en el uso de la proyección del sonido exterior para crear vibraciones esotéricas internas. Estos aprenden a usar la cabeza y el pecho como cámaras de resonancia para todo el cuerpo humano. El tono de vocales se repite creando una reverberación de modo que cuando se finaliza de hacer el canto utilizando las vocales y mantras, los sonidos siguen resonando en la mente y dentro de las cámaras del cuerpo.

Cuando entonamos con nuestra voz sonidos armónicos con vocales, respiramos profundamente y se expande el diafragma. Esto no solo ayuda al cuerpo a ingerir más oxigeno, también abre el flujo de energía de vida **chi o prana** que activa buena salud y larga vida.

De acuerdo a numerosos estudios científicos se ha llegado a la conclusión de que la mente, el corazón y el cuerpo no solo están meramente conectados, pero si ambos están unificados.

Cuando entendemos la unión entre la mente y el cuerpo podemos reconocer como las vibraciones producidas por los sonidos tienen un efecto directo en las células, órganos, sistemas, el cerebro y en las emociones. Esa unión entre la mente y el cuerpo también nos dirige hacia la próxima frontera de sanación por medio de la medicina holística vibracional y de alta dimensión espiritual.

El sonido de la voz refleja el estado emocional, la condición de salud, el nivel de conciencia y el estado espiritual de la persona. Nuestra respiración y los sonidos que emitimos por medio de la voz son nuestra fuerza vital o sea "El Prana o Chi". Los sonidos producidos por nuestra voz afectan los átomos, moléculas, células, tejidos, órganos, sistemas y todo el cuerpo en general.

Cuando producimos sonidos armónicos con nuestra voz podemos restaurar equilibrio interno y logramos alcanzar el estado mental de paz y de armonía de **alfa.** El estado mental de Alfa es el estado donde estamos entre dormidos y despiertos y se define en términos científicos vibracionales de **8 a 9 Hz a 14 Hz** o 9 ciclos por segundo en las medidas del electro encefalograma.

El estado **mental de alfa** es el estado más propenso para activar el proceso natural de sanación del cuerpo, la mente y el espíritu. Pero es de suma importancia tomar en consideración que si la persona está generando pensamientos negativos, estos también se pueden amplificar en el estado **mental de alfa.**

El poder de la voz del ser humano y del canto

Los terapeutas del sonido han llegado a la conclusión de que la herramienta sonora más poderosa es la voz del ser humano. Por medio de nuestra voz proyectamos nuestro estado emocional, mental y físico. El sonido de la voz puede proyectar el área del cuerpo que está en desbalance o enferma. A través del uso correcto del sonido vocal o mantra que tiene resonancia con el área afectada del cuerpo, se puede estimular el equilibrio de esa área y se reactiva a su frecuencia normal.

El Dr. John Beaulieu en su libro titulado **Entonación Humana** (Human Tuning) habla de que la entonación de los sonidos armónicos tiene efectos sobre la activación del flujo de la energía del Kundalini. Los mantras tibetanos y Védicos también tienen frecuencias de sonidos vocales que armonizan los chakras y contribuyen despertando la energía para lograr el estado de iluminación.

Cantando se abren portales de vibraciones sanadoras. El canto es una forma muy personal de expresión. Es como abrir una puerta en nuestro cuerpo que deja salir las emociones más profundas que han sido almacenadas en nuestro corazón.

Cuando cantamos resonamos desde nuestro diafragma, pecho, corazón, pulmones, garganta, lengua, cara y resuenan todos los niveles de nuestro ser. Nos conecta directamente con nuestras emociones, nos ayuda a abrir nuestro corazón y nos transporta hacia otro nivel de conciencia, permitiendo la unificación del cuerpo con la mente.

Usualmente cuando cantamos canciones con temas constructivos y positivos en melodías armónicas es muy difícil permanecer en el estado emocional de depresión. El canto nos induce a respirar profundamente. En ese proceso los sonidos y vibraciones tienen resonancia con diferentes partes del cuerpo, permitiendo que la persona exprese sus emociones sin limitaciones.

Mientras más profunda es nuestra respiración más se incrementa la energía vital de qi o prana dentro y fuera de nuestro cuerpo. De esa manera también el sistema de audición y de percepción de nuestra mente y cuerpo se agudizan. Es importante tomar en consideración la selección de los temas y cánticos que ejecutamos, debido a que si utilizamos cánticos con temas de tristeza, estos pueden amplificar emociones negativas.

Para abrir y expander el poder natural de la voz no se requieren entrenamientos específicos o métodos. Lo más importante es que la persona se oiga a si misma y haga un re-descubrimiento de sus capacidades internas. Es imperativo que la persona se ponga en contacto directo con las emociones de tensión que le están afectando y que comience a liberar esas emociones gradualmente.

Es indispensable que medite y que llegue a un estado de relajación, respirando lentamente, expandiendo el diafragma y también expandiendo la cavidad pélvica. El diafragma es el área del cuerpo donde se activa el soporte para generar los sonidos producidos por medio de la voz humana, o sea desde la parte baja del cuerpo.

La garganta, el pecho y la caja toráxica deben de estar libres de tensión para que los pulmones se puedan expandir naturalmente al máximo. Es necesario que se aprenda a usar el diafragma correctamente. Al respirar correctamente el diafragma se expande al inhalar el aire y se contrae cuando se elimina el aire. La caja toráxica debe permanecer llena de aire y relajada. La inhalación y exhalación debe ser muy lenta, con ritmo y control natural.

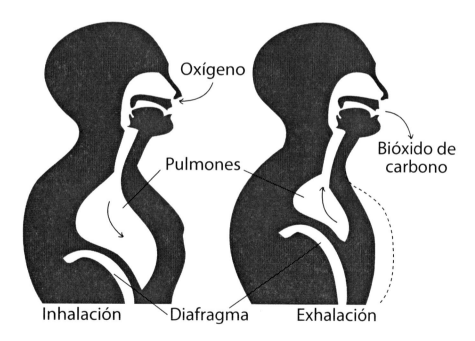

Aplicando este sencillo método la voz fluye muy fácilmente de una manera muy natural liberando todas nuestras tensiones y preocupaciones. La voz se torna en una fuente de sonidos y vibraciones llena de vida, de energía muy flexible y de gran poder de resonancia y expresión.

Por medio del canto, nosotros podemos producir vibraciones que estimulan todo nuestro sistema biofísico. Por este medio también se puede regular la presión y circulación sanguínea, se incrementa la oxigenación del cuerpo a nivel celular y a la vez se armoniza el sistema nervioso, las glándulas y órganos de nuestro cuerpo.

A medida que vamos desarrollando estas habilidades y a la vez en conjunción con el poder de concentración mental, liberamos nuestros problemas y las emociones negativas se disipan obteniendo un nivel de conciencia elevado.

El cuerpo produce sonidos naturalmente. El sonido de los latidos del corazón, el sonido de la corriente sanguínea a través de las arterias y venas. El sonido del movimiento de los huesos y músculos. El sonido producido por el proceso de digestión interna. Cuando estamos cansados bostezamos y se crean sonidos. Cuando estamos alegres nos reímos y se crean sonidos. Cuando estamos tristes lloramos y se crean sonidos.

Cuando nos lastimamos físicamente nos quejamos y se crean sonidos. Cuando estamos enfadados gritamos o subimos la voz y se crean sonidos. Los sonidos del cuerpo son producidos espontáneamente y muchas veces no son controlados por la mente.

35

Los mantras

Activando el proceso de sanación por medio del sonido de vocales y mantras y la resonancia de estos con las diferentes áreas del cuerpo.

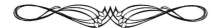

Activando el proceso de sanación por medio del sonido de vocales y mantras

Los mantras y cánticos se componen de vocales que producen frecuencias de sonidos que tienen resonancia con los órganos y también estimulan áreas específicas del cuerpo. Cuando la vocal es hablada, cantada o entonada y durante el proceso de inhalación y exhalación se debe de visualizar la parte interna del cuerpo que tiene resonancia con la vocal que se está utilizando. Este sondeo interno es la clave de muchas enseñanzas metafísicas referentes al efecto terapéutico del sonido y los mantras. Cuando producimos el sonido interno, se genera el sonido externo audible que amplifica la frecuencia vibracional que activa el proceso de sanación en los órganos, tejidos y sistemas del cuerpo.

El proceso para entonar las vocales implica dos aspectos muy importantes:

1) A medida que inhalamos nos concentramos mentalmente en la región del cuerpo asociado con la vocal y hacemos el sonido de la vocal mentalmente o sea en silencio.

2) Luego, a medida que exhalamos entonamos la vocal con el sonido producido por la voz, haciendo que el sonido del tono de la vocal sea audible.

Cuando inhalamos el aliento y visualizamos el sonido de la vocal en nuestra mente o sea en silencio, solo a nivel mental, penetramos profundamente en la región o el órgano que deseamos tratar. El aliento absorbe la energía del qi o prana y la combina con los tonos vocales y juntos abren regiones internas específicas del cuerpo y de la conciencia.

La resonancia de las vocales con las diferentes áreas del cuerpo

U - pelvis, las caderas, las piernas, los pies y parte inferior del cuerpo en general.

O – Abdomen y desde la parte baja del plexo solar hasta la ingle, órganos reproductivos.

OU – El plexo solar, toda el área del diafragma, hígado, páncreas, riñones, glándulas adrenales, estómago, bazo, intestino delgado, intestino grueso.

A – Cavidad torácica frontal, el corazón, timo, pulmones y costillas.

E – EI - La garganta, la tiroides, paratiroides, laringe, glándulas salivares, amígdalas.

I – La cara, las fosas nasales, regiones del cerebelo y la cabeza, parte frontal del cerebro y trasera del cráneo, tercer ojo - glándula pituitaria, ojos, oídos y nariz).

I – MI – Toda la cavidad craneal incluyendo la glándula pineal.

Por medio de nuestros pensamientos, la imaginación creativa y el uso de los sonidos de vocales en los acordes de la armonía diatónica podemos restaurar el equilibrio de los chakras. El sonido de las vocales en las diferentes tonalidades de la armonía diatónica produce la música que estimula el proceso natural de sanación de la mente, el cuerpo y que a su vez eleva el espíritu.

La respiración es muy importante en el proceso de la entonación de vocales. Cuando tomamos el aliento por medio de la inhalación se activa internamente la energía de vida del prana o qi que transporta el pensamiento a través del sonido de la vocal con la imagen al área del cuerpo que deseamos regenerar o sanar. La respiración es vida. Es imperativo que tengamos absoluto control sobre nuestros patrones de respiración.

La inhalación y exhalación rítmica, gradual y con control es esencial para lograr equilibrar todos los sistemas de nuestro cuerpo. A medida que trabajamos con los sonidos de vocales en los acordes de la armonía diatónica, nuestra respiración se vuelve más fluida y nuestros sistemas biológicos se armonizan y se activa un buen estado de salud.

Como vocalizar los sonidos de las vocales en diferentes acordes armónicos

Cuando cantamos las vocales en las diferentes tonalidades de la armonía diatónica, restauramos el patrón vibratorio del cuerpo sutil (cuerpo holográfico, cuerpo aúrico) y el campo electromagnético del cuerpo físico. De esa manera nuestra esencia espiritual se puede manifestar más plenamente por medio de todo nuestro entorno físico.

La voz crea el sonido por medio del cuerpo físico, y a su vez es el instrumento más poderoso que expresa la esencia de la energía espiritual de nuestro ser interno. Debido a su inmenso poder, tenemos que aprender a utilizar nuestra voz con sabiduría y conciencia. La voz es la poderosa herramienta que puede crear salud y muchas otras transformaciones en nuestra vida a nivel físico y espiritual.

Para comenzar los ejercicios de vocalización, tome el sonido de la vocal **A, A, A** que es el primer sonido que usualmente hacemos cuando entramos a la vida en el mundo de los sentidos, en este planeta al nacer. Entone el sonido de **A, A, A** lentamente y gradualmente en el tono natural de su voz y continúe hasta que saque todo el aire de su diafragma. El sonido de la vocal **A, A, A** debería de continuar por unos 12 a 16 segundos en el mismo nivel tonal, ritmo y consistencia. Descanse, tome aire lentamente y espere unos 30 segundos o un minuto y comience nuevamente a repetir el mismo proceso. Haga este ejercicio unas tres veces y continúe incorporando las vocales que se mencionan en este capítulo. Asegúrese de visualizar las áreas del cuerpo que tienen resonancia con las vocales que está entonando para que por medio del sonido de las vocales usted pueda estimular esas áreas, regenerarlas y eliminar los bloqueos.

Una vez usted se sienta familiarizado con el proceso de entonación de las vocales, comience aplicando los tonos de la armonía diatónica en conjunción con las vocales que tienen resonancia directa con los órganos y chakras de nuestro cuerpo como sigue:

Chakra de la Raíz = DO (Frecuencia 396 Hz) Vocales: U, U, U
(Pelvis, las caderas, las piernas, los pies y parte inferior del cuerpo en general).

Chakra Reproductivo = RE (Frecuencia 417 Hz) Vocales: O, O, O
(Abdomen y desde la parte baja del plexo solar hasta la ingle, órganos reproductivos).

Chakra del Plexo Solar = MI (Frecuencia 528 Hz) Vocales: OU, OU, OU, (El plexo solar, todo el área del diafragma, hígado, páncreas, riñones, glándulas adrenales, estómago, bazo, intestino delgado, intestino grueso).

Chakra de Corazón = FA (Frecuencia 639 Hz) Vocales: A, A, A
(La cavidad torácica, el corazón, timo, pulmones y costillas).

Chakra de la Garganta o del Cuello = SOL (Frecuencia 741 Hz) Vocales: E, E, E o EI, EI, EI. (La tiroides, paratiroides, laringe, glándulas salivales, amígdalas).

Chakra del Tercer Ojo = LA (Frecuencia 852 Hz) Vocales: I, I, I (i,i,i)
(La cara, Las fosas nasales, regiones del cerebelo y la cabeza, parte frontal del cerebro y trasera del cráneo, tercer ojo - glándula pituitaria, ojos, oídos y nariz).

Chakra Coronal = SI (Frecuencia 963 Hz) Vocales: I, I, I, MI, MI, MI
(Toda la cavidad craneal incluyendo la glándula pineal).

En mis ejercicios de vocalizaciones incorporo el uso de un pequeño instrumento musical manuable que es utilizado para entonar las voces de los cantantes en los trabajos de cantos corales y en inglés se llama **the master key pitch pipe instrument.** Por medio del **master key pitch pipe** entono las notas musicales que tienen resonancia con los chakras y una vez los escucho y retengo el sonido en mi mente, lo comienzo a vocalizar con mi voz con la vocal correspondiente a cada chakra. De esa manera logro trabajar con todas las vocales y los sonidos que tienen resonancia con cada chakra.

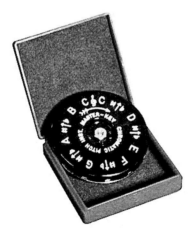

Afinador cromático maestro de tonos (The master key chromatic pitch instrument).

Cuando esté haciendo los ejercicios de vocalizaciones junto a los tonos musicales preste atención a las zonas en las que tiene dificultades con el tono o en aquellos puntos donde se rompe o fluctúa la voz. Muchas veces la voz refleja lo que está ocurriendo internamente dentro de nuestro cuerpo.

Este ejercicio de vocalización y de entonación con las vocales y notas musicales correspondientes a los chakras es muy efectivo para que por medio de nuestro poder vocal de ejecución de sonidos activemos el proceso natural de sanación de nuestro cuerpo y a la vez logremos establecer un grado elevado de conciencia.

Nuestra voz nos identifica y transmite quienes somos a través de una combinación única de ritmo, melodía, timbre y dinámica. No solo revela lo que somos, si no que también revela nuestro nivel de conciencia. Nuestra voz es el vehiculo personal para la expresión espiritual y creativa. De acuerdo al tono de nuestra voz, el sonido que producimos y el vocabulario que incorporamos al expresar nuestras emociones y pensamientos nuestra voz crea una imagen de nuestro ser en la mente y conciencia de los seres que nos escuchan.

Cada voz representa una personalidad única que define el carácter de un individuo. La voz de cada persona tiene dos niveles predominantes: El nivel de tono natural y el nivel de tono habitual. Si los dos niveles de voz difieren, quiere decir que la voz no se está usando correctamente. El uso incorrecto de la voz puede ser debido a que el tono vocal de la voz está muy alto o muy bajo. Es imperativo que aprendamos a desarrollar y a mejorar la frecuencia natural de nuestra voz. Tenemos que aprender a utilizar el tono natural de nuestra voz y extenderlo, ampliarlo a su mayor capacidad y versatilidad.

Recuerdo cuando yo estudiaba canto y música en el Conservatorio de música de Puerto Rico. Fui aceptado en el departamento preparatorio de canto y música con el rango vocal de tenor. En mi primera audición el muy conocido y respetado maestro del piano Don Jesús María Sanromán me acompañó en el piano y en esos tiempos el Maestro Pablo Casals, compositor, director y reconocido internacionalmente como uno de los violonchelistas más importantes del siglo veinte, era el director del conservatorio. Tuve el honor de ver personalmente al Maestro Pablo Casals con la orquesta del Festival Casals de Puerto Rico. Mi maestra en el conservatorio fue la Profesora Raquel Gandía y ella me enseñaba el método de Bel Canto italiano, el cual también es utilizado en conservatorios de música en España y otros partes del mundo. A través de los ejercicios de vocalización y canto que Raquel me enseñaba, e incorporando el sonido de vocales y consonantes, mi registro vocal aumentó en menos de tres meses pasando a ser tenor lírico.

En las primeras clases mi maestra de canto Raque Gandia me ayudó a encontrar el tono y la octava más cómoda para mi voz. Utilizábamos un Piano para efectuar los ejercicios de vocalizaciones y canto. Comenzábamos los ejercicios vocalizando en 4 a 5 tonos por debajo del DO central del piano para localizar los registros vocales bajos y subíamos hacia una octava al DO agudo, para localizar los registros altos. En unos meses mi voz muy cómodamente logró alcanzar las notas musicales que sobrepasaban el Do agudo. A medida que uno continua vocalizando los registros vocales se expanden y se puede lograr alcanzar los registros de tonos graves y agudos con mayor facilidad. La voz es un instrumento natural que a medida que se somete a entrenamiento con ejercicios de vocalizaciones, gradualmente se va fortificando y expandiendo sus registros vocales.

El individuo promedio debe de tener un registro de capacidad vocal de por lo menos una octava y media. El punto medio dentro de ese rango de notas musicales corresponde al tono vocal natural de la persona.

Tenemos que encontrar el tono y la octava más cómoda para nosotros. Con la ayuda de un piano se puede descubrir el tono natural. En relación con la nota musical del DO central en el piano debemos de encontrar la nota más baja y la nota más alta que podemos cantar sin perder la calidad y la consistencia del sonido de la voz.

Por medio de los ejercicios de cantos de vocales la voz se hace más flexible y se incrementa el registro vocal. A la vez se activan capacidades mayores para resonar con un espectro más amplio de personas y energías.

Todo en el mundo genera sonidos, vibraciones y música. Todos los seres en el planeta Tierra llevamos el don de la música dentro de nosotros. La música armónica tiene el poder para activar sanación. Es importante que utilicemos y desarrollemos esa virtud que tiene el poder de regenerar, sanar y transformar nuestras vidas.

La música, el ritmo y la melodía es la vida…no dejes de pasar por desapercibido ese regalo que te ha concedido la Inteligencia Creadora Universal…comienza a cantar los sonidos de vocales armónicos solo unos 10 o 15 minutos diarios, observarás que tus poderes innatos naturales de sanación se activarán y tu vida se transformará en salud y felicidad…

36
El sonido es parte primordial de toda la creación

El sonido es parte primordial de toda la creación.

Todo el universo y nuestro planeta Tierra, desde el sub-átomo, átomo, moléculas, células, tejidos, órganos, sistemas sólidos y gaseosos están en constante estado de vibración y generan sonido.

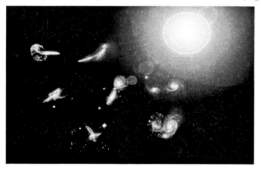

Los pensamientos dan origen a la creación de frecuencias vibracionales que son manifestadas por medio del verbo.

Muchos de los sonidos producidos por el cuerpo humano surgen de una manera inconsciente y también muchos sonidos surgen de nuestro subconsciente y mente consciente.

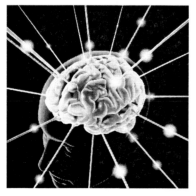

En el momento que creamos un pensamiento, se crea una frecuencia vibracional en el subconsciente y en la mente consciente, que no ha sido manifestada y cuando hablamos por medio del verbo o lo expresamos por medio de una canción, se manifiesta ese pensamiento a nivel físico. El proceso es muy sofisticado y envuelve muchas áreas del sistema nervioso y otros sistemas del cuerpo.

El proceso de crear un pensamiento en nuestra mente da origen a una frecuencia vibracional en nuestro cerebro que no ha sido manifestado, pero al ser expresado verbalmente se manifiesta físicamente. Este sofisticado proceso se lleva a cabo más rápido que la velocidad de la luz.

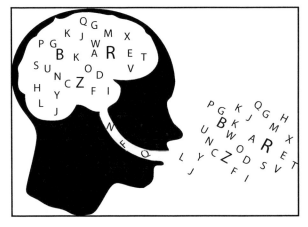

Una vez que el sonido es manifestado verbalmente afecta la estructura atómica de la materia, entra al cuerpo y queda grabado en la memoria celular del ADN. En conclusión el sonido entra al cuerpo a nivel celular después de que ha sido procesado por nuestro cerebro. Por lo tanto, cuando cantamos canciones positivas y armónicas, cuando hacemos cánticos con mantras o afirmaciones positivas, se originan frecuencias de sonidos que crean vibraciones que son muy terapéuticas. El sonido producido por la voz de una persona nos indica el estado emocional, espiritual y físico en el cual esa persona se encuentra.

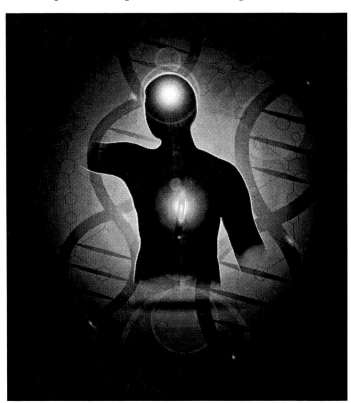

El cuerpo humano tiene un gran potencial de resonancia. El cuerpo humano está compuesto de millones y millones de minerales y cristales. La gran parte de nuestra estructura biofísica está hecha de agua, minerales y materia ósea. Cuando producimos sonidos vocales se crean frecuencia vibracionales que tienen resonancia con las sustancias de minerales cristalinos que viajan a través del corriente sanguíneo, resuenan con el agua y también con los huesos afectando el sistema nervioso, la mente y el cuerpo en general.

Los sonidos producen vibraciones que tienen un efecto muy directo en la columna vertebral. Las vibraciones son difundidas a lo largo de todo el sistema nervioso central, los tejidos, órganos y sistemas del cuerpo humano. Estas frecuencias vibracionales tienen un efecto muy directo a nivel celular, en la sangre, el sistema circulatorio, sistema endocrino y contribuyen grandemente a balancear los chakras.

Por medio de las **"Fuerzas Sanadoras de los Sonidos y Vibraciones Armónicas"** podemos lograr llegar a un estado místico de relajación que nos armoniza con el ritmo y movimiento del espacio, con todos los elementos y con la conciencia universal.

Esto se podría comparar con **el sonido sagrado de la música de las esferas.** Cuando logramos alcanzar ese estado mental de relajación y de conexión con el universo macrocósmico y el universo microcósmico, se comienza a activar el proceso natural de sanación del cuerpo, la mente y el espíritu. Este estado de relajación se logra usualmente cuando meditamos.

37
Los Vedas

Los Vedas el libro sagrado de la India contiene poderosos mantras y sonidos de vocales que tienen efectos de resonancia sobre los chakras.

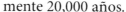

El libro sagarado de los vedas

El libro sagrado de la India titulado Los Vedas contiene escritos que hablan de poderosos mantras y sonidos védicos que incorporan el uso de vocales que tienen efectos de resonancia sobre los chakras y que a su vez ayudan a equilibrar y armonizar esos centros energéticos del cuerpo.

Los Vedas son cuatro libros sagrados de la India antigua de los cuales se derivan los Upanishads y todas las subsecuentes escuelas de la filosofía hindú. Se dice que la existencia de la sabiduría védica y de esos libros se remonta a una época de aproximadamente 20,000 años.

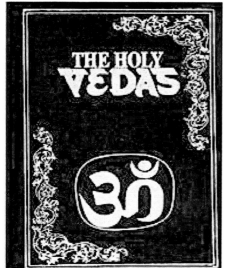

En el hinduismo se presentan dos palabras muy importantes **Veda** y **Rig-veda**. **Rig-veda** significa la palabra divina y **Veda** significa el conocimiento de la ciencia y de la sabiduría divina. **Rig-veda** es la ciencia de la palabra. **La ciencia de la palabra revela el conocimiento de los sabios antiguos y del control del sonido.** Se expone el efecto de la mezcla de sonidos específico en niveles sutiles, el conocimiento, el control del pensamiento y su efecto como un cuadro o visión de planos súper sensoriales.

Todo esto dirige a la maestría del ocultismo de la

ciencia védica, aplicando el control sobre los elementos, el conocimiento de los rishis acerca del poder que tiene el sonido sobre la materia, la ciencia de la invocación y de la evocación. Esta ha sido una ciencia olvidada que en la actualidad ha sido reconocida como uno de los métodos más poderosos para transformar la conciencia de las personas que ponen en práctica los **sonidos védicos** y la sabiduría de esos conocimientos antiguos.

El **Yajur Veda** es una colección de fórmulas de rituales cantados y usados en ceremonias. Es el veda de oraciones para sacrificios. Contiene aproximadamente el 30% de los versos del Rig-veda. El significado de Yajur es ritmo del sacrificio. El Sama Veda se deriva del Rig-veda y su propósito principal se expresa a través de cánticos. El significado de Sama es melodía.

El **Atharvaveda** ha sido llamado el Brahma-Veda o Veda de la oración. Este contiene muchos encantos y poemas místicos de los **Upahnishads** y de los **Vedas** que tienen que ver con la vida y creencias de la gente. El Atharvaveda tiene alrededor del 16% de los versos del **Rig-veda** y es posterior a los **Upanishads**. Su nombre proviene del gran sabio **Atharva.**

El **Rig-veda** es, como los otros tres, una colección de más de 1,000 himnos compuestos en sánscrito védicos. Esta es una forma mucho más antigua que llegó a conocerse como sánscrito clásico. El **Rig-veda** está catalogado como la escritura más antigua del hinduismo. Sus himnos fueron escritos por los primeros iniciados de nuestra quinta raza. Esos sabios iniciados expresaron sus enseñanzas primordiales por medio de los himnos. En resumen, el **Rig-veda** es la fuente histórica que revela las enseñanzas primordiales y doctrinas secretas antiguas que se encuentran en los textos **Védicos.**

El Rig-veda es una mezcla de referencias enigmáticas que ocultan perlas de sabiduría de la doctrina secreta de la antigüedad. El Rig-veda ha sido expresado en un lenguaje poético, místico, críptico de símbolos, adivinanzas y paradojas por medio de invocaciones que expresan agradecimiento a diferentes deidades y a los **dioses de la naturaleza.** El hombre védico por medio de sus invocaciones se identifica con el **Surya** que simboliza el **Sol y el Agni** que simboliza la **llama o el fuego.**

Todas las colecciones del lenguaje poético del Rig-veda son expresadas por medio de cánticos que contienen el lenguaje místico de un pueblo y de personas que dirigen sus pensamientos hacia un sendero infinito. El sendero del camino de los patriarcas, de los dioses y de los mortales que son originados de la energía divina, que dan origen a la creación de la vida por medio del padre y la madre.

Todo el concepto de la evolución de esa poderosa sabiduría antigua, metafóricamente, se podría decir que es como una semilla de luz que contiene un universo de inmensa y profunda filosofía con extensas enseñanzas y doctrinas secretas.

La sabiduría antigua de los Vedas nos conduce hacia una multiplicidad de dioses, de conceptos, de oraciones, de mantras y de cánticos. Pero hay una unicidad que nos dirige hacia el centro de la esencia de las enseñanzas védicas, las cuales se expresan en dos versos:

"Ardiendo en muchos sitios, el fuego es uno.
Gobernando sobre todo, el sol es uno.
El amanecer que ilumina todo esto, es uno.
Y ciertamente uno es lo que con variaciones aparece como todo esto".
(Rgv. VIII.58.2)

"El, con limpias alas, aunque solo Uno en la naturaleza,
Sabios cantores le forman en muchas figuras con canciones".
(X.114.5)

La sabiduría antigua de los védicos dice que el pensamiento se convierte en sonido, el sonido se convierte en palabra, y la palabra se convierte en materia.

En el lenguaje sánscrito de la India y en la tradición Védica los mantras son conocidos como **Bija Mantras** y son recitados en voz alta. Los mantras y sonidos Védicos incorporan el uso de vocales que tienen efectos de resonancia sobre los chakras y que ayudan equilibrando y armonizando esos centros energéticos del cuerpo.

El uso de los Mantras Védicos produce sonidos muy poderosos que son considerados de origen divino y que a su vez son emanados por la fuerza creadora universal.

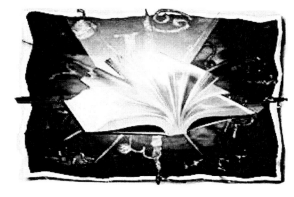

38
Activación de los chakras

Activación de los chakras por medio de los sonidos de vocales en la armonía diatónica y cromática en combinación con la fórmula de la intención.

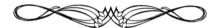

La armonía diatónica y la armonía cromática

Se han utilizado muchos sistemas armónicos que tienen efectos de resonancia sobre los chakras, pero en nuestra práctica incorporaremos el uso de la **armonía diatónica** para los 7 chakras básicos y la **armonía cromática** para los 2 chakras adicionales.

Implementaremos ejercicios con sonidos de vocales que serán utilizados para estimular los chakras.

Este sistema ha sido utilizado en muchas tradiciones espirituales y está compuesto de una escala musical de cinco tonos completos y dos semitonos, tonos mayores, tonos menores y otras modalidades. Resultando en un total de siete notas musicales. Do, Re, Mi, Fa, Sol, La, Si (método inglés: C, D, E, F, G, A, B).

De las siete notas de la **armonía diatónica** también surgen cinco semitonos y estos son los siguientes: Do, Do #, Re, Re #, Mi, Fa, Fa #, Sol, Sol # La, La #, Si, Do. Esto es como partir la distancia entre nota y nota y nos referimos a ellos como medios tonos.

Entre las notas de Mi a Fa y de Si a Do no podemos partir por la mitad el intervalo. Esto se debe a las leyes de acústica y a la manera ascendente con que nuestro cerebro traduce el sonido. Para el modo ascendente se utiliza el símbolo de numero (#) y significa que el sonido de la nota subirá un medio tono y se define como sostenido. Para el modo descendente se utiliza la letra (**b**) y esto significa que el sonido de la nota musical desciende medio tono y se define como bemol. En resumidas cuentas son solo siete notas que al dividirlas dan origen a cinco semitonos y se convierten en un total de 12 notas.

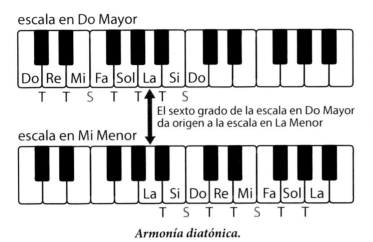

Armonía diatónica.

La **escala diatónica** se compone de las siete notas importantes que van de **Do** a **Si** repitiendo la misma dinámica en Do. También existe la **escala cromática** y esta escala es la que está divida por los 5 medios tonos logrando un total de 12 notas.

En el proceso de activación de los siete chakras utilizamos la **Armonía Diatónica** para los siguientes chakras: **Do** = Chakra de la Raíz, **Re** = Chakra Reproductivo, **Mi** = Chakra del Plexo Solar, **Fa** = Chakra del Corazón, **Sol** = Chakra de la Garganta, **La** = Chakra del Tercer Ojo, **Si** = Chakra de la Corona.

En el proceso de activación de los dos chakras adicionales utilizamos la **Armonía Cromática** y son los siguientes: **Fa #** o **Sol b** = Chakra del Timo, **Sol #** o **La b** = Chakra del Cerebelo.

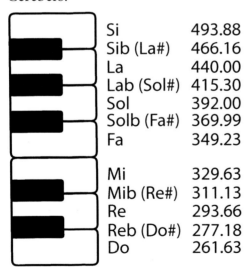

Esquema de los 7 tonos diatónicos y los 5 semitonos cromáticos=12 notas musicales y la frecuencia de las notas musicales en Hertz.

Activación para armonizar y sanar los chakras con sonidos vocales.

Comenzamos sentándonos cómodamente y muy relajados en una silla o en la posición de lotus en un cojín con la espina dorsal derecha. Cuando mantenemos la espina dorsal derecha la energía del Chi o Prana viaja libremente sin bloqueos ni interrupciones a través del sistema nervioso central, permitiendo que la energía vital sea transportada libremente a los nueve centros energéticos o chakras.

Nos imaginaremos que nuestra cabeza se encuentra suspendida por un cordón energético que viene del Centro del Universo y que nos sostiene desde el centro del chakra de la corona.

En la ejecución de los sonidos y ejercicios utilizados para armonizar los chakras, debemos dirigir internamente nuestra atención y enfocar nuestra intención mental en el centro energético del cuerpo que se está activando. El sonido utilizado debe de ser la nota musical y la vocal correcta que corresponde al chakra que se está armonizando. Ejemplo: En el chakra de la raíz se aplica la nota DO y se pronuncia UH.

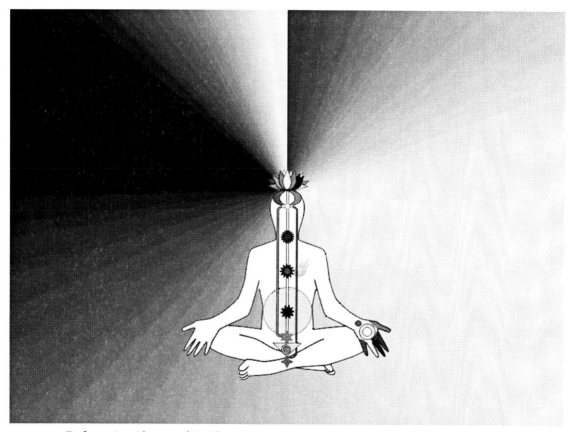

En la activación y meditación nos imaginaremos que nuestra cabeza se encuentra suspendida por un cordón energético que viene del centro del universo.

Aplicaremos la fórmula de la intención:

intención = visualización + (afirmaciones, mantras y sonidos) + (tener fe y creer) → manifestación

1ro. Visualizamos el área donde está localizado el chakra que activaremos.
2do. Aplicamos la frecuencia armónica, la nota y la vocal correspondiente al chakra.

3ro. Visualizamos la manifestación de paz, armonía, buena salud y de energía regenerativa en el chakra que se desea equilibrar. Es muy importante que cuando se trabaja en el chakra, usted sienta profundamente el estado de buena salud que desea manifestar.

Los sonidos deben de ser vocalizados en estado de relajación sin forzar o poner presión en la voz.

Por medio del poder infinito de intención de nuestra mente en combinación con el poder de la voz, de los sonidos de vocales armónicas, utilizaremos el solfeo de siete notas en la armonía diatónica y cromática con las frecuencias requeridas para balancear la energía de los chakras y activar la sanación.

39
Los chakras y los sonidos

Descripción de los chakras y los sonidos de vocales que tienen efectos de resonancias sobre éstos.

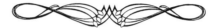

¿Qué son los chakras?

La palabra chakra en el lenguaje antiguo sánscrito de la India significa Rueda. Los chakras son ruedas energéticas de luz que están moviéndose y dando vueltas en forma espiral. Son como pequeños universos que giran en forma espiral.

Muchas escuelas esotéricas y místicas describen los chakras como Centros de Energía. El concepto de los chakras ha sido incorporado por muchas organizaciones espirituales, pero la existencia verdadera de ese concepto **no** está basado en principios religiosos. La definición original de los chakras se basa en un concepto de energía que se mueve en forma espiral.

De acuerdo a los sistemas utilizados en la India, Tíbet, China y otros lugares tenemos siete centros energéticos. Sin embargo, los seres humanos aparte de los siete centros energéticos tenemos dos centros energéticos adicionales que suman a un total de nueve centros

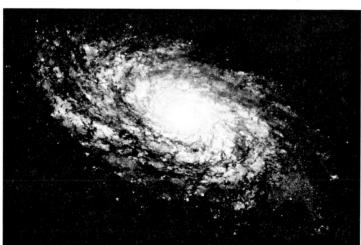

Los chakras son como pequeños universos que giran en forma espiral.

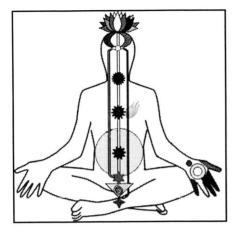

energéticos conocidos como los chakras. Estos son el chakra de la raíz, chakra reproductivo, chakra del plexo solar, chakra del corazón, chakra del timo, chakra de la garganta, chakra del cerebelo, chakra del tercer ojo y chakra de la corona.

Cualquier desequilibrio del cuerpo físico puede ser detectado por medio de los chakras. Cuando se equilibran los chakras se previene la manifestación de condiciones adversas, enfermedades y desequilibrios en el cuerpo. Es imperativo saber que a través de todo el cuerpo también se encuentran cientos de centros energéticos conocidos como los chakras secundarios que están relacionados con los meridianos y otros sistemas del cuerpo.

El proceso de sanación del cuerpo físico de una persona que ha sido lastimada se efectúa con mayor rapidez cuando el cuerpo sutil y la energía de los chakras de esa persona han sido equilibrados.

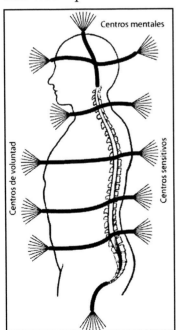

Ilustración del área frontal y posterior de los chakras del cuerpo humano.

Las Fuerzas Sanadoras de los Sonidos y Vibraciones Armónicas en combinación con el poder mental de la intención y la visualización creativa tienen efectos muy poderosos de resonancia directa que activan el equilibrio, el balance de los chakras y a su vez estimulan el proceso natural de sanación de todo el cuerpo, la mente y el espíritu.

Los chakras están en estado constante de rotación moviéndose de forma espiral y son afectados por las frecuencias y vibraciones producidas por los sonidos. Muchas culturas hablan de numerosos sonidos que son generados por medio del uso de vocales que tienen efectos en los chakras.

Tenemos siete chakras básicos y dos adicionales. Estos son como pequeños universos o circunferencias energéticas que se mueven de forma espiral. Los chakras están localizados en la parte frontal y posterior de nuestro cuerpo.

Una de las mejores maneras para activar la integración de la mente y el cuerpo es por medio de los sonidos y las entonaciones vocales. La intención del tono vocal es de equilibrar la mente y el cuerpo para crear un puente entre lo material y lo espiritual y de esa manera alcanzar un estado equilibrado de concentración mental. Estudios científicos han demostrado que con solo 10 minutos diarios de práctica con entonación de vocales, es equivalente a 5 miligramos del medicamento valium, el cual es utilizado para relajar a las personas.

Se ha observado a nivel científico que los sonidos de vocales tienen un efecto directo equilibrando los chakras. **Vocal: UH, Vocal: OOO, Vocal: OH, Vocal: AH, Vocal: Aii, Vocal: EEi, Vocal: iii**

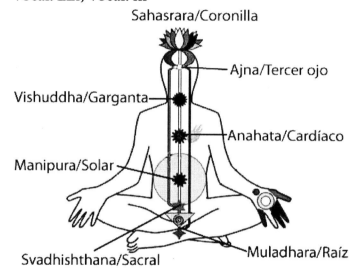

Descripción de los chakras y los sonidos de vocales que tienen efectos de resonancias sobre ellos

La pronunciación correcta y enunciación de las vocales de los sonidos védicos o bijas tienen un efecto muy positivo de resonancia en los chakras. Estos sonidos ayudan a liberar bloqueos energéticos en las glándulas endocrinas, órganos y sistemas del cuerpo y a su vez estimulan el proceso natural de sanación del cuerpo, la mente y el espíritu.

A medida que la persona va profundizándose en la práctica de los sonidos de vocales armónicos, los sonidos de los mantras y la meditación, va adquiriendo un nivel espiritual elevado y hasta podría alcanzar el estado de iluminación.

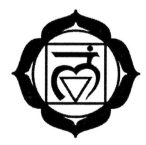

1ro: Chakra de la Raíz: (Muladhara), está localizado entre el **ano y los genitales.** Está unido con el hueso coxal y se abre hacia abajo. Se relaciona con el proceso físico de eliminación y con los órganos que trabajan haciendo esas funciones. **Color:** Rojo Fuego, **Elemento:** Tierra, **Función Sensorial:** Olfato. **Símbolo:** Lotus de cuatro pétalos. **Palabras Clave:** Fundamentos, seguridad y hábitos.

En la filosofía del hinduismo: El Chakra de la Raíz (Muladhara) es la base del tiempo y el espacio y de la memoria del chakra. La morada de la memoria, la base de todo conocimiento humano. Este centro es también el asiento de nuestros instintos básicos de supervivencia y la sexualidad, entre otros. **Deidad:** Ganesha y Brahma.

El Chakra de la Raíz: (Muladhara) Tono Musical: UT (DO), (C), **Frecuencia:** 396 Hz, **Sonido de este chakra: Vocal: UH** (Pronunciamos: **Cuu-uu-uu-uu-uu**). Liberamos emociones de culpas y miedos. (Sonido Védico Bija: **Lam**)

2do: Chakra Reproductivo o también se conoce como Chackra Sacro o Centro Sacral: (Svadhistana) Se encuentra encima de los genitales y a tres pulgadas más abajo del ombligo. Está relacionado con el proceso de energía sexual, órganos reproductivos y con gran parte de la energía de vital. La energía sexual es una energía divina que es utilizada en la práctica espiritual del Tantra. No sólo se da origen a la creación de un bebé en el chakra reproductivo, en esta área también se activa la poderosa energía creativa que genera nuestros proyectos, la música, poemas, libros, pinturas, diseños, edificaciones, etc. **Color:** Anaranjado, **Elemento:** Agua, **Función Sensorial:** Gusto, **Símbolo:** Lotus de seis pétalos. **Palabras Clave:** Sentir, desear, crear.

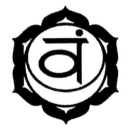

En la filosofía del hinduismo: El Chakra Reproductivo **(Svadhistana)**, es el centro de las relaciones y de la razón. Inicio de la inteligencia. Las personas educadas trabajan a través de este centro de la lógica y el análisis. Las grandes mentes tienen maestría y control sobre este centro. Es la morada del refugio pragmático. **Deidad:** Vishnu

El Chakra Reproductivo también se conoce como **Chackra Sacro o Centro Sacral: (Svadhistana) Tono Musical:** RE, (D), **Frecuencia:** 417 Hz, **Sonido de este Chakra: Vocal: OOO (Ooo)** (Pronunciamos: **Yoo-oo-oo-oo-oo**). Creamos e iniciamos cambios. (Sonido Védico Bija: **Vam**)

3ro: Chakra del Plexo Solar, también se le conoce como **Centro Umbilical: (Manipura)** Se encuentra aproximadamente a dos dedos por encima del ombligo. Está relacionado con los órganos digestivos y el proceso de digestión. Se encuentran los órganos: el bazo, el hígado, el páncreas, el estómago, los intestinos delgado y grueso. También está asociado con el poder del desarrollo del ser. **Color:** Amarillo o Dorado, **Elemento:** Fuego, **Función Sensorial:** Vista, **Símbolo:** Lotus de diez pétalos. **Palabras Clave:** La voluntad del guerrero espiritual.

En la filosofía del hinduismo: el Chakra del Plexo Solar **(Manipura)** es el centro de la fuerza de voluntad. Los hombres y mujeres logran altos niveles mentales y físicos en este centro de energía. Es el centro de disciplina y resistencia. **Deidad:** Maharudra

El Chakra del Plexo Solar también se conoce como Centro Umbilical: **(Manipura) Tono Musical:** MI (E), **Frecuencia:** 528 Hz, **Sonido de este Chakra: Vocal:** OH (Pronunciamos: **gou-ou-ou-ou-ou**. En este centro energético manifestamos transformaciones y milagros. Esta frecuencia tiene el poder para reparar el ADN y para rejuvenecer todas las células que dan formación a nuestro cuerpo. (Sonido Védico Bija: **Ram**)

4to: Chakra del Corazón o Centro Cardiaco. (Anahata) se encuentra a la altura del corazón en el centro del pecho. A nivel físico está asociado con las funciones del corazón y de los pulmones. A nivel emocional trabaja con la energía de amor y compasión. **Color:** Verde, también Rosa y Dorado, **Elemento:** Aire, **Función Sensorial:** Tacto, **Símbolo:** Lotus de doce pétalos. Palabras Clave: Amor y despertar.

En la filosofía del hinduismo: El Chakra del Corazón **(Anahata)**, es el área del conocimiento directo. Los que llegan a este nivel de evolución con su visión penetrante y delicada influyen en muchas áreas. Son los guías de la humanidad, consejeros, mentores y los que encuentran la solución a los problemas. **Deidad:** Ishvara

El Chakra del Corazón y también se conoce como el **Centro Cardiaco. (Anahata)** Se encuentra a la altura del corazón en el centro del pecho. **Tono Musical:** FA (F), **Frecuencia:** 639 Hz, **Sonido de este Chakra: Vocal:** AAA (Pronunciamos: **Ma-a-a-a-a**). Activamos conexiones con otros seres y relaciones. Activamos la poderosa energía de amor incondicional. (Sonido Védico Bija: **Yam**)

5to: Chakra del Timo. Es una de las primeras glándulas que se desarrolla en la etapa fetal en el útero de nuestra madre. Se encuentra en la parte superior del pecho, justo encima del chakra del corazón, entre el corazón y la garganta. A nivel físico está asociado con el sistema inmunológico y tiene en su interior el patrón de nuestro ADN y el diseño de nuestro karma en esta vida, incluyendo información de vidas pasadas.

El chakra del timo es donde se origina la intención, es el vínculo entre las emociones del corazón y la razón del lenguaje. Es lo que nos hace inhalar el aliento antes de hablar, es donde las palabras comienzan a formarse y donde está la intención detrás de las palabras que estamos a punto de hablar. A nivel emocional trabaja con las emociones del amor divino, la compasión, la verdad y el perdón. **Color:** Turquesa, **Elemento:** Agua, **Símbolo:** Lotus de catorce pétalos. **Palabras Clave:** Yo soy, yo soy.

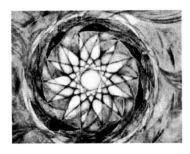

El Chakra del Timo se encuentra en la parte superior del pecho, justo encima del chakra del corazón, entre el corazón y la garganta. **Tono Musical:** FA # (F#) o Sol b, (Gb), **Frecuencia:** 690 Hz, **Sonido de este Chakra:** Utilizamos el mismo sonido vocal del chakra del corazón, pero en el tono de media (1/2) nota más alta. **Vocal:** AAA (Pronunciamos: **Ma-a-a-a-a**). Este es el área donde se origina la intención y conecta las emociones del amor divino, la compasión, la verdad y el perdón con el área donde el lenguaje se origina. Es el área que permite hablar desde el corazón. Activamos la poderosa energía de amor divino, compasión y perdón. (Sonido Védico Bija: **Yam**)

6to: Chakra de la Garganta o del Cuello. (Vishuddha) Se encuentra en la base del cuello y la laringe. Nace en la columna vertebral cervical y se abre hacia adelante. Este chakra está asociado con el proceso de comunicación, el proceso de hablar y de audición. Los oídos también están asociados con este chakra. En la filosofía hindú se dice que el karma se acumula en el área del chakra de la garganta. **Color:** Azul Claro, también Argenta y Verde Azulado. **Elemento:** Éter, **Función Sensorial:** Oído, **Símbolo:** Lotus de dieciséis Pétalos. **Palabras Clave:** Habla y crea.

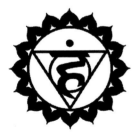

En la filosofía del hinduismo: El Chakra de la Garganta o Cuello **(Vishuddha)** es el centro del amor divino, amor sin límites. Todos los seres se conciben como hermanos y hermanas que son parte de la creación sagrada. Es donde se encuentran o residen las almas desinteresadas, los artistas excepcionales y los poetas místicos. **Deidad:** Sadashiva

El Chakra de la Garganta o del Cuello (Vishuddha) se encuentra en la base del cuello y la laringe. **Tono Musical:** SOL (G), **Frecuencia:** 741 Hz, **Sonido de este Chakra: Vocal: Aii (Aiii)** (Pronunciamos: **Mai-ai-ai-ai-ai**). Activamos comunicación. (Sonido Védico Bija: **AAM**)

7mo: Chakra del Cerebelo. Se encuentra detrás del cuello debajo de la cabeza conecta-

39 • Los chakras y los sonidos

da al cerebro. Este centro es donde se llevan a cabo nuestros sueños. Cuando este centro se abre empezamos a recordar y a ver mejor nuestros sueños. El cerebelo también está relacionado con el chakra causal que se encuentra por encima de la chakra de la corona, a la izquierda en el cuerpo etérico.

El Chakra causal es una pequeña bola de color gris. Por lo general se ha dicho que para desarrollar habilidades psíquicas como la telepatía, la telequinesia y la visión remota, tenemos que ejercitar el 3er ojo, pero en realidad no es el tercer ojo el que alcanza estos poderes, es el chakra del cerebelo. Por medio de la meditación se logra activar este chakra y se comienzan a manifestar nuestras habilidades ocultas.

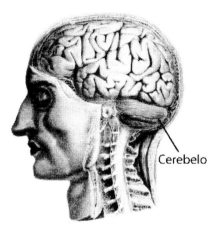
Cerebelo

Color: Púrpura, Azul o Negro. **Elemento:** Aire/éter, **Función:** Lecciones Espirituales. Es el portal que nos conduce a los registros akáshicos universales y es a través de este chakra que activamos los poderes superiores y nos comunicamos con la primera fuente de la creación o Dios. **Palabras Clave:** Yo soy, yo soy.

El Chakra del Cerebelo se encuentra detrás del cuello debajo de la cabeza conectada al cerebro. **Tono Musical:** SOL#/LAb (G# o Bb), **Frecuencia:** 796.5 Hz, **Sonido de este Chakra: Vocal: Aii (Aii) (Pronunciamos: Mai-ai-ai-ai-ai). Otro sonido utilizado para activar este chakra es: "Eh-Oh-Eh"** Activamos poderes superiores y la comunicación con la fuente creadora del universo o Dios. (Sonido Védico Bija: **AAM**)

8vo: Chakra del Tercer Ojo (Ajna) También se conoce como **Chakra del Ojo Interior.** Este chakra se encuentra situado un dedo por encima de la base de la nariz, en el centro de la frente. Se abre hacia delante. Este chakra está asociado con la imaginación, los poderes psíquicos, las actividades mentales y las funciones del cerebro. **Color:** Azul Añil, también Amarillo y Violeta. **Función Sensorial:** Todos los sentidos, también en forma de percepción extrasensorial. **Símbolo:** Lotus de 96 pétalos, dos veces 48 pétalos, **Palabras Clave:** Intuición, ser, vastedad, infinito.

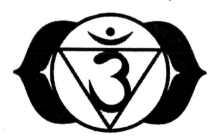

En la filosofía del hinduismo: El Chakra del Tercer Ojo (**Ajna**) es el centro de sensibilidad y de clarividencia que abre portales a muchos niveles superiores de conciencia. Es donde se originan las palabras internas de luz. **Deidad:** Ardhanarishvara

El Chakra del Tercer Ojo (Ajna) también se conoce como **Chakra del Ojo Interior. Tono Musical:** LA (A), **Frecuencia:** 852 Hz, **Sonido de este Chakra: Vocal: EEI (Eei)** (Pronunciamos: **Sei-ei-ei, ei-ei**) Retornamos al orden espiritual. Intuición. (Sonido Védico Bija: **Sham**)

9no: Chakra Coronario (Sahasrara). También denominado **Centro de la Coronilla,** Flor de Loto de Mil y Ocho (1,008) Pétalos o la Décima Puerta. Se encuentra situado en el punto supremo, encima de nuestra cabeza y en el centro. Se abre hacia arriba. Este chakra controla todos los aspectos de la mente y del cuerpo. Está asociado con el proceso de iluminación y de la unión con Dios. Este chakra normalmente no está completamente abierto en la mayoría de los seres humanos. Los seres iluminados como los santos y maestros ascendidos son representados en sus fotos con una circunferencia energética de luz sobre sus cabezas. **Color:** Violeta, también Blanco y Oro. **Símbolo:** Flor de loto de mil ocho pétalos. **Palabras Clave:** Intuición, ser, vastedad, infinito.

En la filosofía del hinduismo: El Chakra de la Corona (**Sahasrara**) Es el centro de iluminación. Es el tope de la montaña, el pináculo de la luz y de la energía de la conciencia. Es Aham Brahmasmi. "Yo soy". Aquí es donde uno permanece en comunión con uno mismo. **Deidad:** Shiva

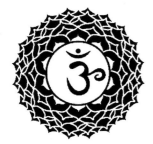

El Chakra Coronal (Sahasrara) es también denominado **Centro de la Coronilla,** Flor de Loto de Mil y Ocho (1,008) Pétalos o la Décima Puerta. **Tono Musical:** TI (Si) (B), **Frecuencia:** 963 Hz, **Vocal: iii (Iii), Sonido de este Chakra: (Pronunciamos Mii-ii-ii-ii-ii)** Activamos el estado más elevado de conciencia. (Esta es la frecuencia más alta del solfeo). (Sonido Védico Bija: **OUM**)

En la filosofía hindú hay 7 chakras por debajo del chakra de la raíz (Muladhara)

Al igual que todos los demás chakras, las personas que están llenas de traumas, de energías kármicas negativas y de energías oscuras, tienen que trabajar los centros energéticos localizados por debajo del chakra de la raíz con el fin de purificarse. La energía negativa es absorbida por la divina Madre Tierra y es transmutada y transformada en energía armónica creativa y de amor. Los chakras por debajo del chakra de la raíz (**Muladhara**) tienen los siguientes efectos negativos:

1) Atala = el miedo y la lujuria (indecisiones que pueden bloquear las ambiciones).
2) Vitala = Coraje (fuego instintivo que puede herir a otros).
3) Sutala = Celos y represalia (preocupación por querer lo que otros tienen. Envidia).
4) Talatala = Confusión prolongada (perversiones que reemplazan las alegrías naturales, endurece el flujo de la conciencia creando karmas negativos).
5) Rasatala = El egoísmo (un velo de encarcelamiento que ciega los instintos naturales y que no tiene interés de ayudar a los demás. Todo es "Yo" y es "Mio". Cada acción es para beneficio personal).
6) Mahatala = Sin conciencia (ceguera donde prevalecen los sentimientos de culpa, remordimiento, incluso de miedo).
7) Patala = Malicia e instinto criminal (es un infierno virtual de odio, de daño, son los que matan por sus propios beneficios y sin remordimientos. En condiciones muy raras algunas personas pueden llegan a este nivel).

En la filosofía sánscrita del hinduismo hay una infinidad de chakras que se encuentran por encima del chakra de la corona (Sahasrara)

Hay una infinidad de chakras que se encuentran por encima del chakra de la corona. El nombre de los chakras que se encuentran por encima de la cabeza es conocido como **Antahkarana**. La tradición hindú Agámica delínea 7 niveles de dimensiones de Paranada. Hay Tattvas u octavas que contienen siete chakras cada una, aunque Dios es infinito y hay una infinidad de chakras. El primer Tattva es el estrato más alto del sonido y sus 7 chakras se llaman como sigue: Vyapini, Vyomanga, Ananta, Anatha, Anashrita, Samana y Unmana.

La conciencia más sutil o los niveles más elevados de las manifestaciones, están organizados de la siguiente manera:

1) Iokas (3 mundos y 14 planos) En la Cosmología Agámica Clásica Védica se mencionan 14 chakras que se encuentran por encima de la cabeza. En realidad, existen una infinidad de chakras que terminan en Dios, Atma, Purusha. Los 14 planos corresponden a la fuerza del centro psíquico de los órganos internos del alma del ser. Los 14 chakras son puertas dentro del hombre o la mujer que conducen hacia cada uno de los 14 planos de altas dimensiones.

2) Kala (5 esferas) Los 5 Kalas son la gran división de la conciencia o de las dimensiones de la mente. Superconsciente, sub-superconsciente, consciente, subconsciente y sub-subconsciente.

Las Fuerzas Sanadoras de los Sonidos y Vibraciones Armónicas

3) Tattva (36 evoluciones) Los 36 Tattva son los bloques que dan formación a la construcción del universo.

4) Kosha & Sharira (3 cuerpos y 5 envolturas) Estas son las envolturas del cuerpo.

A continuación, en el interior del cuerpo alrededor de los chakras existen tres corrientes primarias que son como conductos de nervios que transportan la energía y se definen como: **ida, pingala y sushumna.**

Los chakras principales que se mencionan en el capítulo anterior de este libro, corresponden a los centros energéticos donde se encuentran a nivel biofísico las glándulas del cuerpo interno y ganglios que segregan las hormonas y sustancias bioquímicas que regulan el metabolismo del cuerpo.

El movimiento de la energía Kundalini comienza a moverse desde los chakras inferiores debajo del chakra de la raíz, hacia arriba al chakra de la corona y continúa

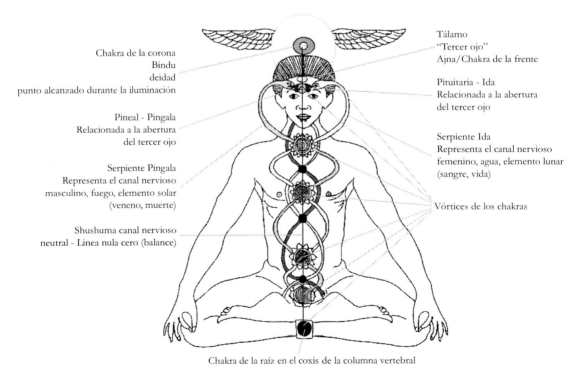

Ilustración del movimiento de la energía del Kundalini y los conductos de energía ida, pingala y sushumna.

moviéndose fuera del chakra de la corona o cabeza hacia arriba a los chakras superiores.

Esta práctica ayuda a eliminar los bloqueos energéticos, la energía de las enfermedades, energías negativas, energía kármica y ayuda gradualmente a lograr activar iluminación.

Sinopsis de los poderosos sonidos y mantras que se mencionan en el sagrado libro Hindu "Los Védas," y el poder de resonancia que esos sonidos tienen sobre los Chakras.

El libro sagrado de la India titulado **Los Vedas** contiene escritos que hablan de poderosos mantras y sonidos Védicos que incorporan el uso de vocales que tienen efectos de resonancia sobre los chakras y que a su vez ayudan a equilibrar y armonizar esos centros energéticos del cuerpo.

Activación y armonización de los chakras por medio de sonidos de vocales y mantras.

1ro: Chakra de la Raíz: (Muladhara) Tono Musical: UT, (DO), (C), Frecuencia: 396 Hz, **Vocal: UH** (Pronunciamos: **Cuu-uu-uu-uu-uu**). Liberamos emociones de culpas y miedos. (Sonido Védico Bija: **Lam**)

2do: Chakra Reproductivo o también se conoce como Chackra Sacro o Centro Sacro: (Svadhistana) Tono Musical: RE, (D), **Frecuencia:** 417 Hz, **Vocal: OOO** (Ooo) (Pronunciamos: **Yoo-oo-oo-oo-oo**). Creamos e iniciamos cambios. (Sonido Védico Bija: **Vam**)

3ro: Chakra del Plexo Solar, también se conoce como **Centro Umbilical: (Manipura) Tono Musical:** MI, (E), **Frecuencia:** 528 Hz, **Vocal: OOO** (Pronunciamos: **gou-ou-ou-ou-ou**) Manifestamos transformaciones y milagros. (Esta frecuencia tiene el poder para reparar el ADN). (Sonido Védico Bija: **Ram**)

4to: Chakra del Corazón o Centro Cardiaco. (Anahata) Se encuentra a la altura del corazón en el centro del pecho. **Tono Musical:** FA, (F), **Frecuencia:** 639 Hz, **Vocal: AAA** (Pronunciamos: **Ma-a-a-a-a**). Activamos conexiones con otros seres y relaciones. (Sonido Védico Bija: **Yam**)

5to: Chakra del Timo. Se encuentra en la parte superior del pecho, justo encima del chakra del corazón, entre el corazón y la garganta. **Tono Musical:** FA # (F#) o Sol b, (G b), Frecuencia: 690 Hz, **Sonido de este Chakra:** Utilizamos el mismo sonido vocal del chakra del corazón pero en el tono de media (1/2) nota más alta. **Vocal: AAA** (Pronunciamos: **Ma-a-a-a-a**). Es el área que permite hablar desde el corazón. Activamos la poderosa energía de amor divino, compasión y perdón. (Sonido Védico Bija: **Yam**)

6to: Chakra de la Garganta o del Cuello. (Vishuddha) Se encuentra en la base del cuello y la laringe. **Tono Musical:** SOL, (G), **Frecuencia:** 741 Hz, **Vocal: Aii (Ayii)** (Pronunciamos: **Sai-ai-ai- ai-ai**). Activamos comunicación. (Sonido Védico Bija: **AAm**)

7mo: Chakra del Cerebelo. Se encuentra detrás del cuello debajo de la cabeza conectado al cerebro. **Tono Musical:** SOL#/LAb (G# o Bb), **Frecuencia:** 796.5 Hz, **Sonido de este Chakra: Vocal: Aii (Ayii) (Pronunciamos: Mai-ai-ai-ai-ai). Otro sonido utilizado para activar este chakra es: "Eh-Oh-Eh"** Activamos poderes superiores y la comunicación con la fuente creadora del universo o Dios. (Sonido Védico Bija: **AAM**)

8vo: Chakra del Tercer Ojo (Ajna) También se conoce como **Chakra del Ojo Interior. Tono Musical:** LA, (A), **Frecuencia:** 852 Hz, **Vocal: EEI (Eei)** (Pronunciamos: **Sei-ei-ei-ei-ei**) Retornamos al orden espiritual. Intuición. (Sonido Védico Bija: **Sham**)

9no: Chakra Coronario (Sahasrara) También denominado **Centro de la Coronilla,** Flor de Loto de Mil Ocho Pétalos o la Décima Puerta. **Tono Musical:** TI, (SI), (B), **Frecuencia:** 963 Hz, **Vocal: iii** (iii) (Pronunciamos **Mii-ii-ii-ii-ii**) Activamos el estado más elevado de conciencia. (Esta es la frecuencia más alta del solfeo). (Sonido Védico Bija: **OUM**)

40
Dr. Alfred Tomatis

Dr. Alfred Tomatis y sus estudios sobre las vocales armónicas que tienen resonancia con los chakras

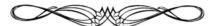

El Dr. Alfred Tomatis pasó toda su vida investigando el oído y el poder de sanación por medio del sonido. El mostró que los sonidos armónicos de altas frecuencias realmente llenan el cerebro de energía. Por el contrario el también demostró que los sonidos de bajas frecuencias como los zumbidos producidos por las computadoras, roban al cerebro la energía vital e influyen a que la persona se sienta cansada y agotada.

El Dr. Alfred A. Tomatis en 1957 utilizó sonidos de alta frecuencia (750 - 3,000/4,000 - 20,000 Hz) para activar el cerebro y esos sonidos tienen efectos cognitivos sobre el pensamiento, la percepción y la memoria. Al escuchar estos sonidos aumenta la atención, la concentración, intuición, la interpretación del lenguaje, energía, etc.

Las zonas de Tomatis

Cuerpo - Zona 1 (0-750Hz) balance, ritmo, coordinación, tono muscular, reflejos, sentido de dirección, lateralidad, discriminación del lado derecho e izquierdo.

Lenguaje - Zona 2 (750-3,000/4,000Hz) memoria, concentración, atención, el habla, interpretación del lenguaje, el control vocal.

Creatividad - Zona 3 (3,000/4,000-20,000Hz) energía, intuición, ideas, ideales, destreza verbal, la voz.

Las vocales armónicas son muy importantes para la curación. Las vocales armónicas generan poderosos sonidos que tienen resonancia con los chakras, órganos y sistemas del cuerpo.

Los sonidos de vocales los hacemos todo el tiempo de forma automática. Para crear sonidos armónicos que tengan resonancia directa con los chakras y órganos del cuerpo hay que modificar la lengua, los labios, las mejillas y también es muy importante escuchar atentamente, etc. **"La voz sólo puede duplicar los sonidos armónicos que el oído puede oír"** (Dr. Alfred Tomatis). En otras palabras, el oído necesita entrenamiento para oír los acordes armónicos, de lo contrario esas energías no se pueden expresar en la voz.

En primer lugar, respire lo más profundo posible expandiendo el diafragma lo más que usted pueda. A continuación coloque los labios haciendo el sonido de "**MMMMM**". Para lograr este sonido tiene que fruncir los labios. Continuaremos este ejercicio con sonidos de vocales en combinación con la "**MMMMM**". Algunos de estos ejercicios funcionan mejor que otros. Lo importante es que usted disfrute y se beneficie de este experimento.

Coloque una palma de la mano detrás de la oreja mientras mantiene la otra palma de la mano a unos centímetros al frente de la boca. Esto facilitara que los oídos puedan oír los sonidos armónicos con más claridad. Continúe practicando. El cuarto de baño es un buen lugar para hacer estos sonidos debido a que las paredes sólidas reflejan el sonido de regreso a usted.

Continúe el ejercicio añadiéndole los siguientes sonidos de vocales:

UUMMMUUU - Con los labios fruncidos usted podrá enfatizar los acordes de los sonidos armónicos.

OH MMMOH (OMMO)

AH MMMAAA (AMMAA)

EYE MMMIII (EYEMMII)

AY MMMAY (AIMMAI)

EEMMMEE (EMME)

Con los labios fruncidos y colocando el sonido al frente de los labios, continúe haciendo alargadamente el siguiente sonido: **MMMMOOOOOORRRRRR**. Mientras oprimes los labios y la boca, la lengua se mueve rápidamente al pronunciar el sonido **RRRR** (parecido al sonido de un motor en movimiento). La lengua se desliza aproximadamente un cuarto de pulgada (0.635 cm.) detrás de los dientes y se debería de escuchar un zumbido por encima del tono básico.

Al colocar los sonidos armónicos en la cavidad nasal estos le ayudaran a mejorar las condiciones de los senos frontales y alivian el dolor de cabeza. Los sonidos nasales también estimulan la glándula pineal y la glándula pituitaria del cerebro.

Se cree que estos sonidos tienen poderosos efectos estimulando la producción y balance de los bioquímicos que son producidos por las glándulas del cerebro. Esos sonidos nasales también equilibran el hemisferio derecho e izquierdo del cerebro, permitiendo mejor claridad mental, mejor poder de concentración, de asimilación de información y facilitan el proceso de aprendizaje.

Los sonidos armónicos nasales

Para comenzar con los sonidos nasales utilizamos "**nnnn**" y le añadimos los sonidos de las siguientes vocales.

UUNNNUUU - Muévase continuamente entre los siguientes sonidos.

OH NNNOH - Como si pronunciara **GOU**

AH NNNAAA - Como si pronunciara **AANNAA**

EYE NNNIII - Como si pronunciara **EYENI**

AYNNAY - AINNAI

EENNNEEE - ENNE

NNNNUUUU-RRRR - Al iniciar el sonido nasal deje que la punta de la lengua se deslice aproximadamente un cuarto de pulgada (0.635 cm.) detrás de los dientes y se logrará producir un zumbido.

Sonidos Armónicos de la Parte Posterior de la Garganta o que son Producidos Detrás de la Garganta

GUNG GING GANG GONG - Repita estos sonidos varias veces. Estos sonidos abren y cierran la glotis generando sonidos armónicos de alta frecuencias.

Continúe combinando los sonidos armónicos con diferentes técnicas

MMMMMMOOOOORRRRRR - como si pronunciara **MMOORR**.

NNNNNUUUUUURRRRR - como si pronunciara **NNUURR.**

NNNNN-GONG-NNNNN-GANG-NNNNN-UUUUU-RRRRRR MMMMMM-OOOO-RRRRR, etc.

WWWWWOOOOOOWWWWW (GUUOOUU)

UUUUU-RRRRRR-EEEEEE (UURREE) - desde la parte de atrás de la garganta hacia el frente de la garganta.

Haga los sonidos de vocales armónicos lentamente pasando de una vocal a otra. Enfoque su atención en la pronunciación de ellas y hágalo fuertemente. Visualice que el sonido está produciendo una energía que se mueve dentro de su cuerpo en las áreas donde hay rigidez o bloqueos. Permita que la resonancia de los sonidos armónicos liberen los bloqueos energéticos a nivel de órganos, tejidos, meridianos y sistemas de su cuerpo. Permanezca en silencio después de finalizar estos ejercicios.

41

Mantras védicos

Investigaciones científicas del poder de sanación de los mantras, las oraciones repetitivas y los mantras védicos que tiene resonancia con los chakras.

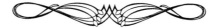

Investigaciones científicas demuestran el poder de sanación de los mantras y la oración repetitiva

A principios de la década de 1970 el Dr. Herbert Benson, presidente y fundador del Instituto de la Mente y Cuerpo Médico de Harvard documentó un fenómeno que le llamó **la respuesta de relajación,** en el cual él afirma que es lo contrario u opuesto al mecanismo de lucha, de huída o escape del cuerpo. El Dr. Benson experimentó con los mantras sánscritos. El le dijo a las personas que eran sujetos del experimento, que se sentaran muy tranquilamente y que repitieran los mantras ya sea mentalmente o verbalmente durante diez o veinte minutos. El les indicó que respiraran relajadamente con regularidad, que echaran a un lado los pensamientos intrusos que puedan llegar a su mente y que se profundizaran muy adentro en su mente.

Benson encontró que a las personas que repitieron los mantras sánscritos por solo diez minutos al día les produjo cambios fisiológicos muy notables. Esta práctica logró la reducción del ritmo de frecuencia cardiaco, bajó el estrés y el metabolismo estaba más equilibrado. La repetición de los mantras ayudó a disminuir el alto consumo de oxígeno de las personas que sufrían de presión arterial alta. El cuerpo de estas personas se encontraba en un estado de relajación y de reposo.

En estudios posteriores que fueron documentados por el Dr. Herbert Benson, él demostró que la repetición de los mantras sánscritos tienen efectos favorables que benefician el sistema inmunológico, alivian el insomnio, reducen la necesidad de las personas de visitar a los médicos con frecuencia y aumentan la autoestima de los estudiantes y personas que se someten a esta práctica.

El Dr. Benson y sus colegas también probaron con oraciones como "**Señor Jesucristo ten piedad de mi**", e incluso con el uso de las palabras amor y paz, y se produjeron repuestas muy parecidas. El Dr. Benson y sus colegas por medio de sus investigaciones descubrieron que la repetición de los mantras sánscritos, las oraciones y las afirmaciones positivas activan un buen nivel de relajación y mejoran la salud de las personas.

¿Qué son los mantras?

Los mantras son sonidos sagrados que generan vibraciones específicas que purifican, tranquilizan, crean, dan energía, limpian, modifican, unen, elevan y transforman. Para poder hacer mejor uso de los mantras se requiere disciplina, pureza de corazón, pureza en la intención, claridad mental y perseverancia. Para obtener beneficios de los sonidos producidos por los mantras es imperativo tener conocimiento del poder del silencio.

Los mantras y cánticos han sido utilizados por miles de años por muchas civilizaciones antiguas en sus tradiciones espirituales y religiosas para sanar a las personas. Por medio del uso de los mantras se eleva el espíritu, se expresan los sentimientos de unidad, de amor y se establecen la conexión del hombre con el universo.

Los mantras se componen de palabras de mucho poder y para obtener los beneficios máximos de éstos, es importante tener consistencia, recitarlos o cantarlos continuamente, con la intención de la energía de amor y desinterés. Cuando los mantras se recitan o se cantan de esta manera se manifiesta la armonía a nivel interno y externo, se activa la limpieza en los espacios donde se efectúa esta práctica, influyen activando buena salud y felicidad. Los mantras tienen el poder para transcender la tercera dimensión y nos ayudan a liberarnos de la **Rueda de Samsara**, la rueda o el ciclo de nacimiento, vida, muerte y encarnación.

Según las creencias del hinduismo, budismo, jainismo y también el gnosticismo, la masonería, los rosacruces y otras filosofías y religiones antiguas del mundo, en el transcurso de cada vida conocido bajo el término Karma (acciones hechas para bien o para mal) se determina "el destino futuro de cada ser en el proceso de llegar a ser, de evolución o de devolución".

La Rueda de Samsara es derivada del sanscrito samsari, que significa "fluir, pasar a través de diferentes estados, vagabundear". **Samsara** es la raíz de la palabra Malay **sengsara** que significa sufrimiento. Liberarse de la **Rueda de Samsara** significa **liberarse de los sufrimientos y transcender hacia niveles de conciencia elevados y altas dimensiones.**

¿Qué significa la palabra mantra?

Los mantras producen sonidos que activan energía. Los mantras activan un poder místico que nos permite conectar con las energías cósmicas de las altas esferas que van más allá de la forma, del tiempo y del espacio. Los mantras fueron originalmente concebidos en los Vedas y en los textos espirituales más antiguos y venerados de la India.

La palabra **mantra** se deriva de dos palabras en sánscrito, **manas**, que significa **mente** y **trai**, que significa **libre de**. Así que la palabra **mantra** literalmente significa **para liberarnos de la mente.** Por medio de investigaciones científicas se ha demostrado que cuando se cantan los mantras correctamente, con devoción y fe se activa la producción y difusión de los bioquímicos curativos en el cerebro. Los mantras son efectivos en el control de la presión arterial, ayudan a regular los niveles de colesterol, de adrenalina e incluso a normalizar la frecuencia de los latidos del corazón.

Los mantras pueden eliminar la negatividad como el miedo, la ira, los celos, etc. Los mantras atraen cosas positivas, como una mejor concentración, incrementan el poder de la memoria, el control sobre las emociones, mejora la circulación sanguínea y también activan el proceso de curación natural de nuestro cuerpo. Por lo tanto el canto de los mantras activa un efecto calmante sobre el sistema nervioso que nos ayuda a relajarnos y nos libera del estrés. Los mantras se pueden utilizar para despertar la energía del Kundalini, estimulan y equilibran los chakras.

Mantra Védico que tiene resonancia con los chakras

Gayatri Mantra: es un poderoso mantra védico que ayuda a despertar las facultades intelectuales en las personas. Este mantra se encuentra en el libro de los Vedas y se cree que contiene el depósito de todo el conocimiento divino y las escrituras de uno de los libros más antiguos conocidos por la humanidad. Cuando se canta este mantra se puede atraer felicidad en la vida y protege de las dificultades y desgracias. También elimina todos los obstáculos en la vida y le da mayor sabiduría y espiritualidad a la persona que lo pone en práctica.

Gayatri Mantra: La pronunciación correcta y enunciación de las vocales de los sonidos del Gayatri Mantra tienen un efecto muy positivo de resonancia en los chakras. El Gayatri Mantra consta de veinticuatro sílabas que tienen efectos equilibrando todos los centros de energía del cuerpo humano, incluyendo los chakras. Estos sonidos ayudan a liberar bloqueos energéticos en las glándulas endocrinas, órganos y sistemas del cuerpo y a su vez estimulan el proceso natural de sanación del cuerpo, la mente y a su vez elevan el espíritu.

El beneficio máximo del canto del **Gayatri Mantra** se dice que es obtenido mediante el canto de este mantra por 108 veces. Sin embargo, si está presionado de tiempo lo puede cantar por 9 ó 18 veces. Se recomienda que se cante o se repita por lo menos tres veces en cada una de las siguientes notas musicales: MI (Chakra del Plexo Solar – Repita 3 veces), **FA** (Chakra del Corazón- Repita 3 veces), **SOL** (Chakra de la Garganta – Repita 3 veces) por un total = de 9 veces. Debe demorarle solo unos minutos y observará resultados muy positivos.

Si tiene el tiempo para cantarlo 108 veces, le será muy beneficioso si lo puede cantar en las siete notas musicales que tienen resonancia directa con los siete centros energéticos o chakras, comenzando con la nota Do (chakra de la raíz) y finalizando con la nota SI (chakra de la corona).

"ॐ भूर्भुवः स्वः ।
तत् सवितुर्वरेण्यं ।
भर्गो देवस्य धीमहि ।
धियो यो नः प्रचोदयात् "

"Om bhur, bhuvah, swaha (Oom Buu-Buvah-Sua-Ja)
that savithur varenyam (Tat-sa-vi-tur-va-reñyam)
bhargo devasya dhi mahi (Bar-go – de-va-sya-di-ma-ji)
dhiyo yo nah prachodayath (Di-yo-yo-nah-pra-cho-da-yath)

El significado del Gayatri Mantra en español

Oh Dios, Tú que eres el dador de la vida,
El que remueve el dolor y la tristeza,
El otorgador de la felicidad;
Oh Creador del Universo;
Tú eres lo más luminoso, puro y adorable (o Supremo Ser Divino, encarnación del conocimiento y luz),
Meditamos en Ti;
Inspira, guía e ilumina nuestro intelecto,
Para que nos demos cuenta de la verdad suprema,
Y morar en lo correcto...

OM: El sonido más antiguo del Universo que representa Brahma. El que prevalece en todos los mundos, Viz Bhulo-lok, Buba-lok, y Swah-lok. El es omnipresente.
BHUR: El mundo físico que encarna la energía vital o espiritual.
BHUVAH: El mundo mental y el destructor de todos los sufrimientos.
SWAHA: El mundo celestial y espiritual que encarna la felicidad.
TATH: Eso o Dios, referente al máximo Espíritu Trascendental Paramathma.
SAVITHUR: El Creador o Sol brillante y Conservador del mundo.
VARENYAM: El mejor o más adorable, Dios Supremo que es el más alto de los Dioses.
BHARGO: Destructor de todos los pecados. La luz que otorga la sabiduría, la felicidad y la vida eterna.
DESVASYA: Deidad Divina o El Señor Supremo (La luz resplandeciente de Dios).
DHEEMAHI: Nosotros meditamos y tomamos del.
DHIYO: El intelecto,
YO: La Luz,
NAH: Nuestra, (Yo Naha: estar dirigido por el señor).
PRACHODAYATH: Inspirado o Iluminado o guiado hacia la iluminación.

India tenía la tradición más antigua de pensadores y filósofos en sus épocas pasadas y todavía continúan influenciando. **El Gayatri Mantra** forma parte de la filosofía de la india y este poderoso mantra puede ser cantado o recitado sin importar la religión de la persona que lo pone en práctica.

Los sonidos producidos por las palabras del **Gayatri Mantra** transmiten poderosas frecuencias vibracionales que activan sanación, sabiduría, la armonización de los chakras y también activan el poder de los sentidos por medio de su expresión.

¿Cómo usar los mantras y cuáles son sus efectos?

Los mantras protegen y purifican la mente. En sánscrito, los mantras son semillas implantadas en la mente. Son los catalizadores para el desarrollo de una conciencia mayor.

Los mantras suenan repetidamente en un ritmo constante, ya sea en voz alta o internamente, permitiendo la repetición del sonido para trabajar en los niveles más profundos. Muchos no tienen significado lógico, de modo que la mente no queda atrapada en el análisis.

La repetición interna del mantra se puede iniciar en cualquier momento y lugar. Cante durante 5 a 15 minutos fundiéndose en el silencio mientras usted dirige su energía a su interior. A continuación permanezca en silencio durante el tiempo que usted crea necesario. Al igual que en todos los trabajos con sonidos, usted va a sentir el efecto en el silencio después de haber hecho los sonidos del mantra.

Se recomienda que los mantras se canten o se repitan por lo menos de una a tres veces en cada una de las siguientes notas musicales: **MI** (Chakra del Plexo Solar – Repita 1 o 3 veces), **FA** (Chakra del Corazón- Repita 1 o 3 veces), **SOL** (Chakra de la Garganta – Repita 1 o 3 veces) por un total = de 3 a 9 veces. Debe demorarle solo unos minutos y observará resultados muy positivos.

Si tiene más tiempo disponible para cantarlos, le será muy beneficioso si lo puede cantar en las siete notas musicales que tienen resonancia directa con los siete centros energéticos o chakras, comenzando con la nota **Do** (chakra de la raíz) y finalizando con la nota **SI** (chakra de la corona).

El significado del sonido "OUM"

El sonido **OUM** representa la luz y el sonido de toda la creación del universo y de la materia. Simboliza el divino Brahman y el universo entero. Significa unidad con lo supremo, la combinación de lo físico con lo espiritual. Es la sílaba sagrada, el primer sonido del Todopoderoso, el sonido del que emergen todos los demás sonidos en la música y en el lenguaje. Casi todos los mantras y cánticos son precedidos por la pronunciación OUM.

De acuerdo al hinduismo Brahma (es el nombre del Creador del Universo o Dios), meditó en las tres letras del mantra OUM y de hay surgieron los tres Vedas, (el Rig, el

Sama y el Atharva) y también las tres palabras bhur (Tierra) bhuva (Atmósfera) y suah (Cielo). La sílaba OUM también representa el Trimuti (tres formas) Brahmá, Vishnú y Shivá. En la mitología del hinduismo se dice que Shivá produjo el sonido del OUM con su tambor y a través del svara salieron las siete notas de la octava musical, sa, ri, ga, ma, pa, dha, ni. Por medio de este sonido, Shivá crea y destruye el universo. El OUM es la forma sonora del Atman (alma o Dios).

Los siete svara-s son comunes a todos los sistemas de la música. La forma en que las notas o el svara-s se presentan, se convierte en un estilo de música. Los siete svara-s son "sa, ri, ga, ma, pa dha, ni", es el estilo de la música clásica en el sur de la India - Karnatic. En occidente, se llaman "Do, Re, Mi, Fa, Sol, La, Si" (C, D, E, F, G, A, B).

Cuando invocamos el sonido sagrado **OUM** ayuda en la expansión, equilibrio y armonización de los siete palacios o centros de energía del cuerpo humano, los chakras y estos son activados con la unidad de energía divina. El sonido del mantra **OUM** es universal y se puede utilizar como un poderoso mantra para activar sanación. Este sagrado y poderoso sonido está incorporado en la mayoría de los mantras védicos, tibetanos y budistas.

Invocación en sánscrito

El siguiente es una poderosa invocación en sánscrito que se canta o mantraliza con el objetivo de manifestar la expresión del espíritu universal de paz, amor, armonía y luz en todos los seres de la creación. Que la paz, el amor, la armonía y la luz prevalezca en los corazones de todos los seres de la Tierra y el Universo...

Se recomienda que este mantra sea cantado o se repita por lo menos una vez en cada una de las siguientes notas musicales: **MI** (chakra del plexo solar - repita 1 vez), **FA** (chakra del corazón - repita 1 vez), **SOL** (chakra de la garganta - repita 1 vez) por un total = de 3 veces. Debe tomarle menos de 5 minutos y usted observará resultados muy positivos internamente y externamente en el área donde se haga este poderoso mantra.

Invocación de paz y armonía para toda la creación

Asa-to-ma Sat-ga-ma-yia
Ta-ma-so ma youtir ga-ma-ya
Mi-trior ma-tan-ri-tan ga-ma-ya
Om Shanti, Shanti, Shanti

Lo-kah-sa-mas-tah Su-ki-no Ba-ban-tu
Yei shri sat-gu-ru mat-ja-ra-ki yei

Divine Universal Intelligence-------------- = Inteligencia Divina Universal
Lead us from unreal to real---------------- = Guíanos de lo que no es real, a lo real
Lead us from the darkness to the light---- = Guíanos de la oscuridad, a la luz
Lead us from the fear of dead------------- = Libéranos del miedo a la muerte,
to the knowledge of immortality --------- = al conocimiento de la inmortalidad
Oum Shanti, Shanti, Shanti --------------- = Paz, amor, armonía y luz…

Made the entire universe ----------- = Permite que todo el Universo
be filled with joy -------------------- = Este lleno de alegría,
peace, love, harmony --------------- = De Paz, amor, ammonía,
Divine wisdom --------------------- = Sabiduría divina,
divine guidance, create works ----- = Guía Divina, trabajos creativos
and divine light --------------------- = Y luz divina
Made the light of truth ------------- = Que la luz de la verdad
 overcome all darkness ------------- = Se manifieste sobre la oscuridad
Victory to the Divine Light -------- = Victoria a la Luz Divina…
Victory to the Divine Light -------- = Victoria a la Luz Divina…
Victory to the Divine Light -------- = Victoria a la Luz Divina…
Oum Shanti, Shanti, Shanti -------- = Paz, amor, armonía y luz…

El significado de **Oum Shanti** es paz. Pero en realidad significa establecer un nivel de paz profunda donde estemos protegidos de los obstáculos y de las perturbaciones mentales que puedan crear lujuria, envidia, ira, odio y tristeza. El sonido del mantra **Oum Shanti** nos ayuda a que nos enfoquemos profundamente en la meditación y que a su vez no se permita que ninguna energía negativa proveniente del exterior pueda destruir nuestra paz interna.

Om Namah Shivaya

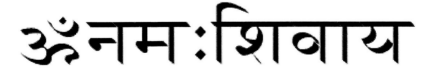

Ilustración del símbolo Oum Namah Shivaya en sánscrito.

Namah Shivaya es el santísimo nombre de Dios Shiva, grabado en el centro mismo de los Vedas y elaborado en los Saiva Agamas.

Na es ocultar la gracia del Señor, **Ma** es el mundo, **Shi** es sinónimo de Shiva, **Va** es Su Gracia Reveladora, **Ya** es el alma. Los cinco elementos también están incorporados en esta antigua fórmula de invocación. **Na** es la tierra, **Ma** es el agua, **Shi** es el fuego, **Va** es aire, y **Ya** es éter o Akasha. Muchos son sus significados.

Namah Shivaya tiene tal poder que la mera entonación de estas sílabas recoge su propia recompensa en salvar el alma de la esclavitud de la mente instintiva traicionera y de las bandas de acero de un intelecto externalizado perfeccionado.

Los sabios swamis de la India declaran que este mantra es la vida, es la acción, es amor y que la repetición de este mantra o japa hace brotar la sabiduría interior.

El Santo Natchintanai proclama: **Namah Shivaya** es en verdad tanto **Agama y Veda**. Namah Shivaya representa todos los mantras y tantras. Namah Shivaya es nuestras almas, nuestros cuerpos y posesiones. Namah Shivaya se ha convertido en nuestra protección segura. El significado del mantra **Namah Shivaya fue explicada por Satguru Shivaya Subramuniyaswami.**

El sonido del mantra **OM Namah Shivaya** es muy poderoso cuado es recitado verbalmente por lo menos 9 veces y es todavía más efectivo cuando se puede cantar 108 veces incorporando las tonalidades del solfeo diatónico. Yo incorporo el uso de un mala hecho de las semillas del árbol sagrado y medicinal de la india **Tulsi** en mi mano derecha o izquierda, para contar correctamente, mientras canto la repetición del mantra por 108 veces. Usualmente me demora unos tres minutos completar la repetición de este sagrado mantra 108 veces y cuando finalizo me siento muy relajado, con mucha vitalidad y también muy conectado con las energías de las altas esferas.

Maha Mrityunjaya Mantra

El Mahamrityunjay Mantra, es también conocido como el **Mantra Mahamoksha Mritasanjivani mantra** del dios Shiva. Shiva es uno de los dioses más venerados en la religión hindú. Shiva es el dios de la destrucción. La destrucción del dios Shiva crea y transforma la vida y activa la energía para el bienestar del mundo. Shiva activa la técnica que nos conecta con la conciencia pura y de felicidad.

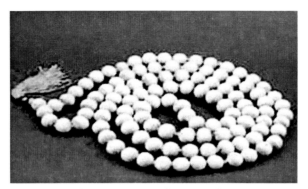

Imagen del mala (rosario budista), hecho de 108 semillas del árbol sagrado y medicinal Tulsi.

**"Om Tryam-bhakam Yaja-mahe
Sugan-dhim Pushtivar-dhanam
Urvaru-kamiva Ban-dhanan
Mrityor Mukshiya Maamritat"**

El **Maha Mrityunjaya Mantra** es un mantra que se dice ayuda a rejuvenecer, otorga buena salud, riquezas, una larga vida, paz, prosperidad, satisfacción, inmortalidad y alegría.

Es el mantra para protección que nos libera del miedo a la muerte y activa la conciencia de la inmortalidad de nuestro divino ser. Este mantra retira todas las vibraciones negativas, las fuerzas del mal y crea un poderoso escudo protector. Se dice que cuando se canta este mantra también protege a las personas de accidentes y de todo tipo de desgracias. También se dice que tiene un gran poder curativo para las enfermedades que han sido declaradas incurables e incluso por el sector médico. Este es el mantra para vence a la muerte y nos conecta con nuestra propia divinidad interior.

El sonido del mantra **Maha Mrityunjaya Mantra** es muy poderoso cuando es recitado verbalmente por lo menos 9 veces y es todavía más efectivo cuando se puede hacer 108 veces incorporando las tonalidades del solfeo diatónico. Yo incorporo el uso de una mala hecho de las semillas del árbol sagrado y medicinal de la india "Tulsi" en mi mano derecha o izquierda, para cantar correctamente la repetición del mantra 108 veces.

42

Poderosos mantras tibetanos

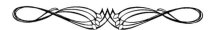

El Tíbet en la India, su breve historia y misticismo

En el año 1959 Tíbet fue invadido por la China y el 14avo Dalai Lama tuvo que emigrar a la India donde pidió asilo para él y para su gente. El Monasterio de Sera Jey que estaba localizado en Tibet fue destruido por los bombardeos de los militares chinos causándole la muerte a cientos de monjes en 1959 y causando la destrucción de muchos textos antiguos y pérdidas de innumerables obras de arte antiguas de valor incalculable.

Los monjes y las personas que pudieron sobrevivir la invasión de los militares chinos huyeron a la India en condiciones meteorológicas invernales severas, cruzando a pie las altas montañas de la cordillera del Himalaya.

A raíz del éxodo masivo de los cientos de Sera Jey Lamas, monjes y otras personas, cuando éstos llegaron a la India, fueron establecidos en Bylakuppe cerca de Mysore en el estado de Karanataka, India. De acuerdo a información obtenida de fuentes locales, esta comunidad tibetana para el 2011 tenía aproximadamente más de 3,000 monjes y 5,000 budistas estudiando aquí para convertirse en monjes.

En mi primer viaje a la India en 1998 estuve con mis hermanos, los monjes tibetanos del Monasterio de Sera Je en Mysore, Estado de Karnatak en India. Tuve el honor de conocer y compartir todos los días de mi estadía en el monasterio tibetano en la India con mi hermano de muchas vidas pasadas el Geshi Lobsang Jamyang el Lama Thupten Kunkhyer. Thupten me enseñó cómo cantar y vocalizar los mantras para que estos tuvieran efectos armonizando los chakras y lo más importante como activar esa energía dentro de mí, para llevarla con mi presencia, con amor, con compasión y bondad para ayudar a todos los seres en el planeta. Fueron muchas las enseñanzas que aprendí de mi hermano Lama Thupten Kunkhyer, tendría que escribir otro libro con sus enseñanzas.

Durante mi estadía en el monasterio tibetano de Sera Je en Mysore me sentía con tanta paz, armonía y felicidad que me parecía que estaba en otra dimensión o planeta. Los monjes y lamas dedican su vida al trabajo místico espiritual a través de sus prácticas de meditación, oraciones, mantras, cánticos y por medio de las diferentes tonalidades de sus sonidos vocales estos generan una poderosa energía que es difundida a través de nuestro planeta Tierra. Esto ayuda a que se abran portales dimensionales para que entre más luz a nuestro planeta y para que nuestra raza humana pueda evolucionar y elevar su frecuencia colectiva vibratoria en paz, amor, armonía y orden divino.

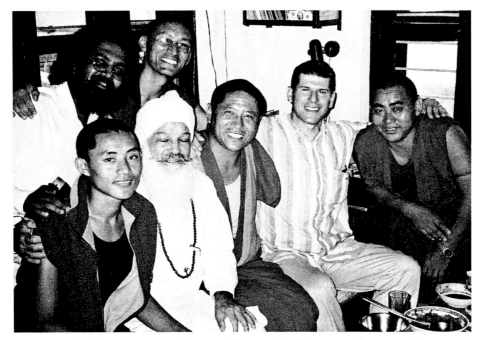

Fotografía de Jay Emmanuel, Lama Thupten Kunkhyer y sus hermanos Darma en la comunidad tibetana en Mysore en el estado de Karanataka, India.

Lama Thupten Kunkhyer y yo nos comunicamos frecuentemente por teléfono y por medio del Internet. El me ha sugerido que comparta en este libro alguno de los mantras tibetanos que tienen efectos positivos ayudando a las personas a elevar el espíritu y estimular el proceso de sanación individual y colectivo.

Poderosos mantras tibetanos

Hay miles de mantras tradicionales. Uno muy conocido es **Om Ma Ni Pad Me Hum** - el canto mántrico **Alokitesvars, el Buda de la Compasión Divina.** Por lo general se traduce en occidente como **"Salve la joya en el centro de la flor de loto"**, tiene una multiplicidad de significados y trabaja en diferentes niveles. Este mantra ha sido traducido por grandes líderes espirituales.

El significado de este mantra es activar una transformación interna del cuerpo, el habla y la mente hacia un cuerpo puro, por medio del poder del amor y la compasión que es inseparable de la sabiduría divina. Este mantra es utilizado en el budismo tibetano y los budistas de la China lo incorporan en sus rituales y ceremonias.

La repetición de estos mantras en los diferentes tonos del **Solfeo Antiguo** activa el proceso de regeneración y equilibran los chakras. Estos mantras se puede hacer de pie o sentado y cantándolos varias veces en una respiración con el sonido cambiando gradualmente.

El significado del mantra "Om Mani Pad Me Jum"

Om = Se refiere al Creador Absoluto. **OM** es el sonido Universal. (En latín, Omnes significa todo o todos).
Mani = Es la joya, es la energía divina que mora en el corazón, también conocida como
Pad Me = la flor de loto.
Jum = representa nuestro yo individual, el cual es una chispa de la Conciencia Universal.

Podríamos entonces decir que **"Jum"** significa el tono o sonido perfecto, un completo acoplamiento del **Ser individual humano al Divino Ser Infinito Supremo.**

Una bellísima rendición poética del mantra **"Om Mani Pad Me Jum"** es: **"Toda la naturaleza está reflejada en la joya de mi corazón"**.

Oum Aah Jum

Oum = La expresión que todo lo abarca,
Aah = Del amor que florece,
Jum = de la semilla divina de mi corazón…

Oum Aaa Jum, Betgera Guru, Pat-Mat City Jum
(Este mantra es para la protección de cualquier tipo de energía negativa. Recite o cante este mantra 9 veces).

Oum Tare, Tu Tare, Ture Soja
(Este mantra está dedicado a la deidad Tara. Es un mantra muy poderoso que nos ayuda liberándonos de la rueda de Sansara. Nos ayuda a liberarnos de las enfermedades, de accidentes, de desastres, protección de peligros y de influencias negativas. Recite o cante este mantra 9 veces).

Oum - Hara Patza – Na-di-di-di-di-di
(Este mantra está dedicado a la deidad Mandichuri, la diosa de la sabiduría. Este mantra activa el conocimiento y la sabiduría divina en nosotros. Recite o cante este mantra 9 veces).

Ta Yia Ta Oum, Munie - Munie, Maja - Munie, Yee So Jaa
(Este mantra está dedicado al Buda Saquiamuni. Este mantra activa la protección y la sabiduría divina del Buda en nuestro ser. Recite o cante este mantra 9 veces).

Ta Yia Ta Oum, Ve Can Ze, Ve Can Ze, Maja Ve Can Ze, Rat Zyia Yaa
(Este mantra está dedicado al Buda que activa sanación. Este mantra es para la sanación de cualquier enfermedad o condición. Recite o cante este mantra 9 veces).

Los mantras **"Om Mani Pad Me Jum"** y **"Om Ah Jum"** **"Oum Aaa Jum, Betgera Guru, Pat-Mat City Jum"** son utilizados en la filosofía budista y son de mucho beneficio para los que ponen en práctica estos mantras sin importar la religión. Es muy importante aclarar que el budismo **no** es una religión. Es una filosofía y forma de vida que conecta a la persona con la Inteligencia Universal o Dios e influye en la esencia del ser, estimulando pensamientos de paz, amor, armonía, compasión y orden divino.

43

Mantras, oraciones y sonidos sagrados

El mantra de las Tablas de Esmeralda, los nombres y sonidos sagrados en hebreo y el padrenuestro en arameo.

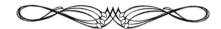

El Mantra de las Tablas de Esmeralda

Para poder comprender el significado del poderoso mantra que aparece en el libro de las **Tablas de Esmeralda,** es imperativo familiarizarse con el origen y el propósito de ese mantra.

El libro de las **Tablas de Esmeralda** es un antiguo libro que se remonta aproximadamente a 36,000 años antes de Cristo y fue escrito por Thoth **padre de la sabiduría,** sacerdote y rey de la Atlántida. Los capítulos en las Tablas de Esmeralda se llaman tablas.

El mantra **ZIN-URU** se menciona en la tabla diez (X) y el título de esa tabla es la **llave del tiempo.**

Palabras textuales de Thoth. "El tiempo llegó y yo, Thoth, en la búsqueda de la sabiduría, buscaré hasta el final de la eternidad y nunca retrocederé al objetivo de lo que deseo alcanzar. Hasta los príncipes de los **ciclos** saben que aún ellos no han alcanzado la meta, porque con toda su sabiduría, ellos saben que la verdad nunca crece.

Una vez, en el pasado hablé con el Morador. Le hice una pregunta que surgió de lo más profundo de mí ser, sobre el misterio del tiempo y el espacio. Oh Maestro, ¿Qué es el tiempo?": Entonces me habló el Maestro: "Oh Thoth, en el principio era el vacío y la nada, sin espacio, sin tiempo, sin nada. Y de la nada llegó un pensamiento, un propósito que todo lo penetra y llenó el vacío. No existía la materia, solo una fuerza, un movimiento, un vórtice o vibración del pensamiento intencional que llenó el vacío".

Y yo le pregunté al Maestro. "¿Eso era el pensamiento eterno?"

Y él me contestó diciendo: "en el principio había el pensamiento eterno y para que el pensamiento sea eterno, debe de existir el tiempo. Así que del pensamiento que todo lo penetra, creció la **Ley del Tiempo.** El tiempo que existe a través de todo el espacio, flotando en un movimiento suave y rítmico está eternamente en un estado de fijación.

El tiempo no cambia, pero todas las cosas cambian en el tiempo. El tiempo es la fuerza que lleva a cabo los eventos separados, cada uno en su apropiado lugar. El tiempo no está en movimiento, pero si se mueve a través de la conciencia a partir de un evento a otro. El tiempo si existe, definitivamente en una existencia eterna.

Aunque el tiempo y el pensamiento estáis separados, aun así son uno en todo momento de la existencia".

Thoth: "Cesó entonces la voz del Morador y yo partí a reflexionar acerca del tiempo. Yo sabía que estas palabras de sabiduría son una manera de explorar los misterios del tiempo.

Yo medité en las palabras del Morador y entonces busqué resolver el misterio del tiempo. Pude encontrar que el tiempo se mueve a través de ángulos extraños. Sin embargo, solo por las curvas podía esperar alcanzar la llave que me daría acceso al espacio y tiempo. Entonces encontré que solo se mueve hacia arriba, a la derecha y hacia delante y por medio de este movimiento podría ser libre de la época de este movimiento.

Nunca permitas que tu corazón se transforme en oscuridad. Que tu alma sea luz. Un Sol en el camino. En el brillo eterno encontrarás el alma escondida en la luz y nunca encadenada por la esclavitud de las tinieblas. La luz del sol siempre brillará.

La luz es la vida y sin la gran luz nada podría existir. En toda la formación de la materia, el corazón de la luz siempre existe. Si, a pesar de que está atada a la oscuridad, la luz inherente siempre existe.

Aunque incluso el infinito se está moviendo hacia un fin impensable. El cosmos está en orden y parte de su movimiento se extiende armónicamente hacia todo el espacio.

Yo pude ver la rueda de los ciclos como grandes círculos en el cielo. Yo sabía entonces que todo lo que ha de ser, es una creciente para encontrarse con otro ser en una agrupación lejana del espacio y del tiempo. Yo entonces sabía que las palabras tienen el poder para abrir los planos que han estado ocultos al hombre. Si, e incluso en las palabras se esconde la llave que abrirá por encima y por debajo.

Escucha a vosotros, ahora el hombre, esta palabra les dejo. Usalo y hallaréis el poder en su sonido. Decid la palabra **"ZIN-URU"** y encontrarás el poder. Sin embargo, hay que entender que el hombre es de la luz y la luz es del hombre...

Escucha, oh hombre y escucha un extraño misterio que todo lo que se encuentra "debajo del sol y todo el espacio" está lleno de mundos dentro de mundos, sí, uno dentro del otro pero separados por la Ley".

La palabra **ZIN-URU** es una palabra secreta conectada a Egipto. Significa **llave**. Puede colaborar en abrir puertas de luz. De acuerdo al libro esotérico **Las Tablas de las Esmeraldas** de Thot, los 32 Mentores serán los fundadores de un santuario de luz en la Tierra. Tal vez podría ser una referencia a **Shambhala**. El mantra **ZIN-URU** puede ayudar a activar la glándula pineal y a la vez conectarse con otras realidades dimensionales.

Se recomienda que se cante o se repita el mantra **ZIN-URU** por lo menos nueve veces en cada una de las siguientes notas musicales: **MI** (chakra del plexo solar - repita 9 veces), **FA** (chakra del corazón - repita 9 veces), **SOL** (chakra de la garganta - repita 9 veces) por un total = de 27 veces. Debe demorarle solo unos minutos y observará resultados muy positivos.

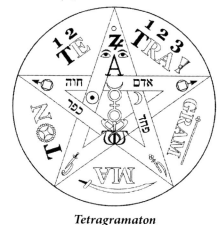

Tetragramaton

Los nombres y sonidos sagrados en hebreo

El nombre de Dios en hebreo consiste de cuatro palabras y en muchas Biblias aparece como **SEÑOR** en letras mayúsculas. Las cuatro palabras hebreas del nombre de Dios también representan el **Tetragramaton**. Cuando Moisés tuvo el encuentro directo con Dios en el Monte Sinaí el escuchó por primera vez la voz de Dios que salía de un árbol que estaba encendido con las llamas del fuego divino.

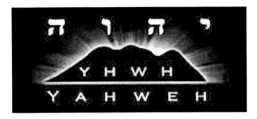

El nombre de Dios en la gran mayoría de las biblias se presenta como **"Yo Soy"** y se escribe **"Yud-Hed-Vav o Waw-Hed"**. En el hebreo antiguo se pronunciaba **"Yud-Hed Waw-Hed"**. En español se pronunciaría literalmente de la siguiente manera: **"Yod-Jed-Guav-Jed"**.

Las generaciones de judíos antiguos **no** pronunciaban en voz alta el nombre de Dios "Yud-Hed Waw-Hed" debido a que era prohibido por su religión y esto contribuyó a la desaparición de la pronunciación del nombre original de Dios en hebreo. Los judíos ortodoxos del presente se niegan a pronunciar el nombre de Dios en voz alta. Los cristianos de la actualidad lo escriben y lo pronuncian como **"Yahweh"** en vez de utilizar **"Yud-Hed-Waw-Hed"**.

En el lenguaje antiguo Hebreo cada palabra del nombre de Dios **"Yud-Hed-Waw-Hed"** tienen un significado ideográfico y la traducción es como sigue:

Yud = La mano.
Hed = Una ventana o contemplar o mirar.
Waw (Guav) (Vav)= Clavo.

La traducción de las cuatro palabras hebreas **"Yud-Hed-Waw-Hed"** sería "**Contemplando la mano con el clavo**". De acuerdo a las escrituras, Dios envió a su hijo **"Yeshua"** que en latín se escribe **"Jesús"** y en hebreo significa "Yahweh" "El Salvador o Nuestro Salvador". A través de **"Yahweh"** o **Jesús**, Dios el padre facilitó la salvación para la raza humana.

El sonido del mantra hebreo sagrado es muy poderoso cuando es recitado verbalmente y es todavía más efectivo cuando se puede hacer 9 veces el **Kodoish, Kodoish, Kodoish Adonai Tsebayoth** en los diferentes tonos de la armonía diatónica y cuando se finaliza pronunciado el nombre de Dios "Yud-Hed-Waw-Hed" tres veces en el tono del corazón (**FA**) o del tercer ojo (**LA**).

Kodoish, Kodoish, Kodoish, Adonai, Tsebayoth (9 veces)
Yud-Hed-Waw-Hed, Yud-Hed-Waw-Hed, Yud-Hed-Waw-Hed (3 veces)

El sonido de este mantra hebreo activa el **código sagrado** que pone en movimiento un patrón de resonancia con **"El Trono del Padre Creador"** e impide la manifestación de las fuerzas negativas o fuerzas de la obscuridad. Es utilizado para disipar las energías negativas, para invocar protección divina y crea un vértice de poder y conexión con la **Divina Inteligencia Universal** y todas sus jerarquías de luz.

Sohar Hadash, Sohar Hadash, Sohar Hadash...
Sohar Hadash (en español se pronuncia Sojar Jadash) es el mantra hebreo utilizado para neutralizar fenómenos naturales, como huracanes, terremotos, tormentas, explosiones de volcanes, tsunamis, etc.

El sonido del mantra hebreo **"Sohar Hadash"** es muy poderoso cuando es recitado verbalmente y es todavía más efectivo cuando se puede cantar 9 veces en los diferentes tonos de la armonía diatónica.

El Padrenuestro en arameo

El Padrenuestro en arameo contiene las palabras originales que fueron utilizadas por el Maestro Jesús el Cristo cuando predicaba sus enseñanzas a sus discípulos hace más de dos mil años. Esta transcripción es del Dr. Neil Douglas-Klotz (The Awbwoon Resource Center).

Abwoon d'bwashmaya
Padre - Madre del Cosmos/que creas todo lo que se mueve en la luz

Nethqadash shmakh
Enfoca tu luz dentro de nosotros - que sea útil: como los rayos de un faro que muestran el camino

Teytey malkuthakh
Crea ahora tu reinado de unidad - A través de nuestros corazones y manos dispuestas

Nehwey sebyanach aykanna d'bwashmaya aph b'arha
Haz que tu deseo actúe siempre con el nuestro, como en toda la luz y en todas las formas

Habwlan lachma d'sunqanan yaomana
Concédenos lo que necesitamos cada día en pan y visión: La subsistencia de la vida cada vez mejor

Washboqlan khaubayn (wakhtahayn) aykana daph khnan shbwoqan l'khayyabayn
Libéranos de los cordones de los errores, como liberamos las cadenas que tenemos de culpa con los demás

Wela tahlan l'nesyuna
No nos dejes entrar en el olvido

Ela patzan min bisha
Pero libéranos de inmadurez

Metol dilakhie malkutha wahayla wateshbukhta l'ahlam almin
De Tí viene todo el poder, Tú renuevas la canción que embellece todo, de siglo en siglo

Amyn
Amén
Sello esto en fe, como la fuente de donde crece toda mi acción

El sonido del **el Padrenuestro en arameo** es muy poderoso cuando es recitado verbalmente y es todavía más efectivo cuando se puede hacer o cantar 3 veces, cada vez en los 3 tonos diferenes de la armonía diatónica: 1ro. **MI** (resonancia con el chakra del plexo solar) 2do. **Fa o Fa#** (resonancia con el chakra del corazón y el timo) y 3ro. **LA** (resonancia con el chakra del terce ojo y la corona).

44
Activación de la glándula pineal

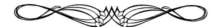

La activación de la glándula pineal por medio del poder de los sonidos sagrados.

La entonación de los sonidos sagrados ayuda a que se anulen las vibraciones desbalanceadas e influyen directamente en la activación de la glándula pineal. Durante muchos siglos la glándula pineal se ha asociado con los fenómenos paranormales. Las culturas orientales consideran que la glándula pineal es uno de los "chakras" que genera los vórtices de energía más importantes y cuando es activada, la persona se abre a experiencias psíquicas y de cosmovisión.

Los antiguos griegos consideraban la glándula pineal como el asiento del alma y este concepto fue ampliado por Descartes, el cual filosóficamente sugiere que esta estructura cerebral serviría como un lugar ideal desde donde el alma puede ejercer sus funciones somáticas.

Las actividades espirituales generan la estimulación de la glándula pineal. Se puede activar conscientemente cuando se hace una oración, por medio de la entonación de sonidos sagrados, la repetición de un mantra y también cuando se medita. La glándula pineal se activa con mayor potencia cuando se efectúan actividades o técnicas espirituales en grupos. La frecuencia de 662 Hz también estimula las funciones de la glándula pineal.

Se ha demostrado científicamente que los sonidos pueden producir poderosas vibraciones energéticas que pueden romper el vidrio. El sonido también genera efectos de energía electro-magnética en el cuerpo.

La mayoría de las vibraciones sonoras producidas por las personas cuando hablan, por la música comercial, por los vehículos, por los utensilios electrodomésticos, etc. no activan la glándula pineal y por ende esas vibraciones sonoras tampoco pueden activar el alma. Sin embargo, la repetición de oraciones, de ciertos tonos en acordes de vocales específicas y algunos mantras activan energías espirituales en el ADN, en la glándula pineal y en el alma.

Algunas frecuencias de sonidos armónicos específicos pueden estimular la producción de sustancias psicoactivas en la glándula pineal y sin el uso de drogas. Usualmente las personas que tienen la glándula pineal muy activa parecen ser capaces de recordar sus sueños más vividamente y a menudo reportan que han tenido visiones y actividades paranormales.

Las vibraciones de las ondas producidas por el sol también causan la secreción de las hormonas como la serotonina, la beta-endorfina y la dopamina, las cuales hacen que las personas se sientan bien. Al mirar el sol las glándulas endocrinas segregan otras hormonas que elevan el nivel de energía, contribuyen a la longevidad y también se pueden activar las experiencias de "samadhi" o sea de conciencia superior.

El efecto de los rayos de luz provenientes del sol, lo menciono en uno de los capítulos anteriores de este libro, y en ese capítulo se habla de que estamos constantemente respirando las frecuencias vibracionales de los sonidos y de las señales luminosas que vienen del sol y también de la energía que es emitida por los cuerpos celestes del universo.

La fuente más potente de energía etérea disponible para los seres humanos es el tercer ojo (glándula pineal) y es también la más importante en la iniciación de los poderes psíquicos tales como la clarividencia y el poder de ver el aura. Para activar el "tercer ojo" y para percibir las dimensiones más altas, la pineal y la pituitaria deben de vibrar al unísono y esto se logra a través de la práctica con sonidos armónicos específicos, el uso de los mantras, la meditación y también cuando miramos el sol.

Cuando se establece una relación correcta con el área de la personalidad que opera a través de la glándula pituitaria, la glándula pineal y el alma, se crea un campo magnético. La pineal puede generar su propio campo magnético, ya que contiene una sustancia conocida como magnetita. Este campo puede interactuar con el campo magnético de la tierra. Las cargas del campo magnético de la tierra activan el viento solar en la madrugada y se estimula la glándula pineal. Esta es la razón por la cual el período comprendido entre las 4:00 AM y las 6:00 AM en la salida del sol, es el mejor momento para meditar y es también el mejor momento para mirar el sol.

Asegúrese de tomar un vaso de agua purificada o filtrada antes y después de mirar el sol. Cuando se mira el sol el agua que ha sido ingerida estimula el proceso de eliminación de toxinas del cuerpo. El agua es Yin y ayuda a balancear la energía Yang proveniente del sol. Es también recomendable estar con los pies descubiertos o descalzo cuando se mira el sol. Imagínese que el sol es el polo positivo y que la tierra es el polo negativo. Nosotros somos la batería que se está recargando y para lograr que sea recargada necesitamos tener una buena conexión.

Manténgase de pie o sentado con la espina dorsal erecta y con los pies descalzos sobre la arena, la tierra, el concreto o pavimento. Asegúrese de que sus pies no estén sobre la hierba o grama debido a que drena su energía. Si camina descalzo sobre el pasto temprano en la mañana es muy similar a una de las técnicas utilizadas en qigong que activa mucha energía.

Se recomienda que al inicio de esta práctica se mire al sol por 10 segundos y aumente gradualmente 10 segundos cada día, hasta alcanzar 30 segundos. Si usted encuentra que le es muy difícil al comienzo, entonces aumente solo 5 segundos y continúe aumentado 5 segundos cada día gradualmente. Si el clima esta frío mire al sol a través de una ventana. Si usted vive en un valle donde hay montañas al este y al oeste, no mire al sol en las horas recomendadas, pero usted podría mirar la reflexión del sol a través de una piedra de obsidiana pulida o también a través del reflejo del sol en el agua, si es que no es muy intenso. Asegúrese de que no sea en agua salada.

En Egipto, Cleopatra, conocida por su aspecto juvenil y como reina de la belleza, utilizaba un imán como amuleto en su frente para preservar su juventud. Sabemos hoy a través de la ciencia, que en la parte posterior de la frente se encuentra la glándula pineal y esta es la glándula donde también se secreta la "melatonina", que se conoce como la "hormona de la juventud", debido a su potencial de beneficios de reparación celular y de rejuvenecimiento. La historia de la medicina está llena de evidencias anecdóticas del poder de las frecuencias de los sonidos y de los efectos de la energía magnética sobre los seres vivos. Ahora en los tiempos modernos estamos redescubriendo e incorporando en los nuevos métodos científicos lo que los sabios antiguos han venido utilizando por miles de años.

Entre las 4:00 AM y las 6:00 AM la pineal estimula la pituitaria para secretar la hormona de crecimiento humano. Es debido a esto que se ha reportado que muchas personas que aplican esta práctica, han observado el crecimiento rápido del cabello, la restauración del color natural de su pelo y el rejuvenecimiento de todos sus sistemas.

Muchas culturas y místicos han inducido a estas experiencias a través del uso de sustancias alucinógenas, como el soma, los hongos, la mezcalina y el LSD. Sin embargo, esas experiencias tienden a ser de corta duración y con el tiempo podría resultar en efectos adversos que pueden causar daños en la glándula pineal.

La mayoría de los místicos verdaderos están de acuerdo en la implementación de métodos naturales, tales como la meditación intensa, la visualización creativa, la respiración rítmica profunda, el canto, el uso de sonidos de vocales armónicos, mirando el sol de las 4:00 AM a 6:00 AM. Todos estos métodos son muy efectivos cuando se combinan con la purificación del cuerpo. Estas técnicas han logrado de gran manera inducir la activación del tercer ojo y también pueden tener efectos transformadores.

Desafortunadamente el mundo industrializado y todos sus sistemas políticos, económicos y educacionales no están diseñados para ayudar a los seres humanos a que incorporen estas prácticas como parte de su estilo de vida. Así que tenemos que tener la fuerza de voluntad, la motivación y la disciplina para cambiar nuestra conciencia, para hacer modificaciones e implementar cambios en nuestras vidas que nos ayuden a establecer un mejor estilo de vida y para poder lograr realzar nuestro potencial humano.

Todo esto se puede lograr cuando comenzamos el día haciendo oraciones, afirmaciones positivas, cantando mantras, sonidos de vocales armónicos, por medio de la meditación y de igual manera, cuando terminamos el día haciendo oraciones de gratitud y sonidos armónicos.

Por miles de años los aborígenes y nativos intuitivamente sabían del poder del sonido. Es la expresión de la geometría sagrada y de los números que están intrínsecamente conectados con la música de las altas esferas en el espacio y que también están conectados con las leyes matemáticas que son utilizadas en las escalas de la música diatónica en occidente.

Los teoremas de Hawkins también producen estas relaciones y hay un enlace entre los círculos de las cosechas (los crop circles) y las notas musicales que son el producto de las frecuencias que son generados por medio de los sonidos.

La glándula pineal es un cristal de radio, detector y receptor

La glándula pineal es una parte de nuestro cuerpo que tiene propiedades finitas e infinitas. Cuando se modificó el ADN del ser humano, el trabajo que la glándula pineal originalmente desempeñaba ya no era necesario. Sin embargo, ahora se está activando una re-conexión del ADN colectivo en los seres humanos y todo esto está haciendo posible la activación de la glándula pineal a como se efectuaba originalmente.

La cristalización de la glándula pineal también tiene un don y una función primordial. Desde hace muchos años se ha estado diciendo que nosotros somos seres de cristales.

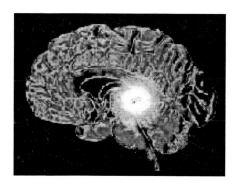

La ciencia médica ahora incluso está utilizando la palabra "biomineralización". El descubrimiento más importante es que estos cristales de calcita tienen propiedades piezoeléctricas. Esto significa que pueden enviar y recibir frecuencias electromagnéticas (EMF). Los cristales piezoeléctricos son los mismos cristales utilizados en los radios originales y estos cristales pueden enviar y recibir frecuencias de radio.

Cuando se activan estos cristales, es como si se instalara una nueva antena de telecomunicación que mejora la comunicación entre los seres humanos y especialmente mejora la comunicación de cada persona con su ser superior. También abrirá la conciencia de cada ser a su realidad multidimensional.

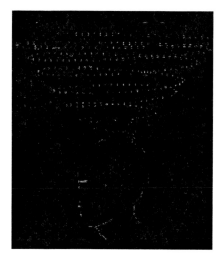

Desde la década de 1970 los cristales de cuarzo se han utilizado en los relojes y relojes de pulsera para crear un circuito de oscilador de cristal. Esto permite que estos dispositivos sean utilizados para medir el tiempo, incluso con mayor precisión que los relojes mecánicos de alta calidad. La invención del receptor de radio de cristal ha dado realmente luz a la era moderna de la electrónica. Todo esto da origen a los miles de millones de ondas electromagnéticas y ondas de radio que viajan alrededor y a través de nosotros en un momento dado, a todas las frecuencias y amplitudes diferentes.

El Arquitecto Universal de la Creación nos ha dotado a todos los seres humanos con un poderoso receptor de radio de cristal natural, localizado en el centro del cerebro, la glándula pineal. La misma es capaz de enviar ondas de frecuencias vibracionales electromagnéticas que activan los sonidos a través del verbo, de la música y también a través de las frecuencias de ondas telepáticas, permitiéndonos establecer comunicación entre los seres humanos y con nuestra conciencia multidimensional.

45

Los 6 sonidos curativos del Chi Kung (Qigong del Tao)

Los taoístas y monjes shaolin, los 5 elementos, la relación con los órganos humanos y sus propias frecuencias de sonidos.

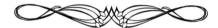

Los Taoístas y Monjes Shaolin

Los monjes taoístas y Shaolin de China y muchas otras culturas también se han dado cuenta del poder que tienen ciertos sonidos armónicos específicos para activar sanación. Estos utilizan el canto no sólo para calmar, aclarar y tener un mayor control mental, sino también para dinamizar enormemente diversos órganos y sistemas del cuerpo. Ellos están concientes de que ciertos sonidos armónicos específicos contribuyen en el mantenimiento de buena salud y para la longevidad.

Los monjes taoístas y de Shaolin de China y otras culturas observaban la conducta, sonidos y movimientos emitidos por los animales. Las artes marciales de China son famosas debido a que incorporan muchos y variados estilos de animales como el tigre, la serpiente, las garras del águila, la grulla y otros animales.

Los iniciadores de las artes marciales aprendieron los estilos que incorporan en sus prácticas observando a los animales luchando con otros animales por su supervivencia en su hábitat natural. Ellos observaron que cuando los animales estaban luchando, cada animal generaba un sonido específico. También observaron que los animales hacen sonidos cuando están enfermos y cuando están en reposo. Los sonidos emitidos por los animales no sólo les ayuda mientras luchan, si no que también se observó que ayudan a que estos se recuperen más rápidamente de sus enfermedades y lesiones.

Los chinos descubrieron hace mucho tiempo que cuando una persona se le diagnostica una enfermedad, el origen de la enfermedad tiene sus raíces en un órgano en particular. Los sonidos que las personas hacen cuanto tienen malestar y angustia (gemidos/lloriqueos) es igual en todas las personas sin importar el idioma que estos hablen o independiente del lenguaje hablado. A partir de estas observaciones los chinos crearon un sistema de sonidos que tienen efectos de sanación y le llamaron **los 6 sonidos curativos**.

El sistema de **los 6 sonidos curativos** está diseñado para ayudar a purgar el cuerpo de exceso de chi o el fuego que puede acumularse en los órganos a diario. Se ha observado que si dos personas tienen una debilidad en un determinado órgano y uno practica el sonido curativo para ese órgano, la persona que practica el sonido que tiene resonancia con el órgano afectado se recupera con mucho más rapidez que la persona que no ha practicado el sonido curativo.

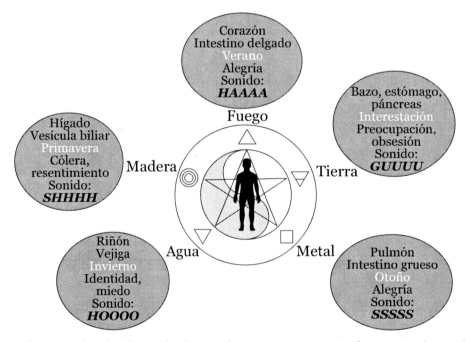

Los 5 elementos, la relación con los órganos humanos y sus propias frecuencias de sonidos.

Los órganos vitales del cuerpo humano siempre están produciendo sus propias frecuencias de sonidos. El sonido del **corazón** es como el sonido del fuego encendido (elemento fuego), el sonido de los **pulmones** es como el sonido de metal golpeando el metal (elemento metal), el sonido del **hígado** es como la madera golpeando en la madera (elemento madera), el sonido del **bazo** es como una piedra golpeando en piedra (elemento tierra), el sonido de los **riñones** es como el sonido del agua que fluye en un arroyo (elemento agua).

Si pudiéramos grabar los sonidos de los órganos vitales de nuestro cuerpo, podrían sonar como una hermosa sinfonía titulada **"la música de la vida"**. Estos son los sonidos y ritmos naturales en el universo microcósmico del cuerpo humano.

Cuando el cuerpo humano es saludable, los sonidos fuertes, sonoros, bajos, profundos y reverberantes de los órganos vitales están en armonía con los patrones regulares del cuerpo y estos están llenos de ritmo.

Los sonidos armónicos de los órganos vitales cambian cuando cambiamos nuestro estado psicológico y fisiológico. Estos sonidos son como un concierto: Al igual que en una orquesta sinfónica, si algunos de los instrumentos están fuera de tono, la música armónica originalmente producida por el cuerpo físico sufrirá cambios en la frecuencia, la musicalidad y el timbre.

Por medio de los sonidos armónicos específicos se activa la resonancia con los órganos y se generan frecuencias vibracionales que estimulan el proceso natural de sanación del cuerpo. Los sonidos actúan como si fuera un masaje que alivia los síntomas externos del dolor, hinchazón, entumecimiento, tensión, ansiedad, preocupaciones, etc. Los sonidos armónicos específicos pueden aliviar y sanar condiciones y enfermedades internas.

Normalmente un trastorno de la energía de todo el cuerpo provoca que un órgano interno específico pierda su equilibrio y esta situación también puede afectar a otros órganos.

Los sonidos armónicos producidos por la voz son generados por medio de la integración de la respiración profunda. Esos sonidos activan la absorción interna de la energía de vida Prana o Ki y tiene efectos curativos equilibrando los diferentes órganos del cuerpo.

De acuerdo con la teoría del **Yin-Yang**, la esencia de la energía del **hígado** es ascendente, el **corazón** es descendente, el **bazo** está agregando, **pulmón** se está abriendo, y el **riñón** se está dispersando. En la práctica de los seis sonidos curativos del Chi Kung (Qigong del Tao) se promueven las actividades energéticas y funcionales corrrespondientes de los órganos vitales.

Los seis sonidos curativos del Chi Kung (Qigong del Tao)

Las enfermedades surgen de la acumulación de incidentes negativos. Cuando esos incidentes se acumulan se producen desequilibrios en los sistemas biológicos del cuerpo y se originan las enfermedades.

Los seis sonidos del **Chi Kung (Qigong del Tao)** ayudan en el desarrollo espiritual, el balance psicológico y también para el mantenimiento de buena salud para todo el cuerpo. Son seis sonidos que producen una poderosa vibración que estimulan un efecto de calma, serenidad y paz que ayudan a calmar la tensión y el stress después de un intenso día de trabajo.

Estos seis sonidos liberan bloqueos energéticos de los órganos principales del cuerpo y a la vez estimulan su proceso de depuración. Los seis sonidos de sanación del Qigong se han venido practicando por cientos de años y recientemente se están haciendo más populares. Cuando estos sonidos se ponen en práctica por lo menos por 15 o 20 minutos diarios, el cuerpo se libera de toxinas, se activa la energía natural de regeneración y sanación del cuerpo y al mismo tiempo la persona expande sus capacidades espirituales.

Se recomienda que los sonidos se hagan siguiendo un orden. La persona que ponga en práctica los seis sonidos debe sentarse muy relajada y cómodamente en la posición de la flor de loto o en una silla. Debe descansar sus manos sobre sus muslos, con las palmas de las manos mirando hacia arriba, sus piernas deben de estar un poco separadas y la planta de los pies debe descansar sobre la superficie del piso.

Al comienzo mantenga su columna recta. Es recomendable que la persona practique en el comienzo cada sonido tres, seis, o nueve veces. Se comienza haciendo el sonido vocal audible y luego se visualiza oyendo el sonido internamente.

Durante la repetición de los sonidos respire suave y gradualmente tres veces. Al exhalar se debería escuchar el sonido interno y mentalmente aunque usted no esté generando el sonido vocalmente. En cada exhalación asegúrese de mantener una sonrisa interna en la parte de atrás de su garganta y mantenga una actitud positiva y radiante. La intención es de liberar las emociones negativas y de transmutar esas energías en energías positivas, creativas y de luz.

1. El sonido para Los pulmones:

Energía: Contracción de la espalda, **Órganos Asociados:** El intestino Grueso
Elemento: Metal, **Temporada:** Otoño, **Color:** Blanco, **Emociones Negativas:** Cuando exhalamos liberamos toda las penas, dolores, tristezas y depresiones de los pulmones y de otros órganos en el cuerpo. **Emociones Positivas:** Cuando inhalamos activamos la energía de valentía, buen estado de ánimo y valor en los pulmones y otros órganos. **Sonido:** Coloque la lengua detrás de los dientes y al exhalar lentamente produzca el sonido "SSSSS". Visualice luz blanca y mucho amor llenando los pulmones y órganos.

2. El sonido para Los riñones:

Energía: Activación de su energía interna, **Órganos Asociados:** Vejiga
Elemento: Agua, **Temporada:** Invierno, **Color:** Visualizamos una luz Azul Oscura o Negra rodeando los riñones, **Emociones Negativas:** Cuando exhalamos liberamos emociones de miedo y de inseguridad. Liberamos de nuestra mente situaciones y personas que han provocado inseguridad y miedo en nuestra vida. **Emociones Positivas:** Inhalamos con una sonrisa interna y enviamos paz y bondad a los riñones, **Sonido:** La posición de los labios forma una pequeña circunferencia y el sonido sale de entre los labios como si estuviera soplando una vela. El sonido es "**HOOOO**".

En este sonido inhale y mueva su columna vertebral un poco hacia el frente formando una pequeña curvatura y apoye sus manos sobre sus rodillas. Exhale a la vez que hace el sonido "HOOOO" con los labios en la misma posición como si estuviera apagando la llama de una vela. Este sonido tiene resonancia con los riñones. Cuando esté inhalando, mueva su columna vertebral hacia el frente y hacia atrás y asegúrese de tener las manos colocadas sobre sus rodillas. Este movimiento es un excelente masaje para los órganos internos. Cuando inhale nuevamente enderece su columna vertebral y mueva las manos hacia los muslos. Descanse por lo menos por tres respiraciones y coloque las manos sobre los muslos mirando hacia arriba. Continúe haciendo el mismo ejercicio pero esta vez solo use la respiración, no haga el sonido con la boca y continúe oyendo el sonido en su mente. Concéntrese, asegúrese de no distraerse y visualice mentalmente el sonido.

3. El sonido para el hígado:

Energía: Generar, Producir, **Órgano Asociado:** Vesícula
Elemento: Madera, **Temporada:** Primavera, **Color:** Verde (Visualizamos una luz verde brillante rodeando el hígado), **Emociones Negativas:** Cuando exhalamos liberamos

emociones de coraje, ira, rabia y de agresividad. Liberamos de nuestra mente situaciones o personas que hayan provocado coraje y agresividad en el pasado. **Emociones Positivas:** Inhalamos con una sonrisa interna, virtud, bondad, amabilidad y enviamos al hígado esa energía. **Sonido:** Coloque la lengua arriba del paladar y exhale lentamente generando el sonido "**SHHHH**".

Cuando comience a generar este sonido y mientras usted inhale, levante las manos hacia arriba y abra las manos hacia los lados. Continúe estirando las manos hacia arriba hasta que se encuentren encima de su cabeza, una las manos y los dedos apuntando directamente hacia arriba. Inclínese un poco a su izquierda y exhale mientras internamente hace el sonido "**SHHHH**" con la lengua descansando ligeramente en el paladar. **Enderece la espalda mientras inhala y abra las manos y muévalas hacia abajo y colóquelas en la posición original descansando en los muslos.** Descanse por unas tres respiraciones con las palmas de las manos mirando hacia arriba. Repita el ejercicio, inhale pero esta vez no haga el sonido con la boca, imagínese que usted continua oyendo el sonido mentalmente. Asegúrese de concentrarse durante el ejercicio y de no distraerse.

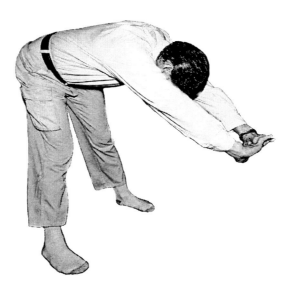

4. El sonido para el corazón:

Energía: Radiante, **Órgano Asociado:** Intestino delgado
Elemento: Fuego, **Temporada:** Verano, **Color:** Rojo, **Emociones Negativas:** Durante la exhalación se liberan emociones y situaciones de crueldad, arrogancia, soberbia,

odio, orgullo, la prisa y la impaciencia. **Emociones Positivas:** En el periodo de descanso respire con una sonrisa interna y envíe emociones de amor, de alegría, de honor, sinceridad y respeto al corazón, **Sonido:** "HAAAAAA" La boca bien abierta y coloque la punta de la lengua detrás de los dientes inferiores, exhale y lentamente genere el sonido **"HAAAAAA"**.

5. El sonido para el bazo:

Energía: Estabilización, **Órganos Asociados:** Páncreas, Estómago **Elemento:** Tierra, **Temporada:** Verano Indio, **Color:** Visualizamos el bazo rodeado de luz amarilla brillante, **Emociones Negativas:** Por medio de la exhalación eliminamos emociones negativas de preocupación. **Emociones Positivas:** Durante el periodo de descanso sonreímos y respiramos enviando energía de atracción, de disponibilidad y belleza al órgano del bazo. **Sonido:** El sonido es gutural. Coloque la lengua tocando el paladar, exhale lentamente y genere el sonido **"GUUUUUU"**. El sonido debe ser generado desde lo más profundo de la garganta o sea como si fuera un gemido.

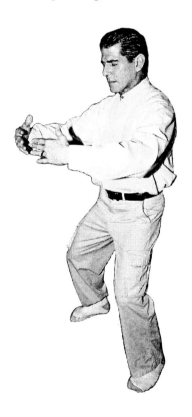

6. El sonido para el triple calentador (triple warmer): (Se refiere a tres centros de energía del cuerpo humano).

Arriba: cerebro, corazón, pulmones. Es caliente o sea energía de yang.
Medio: hígado, riñones, estómago, páncreas y bazo. Es caliente o sea energía de yang.
Bajo: intestino grueso y delgado, vejiga y organos sexuales. Es frío o sea energía de yin).

Sonido: La boca abierta y exhalando gradualmente **"HIIIIIIIIIIIII"**. Se recomienda que la persona se recueste mirando hacia arriba muy relajada y con una sonrisa interna. Visualice un cilindro que se mueve sobre su pecho, estómago y el abdomen aplanando esas áreas y vaciando del cuerpo emociones negativas y desarmonizadoras. Por este medio se equilibran todos los órganos del cuerpo.

En el ejercicio de Qigong para el **Triple Calentador** nos recostamos con el cuerpo muy relajado. El Dan Tien es la energía vital del qi o chi que reside dentro de nosotros y que se mueve a través de todo el cuerpo. **El dan tien de arriba es caliente** (yang), **el del medio es tibio** (yang) y **el de abajo es frío** (yin).

Comience a respirar desde la parte baja del abdomen permitiendo que esa respiración se expanda hacia arriba hacia el área del tórax, expandiendo el pecho. Cuando exhale visualice que está empujando o moviendo el calor hacia abajo que viene desde la parte de arriba del Dan Tien y envíelo directamente hacia abajo. O sea, visualice que está bajando y moviendo el calor desde el área del cerebro, pulmones y del corazón hacia abajo y de esa manera usted está balanceando los tres centros del **triple calentador**.

Los seis sonidos curativos del **Chi Kung (Qigong del Tao)** liberan energías negativas de los meridianos, órganos y sistemas del cuerpo. Activan un estado mental de conciencia muy positivo y creativo en las personas, y elimina las emociones de tristeza, inseguridades, miedos y depresiones. Estos sonidos estimulan el proceso natural de sanación de todo el cuerpo.

46
Los 5 sonidos de las sílabas tibetanas

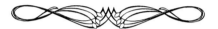

Los cinco sonidos de las sílabas tibetanas se conocen en inglés como **The Five Warrior Syllables.** La práctica de estos cinco sonidos tibetanos es un medio hábil que nos pueden apoyar para liberar patrones de conducta y de energías negativas del cuerpo y la mente. Estos sonidos abren espacios para una expresión más espontánea, creativa y auténtica de nuestro ser.

En esta práctica conectamos con las cualidades que aportan grandes beneficios a nuestro ser y también a los demás, como la misericordia, la compasión, la alegría y la ecuanimidad. En última instancia, la práctica nos lleva al pleno reconocimiento de nuestro verdadero ser.

En estas enseñanzas, la metáfora de esta experiencia se podría comparar con la situación, cuando un niño en un instante reconoce a su madre entre una gran multitud. O sea, en el fondo él reconoce la conexión con su casa y con su raíz. Esto se define como la mente natural y la mente pura. En la mente natural todas las virtudes se perfeccionan espontáneamente.

La práctica de esta meditación se puede efectuar de diferentes maneras. Es imperativo conectar con nuestro ser y encontrar la llave que nos abra la puerta que nos dirige hacia la felicidad. No importa cual sean las causas y las condiciones externas, **los 5 sonidos de sílabas tibetanas** es una forma de trabajar y superar el sufrimiento que experimentamos cuando estamos influenciados por medio de emociones negativas. A través de esta práctica se puede lograr eliminar los obstáculos internos, emociones negativas de ira, apego, celos, orgullo, ignorancia y los miedos. Ayuda a superar el miedo y a alcanzar logros en la vida.

Los sonidos de sílabas tibetanas son cinco, **A, OM, HUNG, RAM y DZA.** Cada uno de esas sílabas representa una calidad de realización. Se les conoce como **las sílabas semilla,** debido a que poseen la esencia para la iluminación. Estas cinco sílabas representan el cuerpo, el habla, la mente, las cualidades virtuosas y las acciones para activar la iluminación del ser. El conjunto de estas cinco sílabas representan la naturaleza verdadera y plenamente expresada de nuestro yo auténtico.

En esta práctica cantamos cada sílaba en secuencia. En cada sílaba nos centramos en un centro de energía correspondiente o chakra del cuerpo, y conectamos con la sílaba que corresponde a ese centro energético. La secuencia se mueve desde el espacio abierto puro del ser hacia el lugar de la manifestación de la virtud en acción.

Al comenzar esta práctica dirija su atención hacia las condiciones y patrones que usted está buscando aclarar, transformar y manifestar. Asegúrese de incluir las situaciones que usted tenga conocimiento y también las condiciones que están muy escondidas dentro de usted.

El primer punto donde enfocamos nuestra atención es en el chakra de la frente **(chakra del tercer ojo)**. Un chakra es simplemente una ubicación energética en el cuerpo, similar a una rueda o centro donde convergen muchos caminos de la energía. Estos centros no solo están en la superficie del cuerpo, también se encuentran dentro del cuerpo a lo largo del canal central, el cual es un canal de luz que se extiende desde debajo del ombligo hacia arriba a través del centro del cuerpo y se abre en la corona.

Los cinco sonidos de sílabas tibetanas se asocian como sigue:

A = chakra de la frente **(tercer ojo)** y se asocia con el cuerpo inmutable.
OM = chakra de la garganta y la calidad de la voz incesante.
HUNG = chakra del corazón y la mente sin diluir.
RAM = chakra del plexo solar o del ombligo y las cualidades virtuosas.
DZA = chakra secreto y de acción espontánea.

Guía para la Pronunciación:

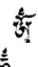

A ~ **Se pronuncia "Ah" como el sonido "A" en la palabra calma.**

Este sonido es utilizado para eliminar el coraje, para vaciar y limpiar la mente de emociones de coraje. Se enfoca el sonido en el área del **chakra del tercer ojo.**

OM ~ Se pronuncia como OUM
Este sonido es utilizado para descubrir las cualidades y el poder de la luz. Se enfoca la atención en el **chakra de la garganta.**

HUNG ~ Se pronuncia Joong
En este sonido se unen el poder del espacio y la luz. Se enfoca la atención en el **chakra del corazón**. Se descubre con más intensidad las cualidades del poder de la energía del amor. La persona debe sentir profundamente la unión del espacio y el amor muy dentro en su divino

ser por medio del sonido Hung.

RAM ~ Se pronuncia Raam
Este sonido está asociado con el **Chakra del Plexo Solar.** El elemento es fuego. Es la continuación del poderoso trabajo con los cinco sonidos para eliminar emociones de coraje y cultivar la poderosa energía del amor. En esta sección la energía del amor se solidifica y el fruto de la energía del amor madura y la persona se siente tan llena de amor que pude dar de ese fruto incondicionalmente a otros. Se visualiza como la luz del sol que da sobre un árbol que está lleno de frutas, las frutas maduran y están listas para alimentar a los seres.

De esa misma manera la luz activa la energía del amor hasta que esa energía se madura y está lista para ser dada. La luz solidifica y madura la energía de amor dentro del ser, alimenta al ser y esa fruta se da para alimentar a otros seres. Después de traer la energía del amor del corazón hacia el plexo solar, se debe estar muy claro y también se debe estar completamente abierto a la energía del amor. Evitar hacer análisis, juzgar o hacer críticas. Solo se enfoca la atención al plexo solar con mucha paz, armonía y con mucho amor.

DZA ~ Se pronuncia DDZZZAA el sonido se coloca en la parte frontal de los dientes superiores e inferiores, con la lengua presionando contra ellos después de que suelte abruptamente el sonido.

Enfocamos la atención en el **chakra reproductivo**. Todos tenemos que tomar acción espontánea sin esfuerzo para manifestar la energía de amor y felicidad en nuestra vida. Cultivamos y manifestamos el amor incondicional a nuestra familia, a nuestros compañeros de trabajo, a nuestros amigos y a todos los seres. Pero en muchas ocasiones esto no se manifiesta. Para cultivar y abrir el centro reproductivo de la creación y para dar la energía del amor tenemos que enfocar la atención en el chakra reproductivo, hacer el sonido de DDZZAA y visualizar como si estuviéramos dando a luz a un bebé. En otras palabras activamos ese espacio con la energía de luz y de amor para darle vida al nacimiento del amor que sale de adentro de nosotros, desde el área del chakra reproductivo y se difunde hacia fuera para ser recibido por otros seres.

Nuestra naturaleza fundamental no se produce, ni se crea, está ya ahí, pero si la podemos despertar. De la misma forma que la vasta inmensidad del cielo está presente, pero puede ser oscurecida por las nubes, nosotros también podemos estar oscurecidos por los patrones habituales que incorporamos dentro de nosotros erróneamente.

La práctica de las **cinco sílabas tibetanas** es un medio hábil que nos puede apoyar para liberar nuestros patrones de conductas negativos y las limitaciones del cuerpo, la palabra y la mente. Por medio del uso de estos sonidos abrimos espacios para una expresión más espontánea, creativa y auténtica. En esta práctica, reconocemos, conectamos y confiamos en lo que ya está ahí como parte de la creación.

El **Tantra Madre** describe la práctica de **los 5 sonidos tibetanos** como un medio específico muy bueno y efectivo para tratar las dolencias físicas, como dolores de cabeza, dolores de pecho y otros problemas.

Estos sonidos crean equilibrio entre los cinco elementos: **tierra, agua, fuego, aire y espacio**. Estos elementos están presentes en la naturaleza y dentro de nosotros. Estos elementos juegan un papel muy importante en el equilibrio interno de nuestro ser, en nuestro estado mental, el estado físico y el estado de salud.

Hay prácticas de cantos, ciertos sonidos y sílabas que activan y armonizan a cada uno de los elementos. Estos sonidos tienen un efecto sutil muy potente sobre nuestros órganos, sobre nuestro estado mental y espiritual. Hay un hermoso comentario que dice: "la brillante esfera de luz nace o surge de la esencia de los cuerpos de luz, y de esa esfera de luz surge la sabiduría". De esa sabiduría surgen las sílabas semillas de los seres iluminados quienes despertaron con esos sonidos y los cuales se dieron cuenta del poder de los mantras e hicieron que los sonidos de esos mantras beneficiaran a todos los seres vivos.

Los seres iluminados desarrollaron ciclos completos de enseñanzas y prácticas relacionadas con los mantras. En esencia y energéticamente cada sonido es producido por su propia raíz, la cual es muy profunda y va más allá del tiempo y del espacio.

Estos sonidos como se ha mencionado anteriormente, son semillas que contienen cualidades elementales que vibran en diferentes partes y chakras del cuerpo humano. La función principal de estos sonidos es prácticamente activar el **proceso de autorrealización del ser.**

Esta sencilla y poderosa práctica de **las cinco sílabas tibetanas** se basa en las más altas enseñanzas de la tradición budista tibetana y han sido ofrecidas de parte de los budas, lamas, rimpoches, monjes y maestros tibetanos con su amor incondicional y con sus bendiciones para el beneficio de toda la humanidad.

Especialmente agradezco infinitamente al honorable Rimpoche Tenzin Wangyal por toda la sabiduría tibetana que él ha compartido públicamente con el mundo sobre el poder de sanación que es activado por medio de **las 5 sílabas tibetanas.** El Rimpoche Tenzin Wangyal dice "Permite que por medio de esta sencilla y poderosa práctica tibetana te conviertas en un ser más amable, poderoso y más claro en tu forma de pensar… despierta…"

47

La musicoterapia

La terapia musical o musicoterapia y el poder curativo de la música clásica.

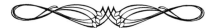

¿Cuál es el propósito de la terapia musical o musicoterapia?

La terapia musical, actualmente conocida como la musicoterapia, es un método terapéutico donde se incorpora el uso de la música para reducir los problemas de salud. La música tiene un efecto muy directo en la regulación del estado emocional de la persona. Cuando escuchamos una música alegre nos llenamos de energía y alegría, lo opuesto ocurre cuando escuchamos una canción o música triste, se baja la energía y nos produce tristeza. El estado de ánimo de las personas es afectado por los sonidos producidos por la música.

La mayoría de las enfermedades se originan del nivel energético al nivel físico. Muchas de las enfermedades son originadas por la energía mental y emociones negativas, resultando en el desequilibrio de los órganos y sistemas del cuerpo. El estado de energía mental negativa también afecta la producción de hormonas segregadas por las glándulas endocrinas y otros bioquímicos. El cuerpo sufre desequilibrios que dan origen a las condiciones y enfermedades. Esto usualmente se produce cuando la mente está confrontando emociones de miedo, tristeza, resentimiento, odio, dudas, inseguridades, cuando perdemos un ser querido, ya sea por una separación, divorcio o muerte, cuando se confrontan problemas financieros e inestabilidades de trabajo, etc.

La musicoterapia estimula el cerebro de la persona para que ésta logre establecer un estado de relajación mental y a su vez pueda cambiar la frecuencia de los pensamientos negativos debido a problemas que le han causado desequilibrios en su sistema biológico y que de igual manera dan origen a las enfermedades. Por medio de la **terapia musical** (**musicoterapia**) se reduce el estrés y el dolor, se promueve el estado de relajación mental, se estimulan las capacidades creativas del individuo, la persona está más consciente de sí misma y de sus valores humanos y se estimula y facilita el proceso de aprendizaje. La **musicoterapia** se ha venido utilizando a través de la historia del hombre por muchas civilizaciones antiguas. Los nativos de Australia, Norteamérica, Suramérica, África, Europa, China, los Países Árabes, Rusia, sus sanadores y chamanes hacían uso de cánticos y sonidos de vocales repetitivos en combinación con instrumentos creados de la madre naturaleza para sanar a sus enfermos.

Desde 1940 se ha venido implementando la **musicoterapia** como un método alternativo para la recuperación de pacientes que han sufrido condiciones de traumas emocionales, problemas de depresión, ansiedad, estrés, desbalances mentales y muchas otras condiciones. Las investigaciones científicas han demostrado que la **musicoterapia** tiene efectos muy beneficiosos, equilibrando los estados emocionales de las personas, estimulando el estado mental alfa y contribuyendo en su equilibrio psicofísico.

La **musicoterapia** ha sido utilizada con personas que padecen de condiciones del corazón, los pulmones, adicción a las drogas, adicción al alcohol, desbalances del sistema inmunológico, personas que han intentado cometer suicidio, etc. Se han observado resultados muy positivos que demuestran cambios muy favorables del estado emocional, mental y físico de las personas que han sido expuestas a la música y las frecuencias de sonidos armónicos utilizadas en los tratamientos de **musicoterapia**.

Los investigadores de la medicina vibracional continúan haciendo estudios en el área de la **musicoterapia** con el propósito de incrementar el uso de la música correcta que genera frecuencias de sonidos específicos que activan el proceso natural de sanación del cuerpo la mente y el espíritu. Esta terapia no es de naturaleza invasiva como otros tipos de terapias y ayuda a las personas a recuperarse de las enfermedades.

El esquema básico de trabajo en esta disciplina contempla tres aspectos:

1) La interacción positiva del paciente con otros seres.
2) La autoestima.
3) El empleo del ritmo y la música como elemento generador de energía y orden.

La **musicoterapia** actúa como motivación para el desarrollo de la autoestima, con técnicas que provocan en el individuo sentimientos de autorrealización, autoconfianza, autosatisfacción y mucha seguridad en sí mismo. El ritmo, el elemento básico, la dinámica y la potencia de la música es el estímulo orientador de procesos psicomotores que promueven la ejecución de movimientos controlados: desplazamientos para tomar conciencia del espacio vivenciado a través del propio cuerpo.

El poder curativo de la música clásica

La música clásica puede activar relajación, equilibrio, buena energía y estimula el proceso natural de sanación. El científico y músico Manfred Clynes ha realizado una amplia investigación del efecto de la música clásica sobre las emociones de las personas. El descubrió que muchos de los grandes compositores clásicos tenían su propia firma en la creación de sus composiciones musicales, estilos musicales y técnicas únicas que provocan respuestas emocionales específicas por parte del oyente.

Manfred Clynes por medio de sus estudios científicos concluye que el sistema nervioso central del ser humano es estimulado o afectado por medio de las frecuencias vibracionales producidas por medio de los sonidos y la música.

La música clásica de sinfonías, la música de arpa, la música de flauta y muchos cánticos tienen poderes curativos y que ayudan a fortalecer el sistema inmunológico de las personas y al igual aceleran el proceso de recuperación de los pacientes. De hecho, en muchos hospitales en las salas de recuperación para pacientes se están instalando sistemas de sonidos para difundir este tipo de música.

Los cirujanos en los hospitales también están siendo expuestos al sonido de la música clásica y relajadora antes de operar y mientras estos están operando al paciente. De acuerdo a los estudios científicos por medio de la agradable y suave música de fondo, los pacientes sanan con mayor rapidez y esto también contribuye a que los cirujanos estén más relajados durante la realización de las operaciones quirúrgicas.

La música clásica también ayuda a eliminar la tensión y se descubrió que también es un remedio natural para aliviar y eliminar la depresión. Se efectuó un estudio científico donde se pidió a un grupo de personas que sufrían de depresión clínica a que escuharan música clásica y de meditación durante una hora antes y después de dormir por tres semanas. El 90% de los pacientes mostraron recuperación después de la sesión y de igual manera, los pacientes que sufrían de presión arterial alta, también mostraron mejoras en sus recuentos de presión arterial alta después de tres semanas.

En el sector empresarial muchas compañías están incorporando sistemas de sonidos con la difusión de música clásica y música agradable en sus lugares de trabajo. Estudios recientes demuestran que los empleados trabajan de manera más eficiente y productiva cuando escuchan la música clásica y música suave de fondo. Los psicólogos de recursos humanos utilizan la música clásica o suave como medio de apoyo para mantener un clima laboral saludable.

La música de los grandes maestros y compositores de música clásica estimulan las frecuencias naturales del cerebro. Las sinfonías y conciertos clásicos de acuerdo a sus movimientos, entonaciones, ritmo y formato, estimulan diferentes estados del cerebro. Dependiendo del formato del concierto, la entonación y la dinámica de la música, se pueden estimular los estados de frecuencias cerebrales de Delta, Theta, Alfa o Beta.

La música sinfónica que estimula los estados de frecuencias de ondas del cerebro: Delta, Theta, Alfa y Beta.

El Dr. Jeffrey Thompson por 20 años hizo estudios clínicos de las sinfonías y de la música clásica y el efecto que esta música tiene estimulando las frecuencias de las ondas cerebrales de Delta, Theta, Alfa y Beta.

En su estudio el recopiló los trabajos sinfónicos y composiciones musicales en cuatro CDs y éstos han sido utilizados en centros de salud en 26 países. El Dr. Jeffrey Thompson forma parte de la facultad y del departamento de investigaciones clínicas del Instituto de Ciencias Humanas de California. Su trabajo contiene cuatro CDs o grabaciones en discos compactos y se titula **Sinfonía de las Ondas Cerebrales (Brainwave Symphony)**.

La selección y la secuencia de la música del trabajo del Dr. Jeffrey Thompson **Sinfonía de las Ondas Cerebrales (Brainwave Symphony)** fue hecha por la Dra. Pat Moffitt Cook, pionera de la música intercultural que es utilizada para el mantenimiento de buena salud. Ella es la fundadora y directora del **centro de percepción auditiva de la música que activa el buen estado de salud** (Open Ear Center For Music in Healthcare).

La música sinfónica de los compositores que estimula la frecuencia de ondas del cerebro **Delta** produce unas pulsaciones de sonidos que inducen un estado de relajación profunda, rejuvenecimiento y un sueño reparador. En el estado de la frecuencia de ondas del cerebro **Delta** se logra el más profundo de los sueños y se ha comprobado que el cuerpo físico comienza a recuperarse a un nivel muy elevado. Las sinfonías y compositores son las siguientes:

(1) La Suite de los Planetas: Venus, Portador de la Paz (The Planet Suite, Venus, Bringer of Peace) = Gustav Holst
(2) La Suite de los Planetas: Neptuno, El Místico (The Planet Suite, Neptune, The Mystic) = Gustav Holst
(3) Adagio para Cuerdas (Adagio for Strings) = Samuel Barber
(4) Adagio en SOL Mayor (Adagio in G Minor) = Tommaso Albinoni
(5) Sinfonía No. 4 en DO Menor, Andante (Symphony No. 4 in C Minor, Andante) = Felix Mendelssohn
(6) Sinfonía No. 5 en SI Bemol Mayor, Andante (Symphony No. 5 in B-Flat Mayor, Andante) = Felix Mendelssohn
(7) Concierto para Violín en MI Menor, Andante (Violin Concerto in E minor, Andante) = Felix Mendelssohn
(8) Suite Dama Radnor (Lady Radnor's Suite) Minuetto Despacio (Slow Minuet) = Hubert Parry
(9) Suspirando Op. 70 (Sospiri, Op. 70) = Edward Elgar
(10) Suite para Cuerdas y Orquesta, Nocturno (Suite for String Orchestra, Nocturne) = Frank Bridge
(11) Marcha Fúnebre, Lento, Extracto (March Funébre, Lento, excerpt) = Frédéric Chopin
(12) Océano o Mar en Calma y Viaje Próspero, Op. 27 (Calm Sea & Prosperous Voyage, Op. 27) = Felix Mendelssohn

La música sinfónica de los compositores que estimula la frecuencia de ondas del cerebro **theta** produce unas pulsaciones de sonidos que inducen un estado profundo de meditación, incrementan la intuición y la creatividad. El estado de **theta** generalmente se caracteriza cuando estamos durmiendo, soñando y en un estado de relajación muy profunda. Theta es donde las ideas, visualizaciones y sugerencias son más propensas a entrar en la mente subconsciente y estamos a la vez menos conscientes de lo que está sucediendo a nuestro alrededor. Las sinfonías y compositores son los siguientes:

(1) Fantasía sobre un Tema de Tomas Tallis (Fantasia on a Theme by Thomas Tallis)= Ralph Vaughan Williams.
(2) Alondra Ascendiendo (Lark Ascending) = Ralph Vaughan Williams
(3) Egloga para Piano y Cuerdas (Ecloge for Piano & Strings) = Gerald Finzi
(4) Claro de Luna (Clair de lune) = Claude Debussy
(5) Concierto para Clarinete (Clarinet Concerto), Adagio = Gerald Finzi
(6) Variaciones sobre un Tema de Frank Bridge, Op. 10, Adagio (Variations on a Theme of Frank Bridge, Op. 10, Adagio) = Benjamin Britten

(7) Variaciones sobre un Tema de Frank Bridge, Op. 10, Canto (Variations on Themen of Frank Bridge, Op. 10. Chant) = Benjamin Britten

La música sinfónica de los compositores que estimula la frecuencia de ondas del cerebro **Alfa** produce unas pulsaciones de sonidos que inducen un estado de meditación alerta, tranquilidad y relajación activa. Esta música sinfónica también es muy efectiva estimulando el proceso mental de aprendizaje y de retención de información, especialmente cuando estamos estudiando y relajados cautivados por medio de la literatura de un buen libro y cuando estamos relajados contemplando un paisaje mientras vamos viajando en un tren, en autobús o crucero. El estado **Alfa** es el estado más efectivo para activar el proceso natural de sanación del cuerpo, la mente y el espíritu. Las sinfonías y compositores son las siguientes:

(1) Concierto de Violín en La Menor, BWV 1041, Andante (Violin Concerto in A Minor, BWV 1041) = Johann Sebastian Bach
(2) Concierto para 2 Violines en Re Mayor, BWV 1043 Largo ma non Tanto (Concerto for 2 Violins in D Minor, BWV 1043, Largo ma non tanto) = Johann Sebastian Bach
(3) Sinfonía Décima á 7 para dos Trompetas y Violines, Op. 3, Adagio Grave, Adagio (Sinfonía Décima á 7 for 2 Trumpets and String, Op. 3 Adagio, Grave, Adagio) = Giovanni Bononcini
(4) Concierto para Chelo en DO, Adagio (Cello Concerto in C, Adagio)= Joseph Haydn
(5) Concierto para Chelo en RE Op. 101, Adagio (Cello Concerto in D Op. 101, Adagio) = Joseph Haydn
(6) Sinfonía para Cuerdas No. 4, Andante (String Symphony No. 4 Andante) = Félix Mendelsohn
(7) Capriol Suite Pieds-en láir = Peter Warlock
(8) Concierto de Violín No. 4 en D. K. 218, Andante Cantabile (Violin Concerto No. 4 in D, K. 218, Andante Cantabile) = Wolfgang Amadeus Mozart
(9) Concierto en Fa Mayor, F VII 2, RV. 455, Grave (Concerto in F Major, F VII 2, RV. 455, Grave = Antonio Vivaldi
(10) Concierto en LA Menor, F VII 5, RV. 461, Larghetto (Concerto in A Minor F VII 5, RV. 461, Larghetto = Antonio Vivaldi
(11) Sinfonía No. 6 en FA Mayor OP. 68. "Pastoral" Szene am Bach/Scene by the Brook, Andante Molto Mosso (Symphony No. 6 in F Major Op. 68, "Pastoral" Szene am Bach/Scene by the Brook, Andante molto mosso) = Ludwig Van Beethoven.

La música sinfónica de los compositores que estimula la frecuencia de ondas del cerebro **Beta** produce unas pulsaciones de sonidos que inducen un estado mental de mayor enfoque, de orientación y también de mejor y mayor rendimiento de energía. Aquí es donde nuestra mente por lo general opera en la vida cotidiana. En el estado de **Beta** estamos en plena conciencia, estamos conscientes y prestamos atención a todo lo que nos rodea. Las sinfonías y compositores son las siguientes:

(1) Concierto en RE para 2 Trompetas, Cuerdas y Continuo (Concerto in D for 2 Trumptes, Strings, and Continuo) = Antonio Vivaldi
(2) Sonata en RE para 2 Trompetas, Cuerdas y Continuo (Sonata in D for 2 Trumpets, Strings and Continuo) = Giussseppe Matteo Alberti
(3) Concierto para Violín en LA Menor, BWV 104, Primer Movimiento (Violin Concerto in A Minor, BWV 104, First Movement) = Johann Sebastian Bach
(4) Concierto para Chelo en DO, Moderato (Cello Concerto in C, Moderato) = Joseph Haydn
(5) Concierto Para Oboe en SI Bemol, Op. 7, No. 3, Alegros I y II (Oboe Concerto in B-flat, Op. 7, No. 3, From Allegros I & II = Tommaso Albinoni
(6) Concierto Para Oboe en RE Mayor, Op. 7, No. 6, Alegros I y II (Oboe Concerto in D Major, Op. 7, No. 6, Allegros I & II) = Tommaso Albinoni
(7) Concierto Para Oboe en RE Mayor, F VII 10 RV. 453, Alegro, Largo, Alegro (Oboe concerto in D Major, FVII 10 RV. 453, Allegro, Largo, Allegro) = Antonio Vivaldi
(8) Sinfonía No. 40 en SOL menor, K. 550, Andante (Symphony No. 40 in G minor, K. 550, Andante) = Wolfgang Amadeus Mozart
(9) Concierto para Clarinete Basset en LA, K. 622, Allegro (Basset Clarinet Concerto in A, K. 622, Allegro) = Wolfgang Amadeus Mozart

La Música Clásica y su Efecto Sobre los Adultos e Infantes

El primer ritmo que escuchamos cuando estamos en el estado fetal de nueve meses en la matriz, es el latido del corazón apacible de nuestra madre. Al nacer la primera música que escuchamos es también la melodía producida por la reconfortante voz de nuestra madre. La música clásica armónica y suave tiene sonidos que producen frecuencias vibracionales que nos relajan. Esta música tiene un efecto muy sutil que induce calma y nos lleva a un estado muy apacible, parecido a cuando éramos bebés y oíamos la voz sutil de nuestra madre.

NAXOS es un sello disquero de música clásica que ha recopilado los trabajos de grandes compositores clásicos y los ha puesto en una grabación CD que ofrecen una hora de música clásica muy relajadora. Esta música clásica tiene frecuencias de sonidos que activan el cerebro de los bebés y de igual manera el cerebro de los adultos, a lograr un estado de relajación y de sueño apacible. NAXOS titula esa grabación CD "Escucha, Aprende y Crece, Canciones de Cuna" (Listen, Learn and Grow Lullabies).

Las melodías suaves de la música clásica ayudan a traer calma y serenidad a su casa y oficina. Esta música también estimula e inspira la mente a relajarse, asimilar y a retener información cuando estamos leyendo, estudiando, haciendo trabajos en la computadora o cuando estamos haciendo trabajos manuales de arte como dibujos, pinturas, esculturas, etc. Esta música es muy eficaz para ayudar a relajar a los infantes, para que éstos puedan lograr dormir muy profundamente y de igual manera influye en los adultos.

(1) Brilla, Brilla, Pequeña Estrella, K. 265 (Twinkle, twinkle, Little Star," K. 265 = Wolfgang Amadeus Mozart
(2) Canción de cuna, (Wiengenlied) Op. 49, No. 4 (Lullaby) (Wiengenlied) Op. 49, No. 4 = Johannes Brahms
(3) Baile (Dance) (Pieds-en-l'air) = Peter Warlock
(4) Concierto para Clarinete, K. 622, Adagio (Clarinet Concerto, K. 622, Adagio) = Wolfgang Amadeus Mozart
(5) Canción de cuna (Berceuse) Op. 16 (Lullaby) (Berceuse) Op. 16 = Gabriel Faure
(6) Canciones Sin Palabras, No. 9, Op. 30, no. 3 (Songs without words, No. 9, Op. 30, no. 3) = Félix Mendelssohn
(7) Concierto para Piano No. 21, K. 467, Andante (Piano Concerto No. 21, K. 467, Andante) = Wolfgang Amadeus Mozart
(8) De Gente y Tierras Extrangeras (Of Foreign Lands & People) = Robert Schumann
(9) Soñar Despierto (Traumerei) From Kinderszenen, Op. 15 (Daydream (Traumerei) From Kinderszenen, Op. 15) = Robert Schumann
(10) Canción de cuna (Berceuse) Op. 57 (Lullaby (Berceuse) Op. 57) = Frédéric Chopin
(11) Canción de cuna (Wiegenlied) (Lullaby) (Wiegenlied) = Franz Schubert
(12) Concierto para Flauta y Arpa, K. 299, Andantino (Flute & Harp Concerto, K. 299, Andantino) = Wolfgang Amadeus Mozart
(13) Canciones Sin Palabras, No. 40, Op. 84, no. 4 (Songs Without Words, No. 40, Op. 84, no. 4 = Felix Mendelssohn
(14) Canciones Sin Palabras, No. 19, Op. 53, no. 1 (Songs Without Words, No. 19, Op. 53, no. 1 = Felix Mendelssohn
(15) Adagio = Josef Suk
(16) Suite para Dama Radnor, Minueto Lento (Lady Radnor's Suite, Slow Minuet) = Hubert Parry (Esta pieza musical aparece también bajo el listado de las ondas cerebrales Delta del estudio mencionado anteriormente sobre las investigaciones del Dr. Jeffrey Thompson)

Listado de la música clásica y sus efectos sobre diferentes estados y condiciones físicas.

La música clásica que alivia la hipertensión:
Las cuatro estaciones de Vivaldi.
Serenata nº13 en Sol Mayor de Mozart.
Música acuática de Haendel.
Concierto para violín de Beethoven.
Sinfonía nº8 de Dvorak.

La música clásica que alivia el insomnio:
Nocturnos de Chopin (op. 9, No. 3), (op. 15, No.2) (op. 9, No.2).
Preludio para la siesta de un Fauno de Debussy.
Canon en Re de Pachelbel.

La música clásica que alivia la ansiedad:
Concierto de Aranjuez de Rodrigo.
Las cuatro estaciones de Vivaldi.
La sinfonía Linz, K425 de Mozart.
Concierto para violín de Beethoven.
Sinfonía nº8 de Dvorak.

La música clásica que alivia el dolor de cabeza:
Sueño de amor de Liszt.
Serenata de Schubert.
Himno al Sol de Rimsky-Korsakov.

La música clásica que alivia el dolor de estómago:
Música para la mesa de Telemann.
Concierto de arpa de Haendel.
Concierto de oboe de Vivaldi.

La música clásica que estimula buena energía:
La suite Karalia de Sibelius.
Serenata de cuerdas (Op. 48) de Tschaikowsky.
Obertura de Guillermo Tell de Rossini.

La música clásica que estimula sanación y armonía en su hogar:
Todos los trabajos sinfónicos de Wolfang Amadeus Mozart.

Los efectos del sonido de la música barroca

Los efectos del sonido son evidentes en nuestra vida diaria. Por ejemplo, se ha experimentado el efecto de la música barroca. El psiquiatra búlgaro Gogi Lazanoff pudo demostrar una mayor capacidad de aprendizaje y de super retención en las personas que escuchaban la música barroca (Bach 1700, Vivaldi, Telemon, Handel). El hacía que los estudiantes respiraran al ritmo de la música. Todo esto demuestra que el sonido y la música pueden tener un efecto profundo en nuestra salud y bienestar, no solo a nivel físico, sino que también a nivel mental y emocional.

Nuestra salud y el estado de ánimo pueden ser fuertemente afectados por la música, el tono, el ritmo y el canto. Sabemos que el sonido de la voz de una persona cambia cuando la persona se encuentra enferma o en un estado emocional negativo; cuando sufre de depresión, ansiedad, miedo, estrés, etc. Se puede observar la diferencia en la tonalidad de la voz de la persona en comparación con el sonido que emitía cuando se encontraba saludable o en mejor estado emocional.

48
Los cantos gregorianos

Los cantos gregorianos estimulan buena energía y sanación.

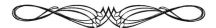

Los cantos gregorianos se originaron de la vida monástica en la época medieval y fueron utilizados en la primera época de la música litúrgica cristiana y forman las raíces de la música clásica occidental. La melodía de los cantos gregorianos normalmente se canta al unísono, sin acompañamiento y en general son cantados por pequeños grupos corales.

La escala musical del **solfeo antiguo** ha sido utilizada por los monjes en sus cantos gregorianos y la entonación de esa música originalmente fue establecida en la frecuencia de **432 Hz**. La música en la entonación de **432 Hz** contribuye a elevar el estado de conciencia.

Los cantos gregorianos se cantaban en las misas católicas durante festividades especiales. Las letras de los cánticos gregorianos han sido escritas en **latín**.

A través de los siglos estos cantos han sido escuchados por millones de personas provocando una sensación de relajación y paz que calma el espíritu y ayuda a que podamos vivir en armonía con nuestro mundo y con los demás.

De acuerdo a estudios científicos estos cantos estimulan las ondas cerebrales **Delta y Alfa** que inducen relajación, rejuvenecimiento y sanación. La intención y los valores que enfocan los monjes al cantar esta música contiene mensajes que generan frecuencias de sonidos armónicos que ayudan a crear un mundo donde reinen la paz y la tranquilidad.

Las Fuerzas Sanadoras de los Sonidos y Vibraciones Armónicas

Los sonidos y las vibraciones únicas de los cánticos gregorianos también han sido incorporados en algunas obras clásicas tales como el Mesías de Handel, el Ave María de Schubert y Gounod, etc.

A finales de los años 60, Alfred Tomatis, un médico francés y especialista en la función del oído humano, llevó a cabo un experimento en un monasterio benedictino, donde los monjes estaban sufriendo de fatiga y depresión. Tomatis descubrió que la fatiga y la depresión se debió a un cambio de las rutinas habituales de los monjes, donde éstos dejaron de cantar sus cánticos de seis a ocho horas diarias. Tomatis les sugirió que reiniciaran la práctica de sus cantos todos los días. Cuando los monjes comenzaron a hacer sus cánticos, se recuperaron rápidamente y pudieron reanudar su exigente calendario de trabajo y oración. Tomatis concluyó que los cánticos realmente estimulan los huesos del ser humano a aproximadamente 2,000 Hz.

"El sonido puede cambiar realmente nuestro sistema inmunológico", explica el Dr. Mitchell Gaynor, "Nuestro nivel Interluken -1, que es un índice de nuestro sistema inmune, **sube entre 12½ y 15% después de escuchar los cantos gregorianos o de escuchar ciertos tipos de música armónica.** Después de escuchar esta música durante 20 minutos, nuestros niveles de inmunoglobulinas en la sangre se incrementan significativamente".

Según el Dr. Gaynor, el sonido terapéutico afecta a nuestro cuerpo a nivel celular y subcelular. "No hay un sistema de órganos en nuestro cuerpo que no sea afectado por el sonido, la música y las vibraciones. El sonido armónico y melódico puede ayudar a las personas con cáncer y muchas otras enfermedades".

Las grabaciones de los cantos gregorianos que estimulan relajación, disipan el estrés y que elevan el espíritu:

La grabación CD que contiene los cánticos gregorianos de los **Monjes Benedictinos de Santo Domingo de Silos del Monasterio de Burgos de España,** tiene un repertorio de cánticos que son muy efectivos para liberar el estrés, estimular el estado mental de Alfa y elevar el espíritu. Esa grabación fue titulada **CANTO (CHANT)** y fue grabada en 1970. En 1994 fue lanzada por el sello disquero Ángel como un antídoto para el estrés de la vida moderna y se han difundido más de tres millones de copias en todo el mundo.

Los temas de los cánticos gregorianos de los **Monjes Benedictinos de Santo Domingo de Silos del Monasterio de Burgos de España** son los siguientes:

1) "Puer Natus Est Nobis": Introit (Mode VII) – 3:36
2) "Os Iusti": Gradual (Mode I) – 2:49
3) "Christus Factus Est Pro Nobis": Gradual (Mode V) – 2:39
4) "Mandatum Novum Do Vobis": Antiphonal And Psalm 132 (Mode III) – 1:41
5) "Media Vita In Morte Sumus": Responsorio (Mode IV) – 6:11
6) "Alleluia, Beatus Vir Qui Suffert": Alleluia (Mode I) – 3:10
7) "Spiritus Domini": Introit (Mode VIII) – 3:46
8) "Improperium": Offertorio (Mode VIII) – 2:36
9) "Laetatus Sum": Gradual (Mode VII) – 2:17
10) "Kyrie XI A": Kyrie (Mode I) – 1:06
11) "Puer Natus In Bethlehem": Ritmo (Mode I) – 1:58
12) "Jacta Cogitatum Tuum": Gradual (Mode VII) – 3:34
13) "Verbum Caro Factum Est": Responsorio (Mode VII) – 4:04
14) "Genuit Puerpera Regem": Antiphonal And Psalm 99 (Mode II) – 2:56
15) "Occuli Omnium": Gradual (Mode VII) – 3:21
16) "Ave Mundi Spes Maria": Sequenza (Mode I) – 4:18
17) "Kyrie Fons Bonitatis": Trope (Mode III) – 4:00
18) "Veni Sancte Spiritus": Sequenza (Mode I) – 2:42
19) "Hosanna Filio David": Antiphonal (Mode VII) – 0:42

Los Monjes del Monasterio de Cristo en el desierto de Abiquiu en Nuevo México, los cuales pasan sus horas diarias en oración por la paz mundial, trabajan y estudian en silencio, han grabado un CD titulado **"Bendiciones, Paz y Armonía"** que contiene selecciones de cánticos gregorianos armónicos que estimulan relajación física, mental y elevan el espíritu.

Los temas de los cánticos gregorianos de la grabación CD de los **Monjes del Monasterio de Cristo del desierto de Abiquiu en Nuevo México** son los siguientes:

1. Alma Redemptoris – Los Monjes del Desierto 2:21
2. Salve Regina - Los Monjes del Desierto 2:42
3. Salve Mater – Los Monjes del Desierto 3:56
4. Ave mundi spes Maria – Los Monjes del Desierto 4:20
5. Stabat Mater – Los Monjes del Desierto 5:10
6. Kyrie IV – Los Monjes del Desierto 1:42
7. Gloria IX – Los Monjes del Desierto 3:14
8. Sanctus IV – Los Monjes del Desierto 1:26
9. Agnus Dei IV – Los Monjes del Desierto 1:05

Las Fuerzas Sanadoras de los Sonidos y Vibraciones Armónicas

10. Rorate caeli – Los Monjes del Desierto 4:42
11. Puer Natus – Los Monjes del Desierto 6:03
12. Parce, Domine – Los Monjes del Desierto 3:54
13. Alleluia, O filii et filiae – Los Monjes del Desierto 2:58
14. Salve festa dies – Los Monjes del Desierto 5:18
15. Kyrie III – Los Monjes del Desierto 3:07
16. Gloria III – Los Monjes del Desierto 3:17
17. Sanctus III – Los Monjes del Desierto 1:38
18. Agnus Dei III – Los Monjes del Desierto 1:54
19. Alleluia, Confitemini – Los Monjes del Desierto 2:57
20. Alleluia, Vir Dei – Los Monjes del Desierto 3:25
21. Alleluia, Iustus germinabit – Los Monjes del Desierto 3:01
22. Alleluia, De profundis – Los Monjes del Desierto 3:02
23. Alleluia, Paratum cor meum – Los Monjes del Desierto 3:22

Hay otros grupos con muy buenas grabaciones de cánticos gregorianos. Entre ellos se encuentra también la comunidad actual de **Monserrat en Barcelona, España, junto con las comunidades del Miracle y de San Miguel de Cuxa** que está formada por unos setenta monjes que se rigen según las reglas de San Benito. Como en todos los monasterios benedictinos, los monjes de Monserrat dedican su vida a la plegaria y al trabajo. **El coro del Angel de la Abadia de Monserrat** tiene grabaciones de cánticos gregorianos que fueron producidos por RCA Victor con un repertorio muy extenso de cánticos gregorianos que también tienen efectos muy favorables activando la relajación y elevando el espíritu.

49
El efecto de la música en los animales

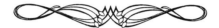

El efecto de la música clásica en las vacas

Un estudiante de 10 años de edad de la Escuela Elemental Goshen en Augusta, Georgia, EUA, llamado Daniel McElmurray asistía a su padre en su rancho donde se ordeñaban 300 vacas. Su padre, el señor Earl, se quejaba debido a que no estaba conforme con la producción de leche de las vacas.

Daniel observó que a su padre le gustaba oír música mientras ordeñaba las vacas, pero el no le ofrecía a las vacas una selección variada de música. Daniel sorprendió a su padre ayudándole a resolver el problema de la baja producción de leche y puso a prueba el efecto de la música clásica, la música country y la música de rock en las vacas.

Expusieron a las vacas a la música rock, música country y música clásica y demostraron que las vacas prefieren la música clásica debido a que cuando las vacas escuchaban esta música, la producción de leche aumentó 1,000 libras por encima de lo que producían cuando éstas eran expuestas a la música Rock y Country.

El 15 de marzo del 2003, al estudiante Daniel McElmurray le fue otorgado el primer premio en la Feria Regional de Ciencia en Hepzibach, Georgia, EUA, por su proyecto del efecto de la música clásica en la producción de leche de las vacas.

Un experimento similar se efectuó en Priégola, una granja lechera del Señor Hans Pieter Sieber que está localizada en Villanueva del Pardillo en España. El secreto del éxito no se debe a una tecnología de última moda o a una maquinaria especial.

Sieber expone su rebaño de unas 700 novillas a los acordes crescendo y de cadencias del famoso compositor austriaco Wolfgang Amadeus Mozart.

La vacas lecheras reciben tratamiento y sesiones con psicólogos de animales, escuchan música clásica, duermen en áreas cómodas y toman duchas relajantes.

Aunque parezca increíble, en el momento que se ordeñan las novillas, le tocan el concierto para flauta y arpa en Re Mayor de Mozart y se ha observado un cambio dramático en el comportamiento de estos animales.

Las novillas se alinean por si mismas para ser ordeñadas y la producción de leche se incrementa de 1 a 6 litros de leche al día por cada novilla. La música de Mozart relaja a las novillas, al mimo tiempo es dinámica y mantiene a las vacas activas. Hans Pieter Sieber concluye que si se les ofrece comodidad a las vacas, éstas están más dispuestas a cooperar con el proceso.

Desde comienzos de 1990, el Dr. Gordon Shaw y el Dr. Francis Raucher presentaron la teoría de que al escuchar la música de Mozart se aumenta el coeficiente intelectual (I.Q.) de los bebés y también ayuda a que los adultos sean más creativos e inteligentes. A este concepto se le conoce como **"El Efecto Mozart"** y ha influenciado mundialmente en el estudio sobre la terapia con sonidos o mejor conocida como la **musicoterapia**. Pero fue solo recientemente que los investigadores comenzaron a poner en prueba esta teoría con los animales.

Según los investigadores, las armonías apacibles y la combinación de sostenidos, bemoles y los allegros de Mozart, estimulan el cerebro y ayudan a que los músculos de los seres humanos y también de los bovinos se relajen y activen su potencia.

Los propietarios de las vacas han cosechado premios imprevistos de este experimento. La música clásica, especialmente la de Mozart estimula los niveles de relajación y hace que estos animales se sientan confortables. Las vacas producen más leche y otro resultado de gran importancia es que la leche tiene los niveles más altos de grasas saludables, más proteínas y el sabor de la leche es más dulce. Todos estos factores han sido de gran beneficio para los productores de leche.

La música clásica calma a los elefantes, gorilas y perros en el zoológico

La música clásica de Elgar, Puccini y Beethoven reduce el comportamiento anormal de los elefantes, tales como el balanceo de sus cuerpos y la agitación de sus trompas. Aunque los investigadores han observado que los elefantes no parecen tener un compositor favorito, los tonos musicales y melancólicos del área de la ópera Nessun Dorma y las ocho notas de la apertura allegro brio de la quinta sinfonía de Beethoven han ayudado a calmar a esos animales.

La música clásica ha estado ayudando a los expertos que trabajan y estudian la conducta de los animales, a hacer que la vida de los elefantes y otros animales sea más relajada y que éstos se sientan cómodos en el zoológico.

La Dra. Debora Wells, de la Universidad de la Reina de Belfast en Irlanda (Queen's University Belfast), y otros expertos que investigan a los elefantes, han observado que estos animales confrontan dificultades cuando están en cautiverio, debido al instinto natural que éstos tienen para vagar por grandes distancias. El fundamento de los estudios es básicamente para tratar de mejorar su bienestar y para observar los patrones de conducta de los elefantes que viven en cautiverio.

El equipo de investigadores que trabaja para la Dra. Debora Wells registró el comportamiento de cuatro elefantes asiáticos femeninos cada minuto durante cuatro horas al día y durante tres periodos de cinco días. Ellos grabaron todo lo que los elefantes hacían durante ese tiempo que eran observados.

Durante los primeros cinco días, los animales no fueron expuestos a ningún tipo de música. En los siguientes cinco días, los investigadores colocaron un altavoz en el recinto donde se encontraban los elefantes y se tocaron varios CDs con la música clásica de los compositores Mozart, Elgar, Haendel y Beethoven. Durante los últimos cinco días el altavoz estuvo apagado.

La Dra. Debora Wells y su grupo de investigadores escribieron un informe en la revista Bienestar de los Animales donde reportan que el comportamiento anormal de los elefantes se redujo drásticamente mientras oían música clásica.

El Sr. David Field, director del zoológico de Whipsnades de Londres, comentó que los elefantes son animales muy sensibles. Estos animales tienen una capacidad para percibir sonidos y ruidos que van mucho más allá de las capacidades de percepción auditiva de los seres humanos. Los elefantes se comunican a través de profundas vibraciones infrasónicas. Debido a las capacidades de percepción de los elefantes, no es sorprendente para los investigadores que la música clásica tenga efectos calmantes sobre estos animales.

La Dra. Debora Wells también ha hecho investigaciones sobre los efectos de la música en los perros y los gorilas. Ella concluyó que la música clásica produce los mejores efectos en esos animales. La música metálica (Heavy Metal) tuvo un efecto muy negativo en los perros. Debido al resultado del estudio del efecto de la música sobre los animales, se ha comenzado a tocar la música clásica en los refugios de los perros para calmarlos.

Cartas Testimoniales

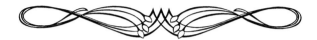

Dra. Raquel Liberman
Especialista en psicoterapia.
Playa Mirador 427, CP 08830, México, D.F.
Tel: 011-52-55-5634-5969
Tel: 011-52-55-24-4848
Email: **Raquel_liberman@yahoo.com**
Webpage: **metatron-galactron.com**

"Las Fuerzas Sanadoras de los Sonidos y Vibraciones Armónicas y La Terapia Magnética Armónica Vibracional"

Desde que conocí a Jay Emmanuel Morales, en el 2010 fue como encontrar los valores y virtudes espirituales integrados en una sola persona. El equilibrio, la armonía, la congruencia, el servicio y el amor son las virtudes que lo caracterizan.

A lo largo de mi vida profesional y durante mis estudios de maestría en terapia familiar y como especialista en Psicoterapia, así como en mi aprendizaje en el camino espiritual, pocas veces he recibido una información que integre el aprendizaje a través de la sensibilidad, la creatividad y la libre expresión, así como su contraparte, la estructura dada con la información precisa y bien fundamentada teóricamente.

Los talleres que he tomado con Jay son así, por lo que no dudo que en este libro "Las Fuerzas Sanadoras de los Sonidos y Vibraciones Armónicas" y "El Poder de Sanación de la Voz y la Mente" encontraremos las claves que se necesitan para lograr la salud integral, transmitidas con una base de estudios extensos y evidencias científicas que Jay Emmanuel con amor y en servicio imparte en sus trabajos para la humanidad.

4 de febrero del 2014

Raquel Liberman

_____

Raquel Liberman
Maestra y especialista en Psicoterapia

Estela Laufer

Psicóloga Clínica, Psicoterapeuta Holística, Reiki Master
Email: **elauferhipnoterapia@yahoo.com**
Tel: (347) 599-7594

"Las Fuerzas Sanadoras de los Sonidos y Vibraciones Armónicas" & "El Poder de Sanación por medio de la Voz y la Mente"

Estimados lectores:

Este libro es una invitación para activar la sanación en todos los cuerpos de manifestación de nuestro Divino Ser, aplicando sus enseñanzas de MEDICINA VIBRACIONAL, que el Dr. Jay Emmanuel Morales ha plasmado con una profunda investigación de la sabiduría ancestral, la experiencia de su práctica profesional en la sanación a través del sonido armónico, la kinesiología, homeopatía, medicina ayurvédica y en el gran amor y dedicación que él pone en su labor.

Gracias Jay por este legado que le estás brindando a la humanidad, sin duda, una gran herramienta para nuestra evolución y para mejorar la calidad de vida. La Divinidad bendiga y expanda este maravilloso y científico mensaje.

En mis meditaciones personales y en mi práctica profesional con mis pacientes, utilizo el CD "LAS FUERZAS SANADORAS DE LOS SONIDOS Y VIBRACIONES ARMONICAS", para contribuir al balance energético integral con resultados excelentes, para lograr un estado de relajación y armonía que mejora el sistema inmune y como consecuencia acelera el proceso natural de sanación. Los sonidos de este magistral CD generan una atmósfera de paz que se expande al entorno.

El libro "LAS FUERZAS SANADORAS DE LOS SONIDOS Y VIBRACIONES ARMONICAS" y "EL PODER DE SANANCION POR MEDIO DE LA VOZ Y LA MENTE" nos ofrece una guía para mejorar la calidad de vida con diversas técnicas milenarias y hoy sustentadas científicamente para utilizar sabiamente el poder de los sonidos armónicos específicos y la mente en el proceso de sanación y evolución espiritual.

El CD y el libro que Jay Emmanuel deja a la humanidad son un legado de sabiduría, amor y luz que contribuirá activando una transformación evolutiva en las personas que pongan en práctica estas enseñanzas. Usted encontrará métodos naturales que le ayudarán en su búsqueda para mantener el balance integral de la mente, cuerpo y espíritu.

10 de febrero del 2014.

Estela Laufer
_____
Estela Laufer
Psicóloga Clínica, Psicoterapeuta Holística,
Hipnoterapista, Reiki Master,
Especialista en la Terapia de Liberación Emocional (EFT) y
Terapia de Regresión

Marisol Carrere
85-05 85 Road
Woodhaven, N.Y. 11421
Carrere Films International, L.L.C.
Email: **Marisolcarrere@gmail.com**
Tel: (646) 229-6022

El CD - Las fuerzas Sanadoras de los Sonidos y Vibraciones Armónicas.

Los sonidos y la música de "Las fuerzas Sanadoras de los Sonidos y Vibraciones Armónicas" del CD por el Dr. Jay Emmanuel Morales es muy potente y vigorizante. Lo escucho durante la mañana y en mis meditaciones nocturnas. Estoy muy agradecida por esta compilación de sonidos armónicos, porque junto al uso de afirmaciones positivas, me ha ayudado a pasar por el proceso de curación y poder sobrevivir la condición que sufría de cáncer. El Dr. Jay Emmanuel Morales me ayudó y transformó mi vida por medio de sus métodos naturales de sanación. Además, cuando escucho "Las Fuerzas Sanadoras de los Sonidos y Vibraciones Armónicas" me transporto a un estado de creatividad que me ayuda a desarrollar mi guión de película y también me ha ayudado a desarrollar otros proyectos artísticos. ¡Gracias!

15 de enero 2014

Marisol Carrere
_____
Marisol Carrere
Actriz, escritora y productora,
"Yo soy Julia" & "Yo Soy el Proyecto de Paz."
("I am Julia" & "The I am Peace Project.")
Project **http://www.iamjuliamovie.com**

Anita Velez Mitchell

171 West 57th Street, Apt. 9-A
New York, N.Y. 10019
Tel: (212) 246-3631
Email: **avelezmitchell@yahoo.com**

"Las Fuerzas Sanadoras de los Sonidos y Vibraciones Armónicas" y "La Terapia Magnética Armónica Vibracional".

Jay Emmanuel Morales, A.K., V.M.

Estimado Jay:

La frecuencia de las vibraciones y la armonía de los tonos - son tan profundos, ricos y coloridos, que nos poseen.

Empecé a sentir levitación y vibraciones a través de los centros energéticos de mi cuerpo, desde el primer día en que me sometí a tu terapia.

Recuerdo cuando yo iba a consultar contigo: como salía de allí, bailando…, cantando…, que alegría! Y tú me decías: "Tu cuerpo etérico te está animando deleitosamente". Mi aura se hizo visible y mi sensitividad aumentó, hasta tal punto que pude ver otras auras.

Una vez, inmediatamente después de recibir tu terapia, me fui a una clase de canto y a punto de iniciarla, pude ver el aura de mi maestra. Me quedé boquiabierta. Ella comprendió lo que yo veía. Me mantuve de pie junto al piano, decidida a cantar. Me asombró verla bañada en colores. "Qué colores ves, Anita?", me preguntó mi maestra. Al yo decirlo, se levantó del piano y dijo, "No te puedo dar la clase. ¡Esos son los colores de la muerte!" Y así fue; a la semana, ya ella estaba muerta…

Jay, quiero darte las gracias por haberme ayudado a refinar y elevar el nivel de mi conciencia. Ya esto se hace evidente en mi poesía y otros trabajos creativos. Me entusiasma y me pone en armonía con todo lo que me rodea. Ahora, gracias a ti, estoy mucho más consciente de mi sintonización interna y las vibraciones de mis chakras. Me alegra reconocer públicamente como tú has enriquecido mi vida.

Muy agradecida,

4 de febrero del 2014.

Anita Vélez Rieckehoff
_____

Anita Vélez Rieckehoff Vda. de Mitchell
Poeta, Dramaturga, Directora de Teatro,
Actriz, Cantante, Bailarina y Columnista
de Temas Culturales

El infinito proceso evolutivo de la existencia

...En el templo sagrado de mi cuerpo en el santuario biológico interior,
invisible y silencioso hacia el mundo exterior,
hoy, en forma aceleradísima, una reconstrucción y re-estructuración de mi cuerpo está sucediendo, producida por la extraordinaria alquimia de la culinaria de Jay Emmanuel Morales
y su uso de la energía piramidal, máquinas holísticas, cuencos de cristales de cuarzo y cuencos tibetanos, sus poderosos cantos mántricos y claro está, sus conocimientos de alquimia
de energía vibracional y más que todo, "por la pureza de su intención sanadora".

Estoy escribiendo recuerdos de esta visita especial que me ha sanando física y espiritualmente.

Esta mañana, antes del amanecer, Jay y yo caminábamos por las calles de Nueva York, arrastrando grandes maletas hacia el paradero del bus que nos llevó al aeropuerto, donde abordamos el avión que nos llevó en un peregrinaje místico espiritual inolvidable de 22 días a Japón y Tailandia.

En Nueva York Jay camina diariamente a muchas partes y lo hace siempre a gran velocidad.
En los tres días de mi visita caminamos muchas calles. "Es buen ejercicio" explica él.

Yo lo seguía casi corriendo, cuadras y cuadras. A veces Jay se paraba a esperarme con una sonrisa de niño,
Y el movía sus manos enviándome mensajes con el lenguaje físico que me animaba a continuar la caminata, antes de cruzar una avenida......... "Apresúrate!".... me decía,
"Mira, camina así, con el pecho abierto, alegre, con una sonrisa a flor de labios y contra el viento"
Yo sonreía. Él es 15 años más joven que yo y en perfecta forma física, como la de un joven atleta,
Yo noto que no lo estoy.

En esa mañana apenas se veían gentes en las calles;
La ciudad estaba llena de bolsas de basura de plástico negro,

atadas y amontonadas con disciplina, un trabajo bien organizado efectuado durante la noche. La Ciudad de Nueva York "La Gran manzana" es así, diariamente hay que limpiar la enorme ciudad…
Así es también la vida humana, diariamente los seres humanos necesitamos limpiar nuestra mente, nuestra alma y nuestro cuerpo físico.

Jay Emmanuel nos enseña a usar el sagrado poder de nuestra voz y de la mente, para que por medio de los sonidos armónicos específicos y el poder mental de visualización creativa, logremos limpiar nuestro corazón y se manifieste el poder regenerativo natural de todos los sistemas de nuestro divino templo físico.

Antes de llegar a la parada del bus vimos tres seres humanos dormidos en la acera.
Gente sin hogar. Anónimos, naufragando en la vida.
Internamente los bendecimos con nuestro amor.

En el aeropuerto seguíamos caminando a gran velocidad por largos corredores.
Gentes, muchas gentes de todas partes del mundo.
¡Qué interesantes son los aeropuertos! Gran analogía de la vida.
"Somos todos viajeros", siempre en movimiento como los astros del universo hacia nuevas trayectorias y dimensiones en ese infinito proceso evolutivo de la existencia…

Pilar Alvear Farnsworth,
Febrero 2014
Fundadora de un movimiento para el Nacimiento Natural
http://www.farnsworthproductions.com/PilarDeLaLuz/

Agradecimientos

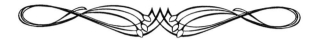

Mi más profundo agradecimiento a todos los que han participado en la realización de este proyecto y en especial por el apoyo que me han brindado para poder lanzar este libro al mundo.

Teodorico Enrique Ampudia, por ayudarme en el concepto original y la edición del libro, diseños gráficos, fotografías, promoción, la página web, por su continuo apoyo a lo largo de este extenso proyecto y por el apoyo fraternal y familiar que él y su distinguida hermana Juana Isabel Ampudia a través de los años me han brindado.

Carlos Alberto Quintero, por su expresión artística creativa e innovadora, por su gran talento el cual ha sido expresado a través del diseño artístico de la portada y de la contraportada de este libro y también por sus impresionantes pinturas y el apoyo fraternal que él me ha brindado. Por ser un honorable representante de las artes espirituales a través de sus pinturas transcendentales que activan frecuencias y que expanden la conciencia evolutiva del ser hacia espacios cósmicos infinitos. www.xcreativegroup.com/alberto

Marco Antonio Olmos, por su labor artística expresada a través de las fotografías que él tomó de mi persona, las cuales han sido utilizadas en el diseño artístico por Carlos Alberto Quintero en la portada y en la contraportada del libro. Por su continuo apoyo fraternal y su gran talento en el arte cinematográfico y presentación de documentales.

Pilar Alvear Fansworth, por ayudarme en la pre-edición del libro, por sus sugerencias, recomendaciones, por la preparación y redacción del prólogo y por todo el apoyo espiritual y el benevolente cariño que siempre me ha brindado. Por presentarme en los celebraciones que ella dirige y coordina "The One Human Race Festival" en Washington y Pagosa Spring, Colorado. Gracias por participar en dos de los muchos viajes místicos y educacionales a Egipto, a la Riviera Maya en Yucatán México, a La Ciudad de México, D.F., a Tailandia y Japón, los cuales organicé y coordiné.

Dra. Estela Laufer por todo el apoyo que me brindó a través de la verificación y correcciones gramaticales de los textos del libro, por todo el apoyo espiritual, por honrarme con su presencia en muchas de las conferencias, talleres, activaciones y conciertos que he ofrecido en diferentes instituciones en el pasado y por el cariño de hermana que siempre me ha brindado. Gracias por compartir el conocimiento de sus trabajos en el área de la terapia de liberación emocional (E.F.T.), la terapia regresiva de reprogramación mental y por participar en uno de mis viajes místicos y educacionales a Egipto. Primordialmente por su ferviente dedicación en pro de ayudar a la humanidad por medio de su práctica como psicóloga e hipnoterapista clínica.

Thomas Aksness, director científico de Health Tech Sciences en Noruega, por someter mi trabajo de grabación, el CD **"Las Fuerzas Sanadoras de los Sonidos y Vibraciones Armónicas"** a examinaciones científicas por medio del sistema de Análisis de Voz de Aquera y por concluir que la terapia de sonidos de mi CD es muy eficaz mejorando significativamente bloqueos y desbalances de los chakras. Estoy infinitamente agradecido a Thomas y a su organización por el análisis científico del CD y por recomendar mi trabajo a la comunidad científica, al público en general y por la definición de mi trabajo como "una terapia de sonido eficaz para mejorar los chakras". Gracias por todo su apoyo y fraternal amistad.

Dr. Masaru Emoto, por someter mi trabajo de grabación, el CD Las Fuerzas Sanadoras de los Sonidos y Vibraciones Armónicas, el 5 de noviembre del 2004, a pruebas de examinación en su laboratorio en Japón, por exponer 50 muestras de agua destilada en placas Petri a la música de todo el CD, congelar las 50 muestras de agua y al observarlas bajo un microscopio electrónico logró fotografiar 24 patrones hexagonales de este CD. Gracias infinitas por su valioso reporte científico y por el fascinante trabajo que él ha presentado para beneficio del desarrollo evolutivo de la humanidad, en su libro Los Mensajes Ocultos del Agua.

Dra. Premala E. Brewster Wilson, CCH, CNS, LN, fundadora del Instituto de Medicina Preventiva, Homeopatía y Nutrición en Silver Spring, Maryland, U.S.A., por reconocer desde el año 2004 el valor terapéutico de la grabación CD **"Las Fuerzas Sanadoras de los Sonidos y Vibraciones Armónicas"** y por recomendar a sus pacientes que de forma rutinaria escuchen esta grabación CD como parte importante del protocolo de salud que le ayuda equilibrando todos los centros energéticos del cuerpo conocidos como los chakras. Gracias infinitas por recomendar mi trabajo de Terapia Magnética Armónica Vibracional, por todo el apoyo y el cariño que me ha brindado su familia, su distinguido esposo el licenciado en leyes Theodore D. Wilson, asistente del fiscal del estado de Indiana, coronel y juez del ejército de los Estados Unidos, y su fenecido y querido hermano el Dr. Seth J. Edwards, profesor en la Universidad del Paso, Texas.

Dr. Leonel Eduardo Lechuga, inventor, arquitecto, profesor y fundador del Espacio Metatrón de México, por recomendar mi trabajo y mi libro como una propuesta especial que ayuda a activar el proceso natural de sanación en las personas, y por concederme la oportunidad y el honor de presentar exitosamente mi tesis de medicina vibracional y mi misión espiritual a través de los talleres y conferencias que he presentado para su organización en diferentes provincias de México. Por su continuo apoyo fraternal y todas sus virtudes en el área de la sacro-geometría, diseño y arquitectura y por el conocimiento que le brinda a la humanidad a través de sus talleres y los eventos que programan bajo su organización Espacio Metatrón de México.

Dra. Raquel Liberman, Maestra y especialista en Psicoterapia del Espacio Metatrón de México, por recomendar mi trabajo y por expresar que el contenido de este libro se presenta con aprendizaje, con sensibilidad y con la información precisa y bien fundamentada teóricamente, con el propósito de impartir los conocimientos para lograr la salud integral. También le expreso a Raquel mi más sincero agradecimiento por concederme la oportunidad y el honor de presentar exitosamente mi tesis de medicina vibracional y mi misión espiritual a través de los talleres y conferencias que ella junto a su distinguido esposo el Dr. Leonel Eduardo Lechuga han coordinado en mis pasadas presentaciones en México. Por su dedicación y misión para ayudar a la humanidad a través de su profesión como maestra y especialista en psicoterapia y los talleres de constelaciones.

Dr. Paul T. Sprieser, DC, DIBAK, Director del Instituto de Estudios de Kinesiología, Pine Brook, N.J. Por todos los conocimientos que he obtenido de él en el área del estudio de la Kinesiología Aplicada y por medio del cual se muestra la posibilidad como herramienta para los diagnósticos. Gracias infinitas a Paul y a su distinguida esposa Priscilla Sprieser por todo el apoyo y el cariño de familia que a través de los años me han brindado.

Dr. Bruno Casatelli, por todo el apoyo que me brindó durante todo mi proceso evolutivo en mi carrera musical como cantante y como terapeuta de la medicina vibracional, por abrirme las puertas para mis estudios de kinesiología a través de su amigo el Dr. Paul T. Sprieser. Pero lo más importante fue por el encuentro que tuve con Bruno en Egipto hace más de 16 años, en mi primer viaje a Egipto, donde pude encontrar el hermano que tuve de mucha vidas pasadas. En el templo de la Madre Cósmica Isis, en Philae en Aswan, durante una poderosa meditación, donde todos los presentes sentimos la inmensa frecuencia de luz y de amor de la Madre Isis, allí nos reencontramos. El regalo más grande que transformó mi vida, fue cuando Bruno hizo los arreglos con sus contactos y su amigo egipcio Fergany Al Komaty para que yo y otro amigo subiéramos al tope de la Gran Pirámide de Keops y así se efectuó. En el regreso de Luxor a Cairo, en una madrugada a la 1:00 A.M. comenzamos a subir hasta el tope de la pirámide. Estuvimos en el tope de la pirámide de Keops 5 horas, hasta la 6:00 A.M., allí pude sentir la poderosa frecuencia de la madre Tierra como un zumbido grave y profundo que provenía del centro de la Tierra y que era muy parecido al sonido AUM. Ese grave y sutil sonido, podríamos decir algo similar como el ultrasonido, hacia vibrar todas las fibras de mi ser y sentí la energía de luz de las estrellas que descendía desde el centro del universo hacia el centro de la pirámide, donde nos encontrábamos. Más tarde comprendí el poder del tope de la pirámide, debido a que desde esa área es que se difunde la "Energía Taquiónica" que conecta con el universo. La Energía Taquiónica es mucho más rápida que la velocidad de la luz. No hay palabras que puedan expresar lo que percibí. Pero si pude observar que de allí en adelante, se activaron energías en mi tercer ojo y en mi glándula pineal, se agudizaron mis poderes de percepción y lo que ha venido pasando a través de mi vida, me ha hecho más clara mi humilde misión de ayudar a la humanidad a activar en nuestro planeta, paz, armonía, sanación, sabiduría divina y orden divino por medio de llevarle el mensaje del poder de **"Las Fuerzas Sanadoras de los Sonidos y Vibraciones Armónicas, El poder de Sanación de la Voz y la Mente"**, el Poder de la Palabra, de los mantras, afirmaciones positivas, la visualización creativa y el poder de la intención que manifiesta los cambios a nivel sub-atómico, atómico y por ende activa la sanación de todos nuestros sistemas. Gracias Bruno por ser un ser tan benevolente, por tu luz y por ser mi hermano eterno.

Dr. Rubén Ong, doctor en oncología, por todos los conocimientos que él ha compartido conmigo sobre la naturaleza del cáncer, el sofisticado mecanismo de sanación de los sistemas del cuerpo y la relación directa que estos tienen con las emociones y la energía mental en ese proceso. Por apoyar mis estudios, investigaciones, experimentos y trabajos en el área de la medicina vibracional y **Las Fuerzas Sanadoras de los Sonidos y Vibraciones Armónicas.** Por todas sus sugerencias, recomendaciones y artículos que él me envía con información para que cada día pueda estar al tanto de lo más recientes sistemas terapéuticos y por ende perfeccionar mi práctica que está al servicio de la humanidad. Gracias Rubén por tu fraternal y benevolente amistad.

Jesús Gutiérrez, por su benevolente energía, apoyo y talento creando los arreglos musicales y desempeñado la labor de ingeniero de sonidos y por todas las ideas creativas que aportó para la realización de la grabación del CD **"Las Fuerzas Sanadoras de los Sonidos y Vibraciones Armónicas"** en su estudio de grabaciones "Jesús Gutiérrez At TV Music Recording Studios", en la ciudad de Nueva York.

Max Pérez, por todas las ideas innovadoras y creativas que plasmó en la creación del diseño de la portada y la contraportada del CD **"Las Fuerzas Sanadoras de los Sonidos y Vibraciones Armónicas"** y el diseño gráfico del librito de ocho páginas que está incluido junto a el CD.

Palmira Ubiñas, Presidenta y Fundadora de la Asociación Internacional de Arte y Cultura Hispana (AIPEH), Orlando, Florida, New York, por sus sugerencias, recomendaciones, por la preparación y redacción de la nota editorial y por todo el apoyo espiritual y el benevolente cariño de hermana en la luz que siempre me ha brindado. Por presentar e introducir mí trabajo a su organización AIPEH y por coordinar varias de mis presentaciones y conferencias sobre mi tesis de Medicina Vibracional a través de su organización en Orlando, Florida.

Susana Bastarrica, presidenta y fundadora de la celebración La Vigilia de la Paz Mundial. Por concederme el honor de presentar mi tesis de **"Las Fuerzas Sanadoras de los Sonidos y Vibraciones Armónicas y El Poder de Sanación de la Voz y la Mente"** en varias conferencias que he ofrecido en las Naciones Unidas bajo la organización que ella dirige. Por concederme el honor de participar cantando y haciendo las activaciones de los sonidos armónicos por medio de mi voz y los cuencos de cristales de alquimia de cuarzo en la celebración de la vigilia de la paz en el Parque Central de Nueva York el cual se efectúa cada otoño en la semana internacional de la paz el 21 de septiembre de cada año. Por su linda amistad, por todo el apoyo que ella me brinda en mis trabajos creativos, su interés de presentar mis investigaciones científicas y especialmente por todo lo que ella hace para llevar el mensaje de paz y de armonía a la humanidad.

William Jones (Lupito) & Paul Utz, Crystal Tones, ellos son los fundadores, los dueños y los distribuidores de los cuencos de cristales de alquimia de piedras preciosas y semipreciosas, localizados en Salt Lake City, Utah. Por concederme el honor de ser uno de los exponentes del poder de sanación de los cuencos de cristales y del poder del sonido armónico a través de las conferencias que he ofrecido en las ferias de salud (New Life Expo) en Nueva York, Florida, y Colorado que ellos coordinan. Por ser los portadores y los facilitadores de uno de los instrumentos más poderosos en nuestro planeta que tienen efectos para activar sanación en las personas: Los Cuencos de Cristales de Cuarzo Puro y de Alquimia. Por el benevolente, fraternal cariño y apoyo que ellos me han ofrecido y por la extensa misión que estos tienen de llevar la música de las esferas a la humanidad a través de los poderosos instrumentos de cristales que ellos distribuyen.

Dra. Gloria Godinez, M.A.Sc., N.D., H.M.D., O.M.D. Presidenta Fundadora y Directora del Instituto de Medicina Energética y Biológica S.C., Por todo el apoyo que me ha brindado en mis investigaciones y trabajos de Medicina Vibracional, por honrarme con su distinguida presencia en los talleres que he ofrecido en México sobre los temas de **"Las Fuerzas Sanadoras de los Sonidos y Vibraciones Armónicas y El Poder de Sanación Por Medio de la Voz y la Mente"**. Por recomendar mi práctica de Terapia Magnética Armónica Vibracional, Medicina Bio-magnética y Nutrición a sus mejores amigos en México, por concederme el honor de su divina presencia en las activaciones de sonidos armónicos y meditaciones que se han llevado a cabo en los templos sagrados en México, La Iglesia del Pocito, donde se manifestó la aparición de la Divina Madre Cósmica Guadalupe, La Pirámide del Sol en Teotihuacán, La Cámara Astronómica de la Acrópolis en Xochicalco Morelos, los vórtices energéticos del Gran Cañón de Colorado y Sedona, Arizona. Pero lo que más me impresiona de Gloria es el amor incondicional que ella irradia y por su dedicación e interés en pro de ayudar a la humanidad por medio de sus extensos conocimientos en el área de la Medicina Energética y Vibracional. Gracias Gloria por ser tan especial, por tu linda amistad, por todo el cariño y amor incondicional que tú me has brindado.

Lama Thupten Kunkhyer, del monasterio de monjes tibetanos de Sera Je en Mysore, estado de Karnatak en India. Por enseñarme a como cantar y vocalizar los mantras tibetanos para que estos tengan efectos armonizando mis chakras y como anclar y activar esa energía dentro de mí ser, para de igual manera también poder ayudar a otros seres a activar sus chakras y poder acelerar el proceso natural de sanación por medio de esa poderosa práctica. Por todas las enseñanzas místicas que compartieron y comparten con mi humilde persona, por continuamente incluirme en sus oraciones, por ser mis hermanos, por su sabiduría mística, por su compasión por la humanidad y por continuar en constante comunicación conmigo desde la región tibetana de la India a Nueva York.

Anita Vélez Mitchell, poeta, dramaturga, directora de teatro, actriz, cantante, bailarina y columnista de temas culturales. Anita nació el 21 de febrero del 2016, en Vieques, Puerto Rico. El 21 de febrero de este año 2014, o sea en tres semanas cumplirá 98 años de edad. Hacen 32 años que la conozco, para ser más específico, desde que llegué a Nueva York. Su mente y energía creativa sigue encendida y como un sol radiando luz que inspira y activa apreciación por la vida en muchos seres. Ella es una mujer extremadamente talentosa, sensitiva, creativa, inteligente y receptiva a la Medicina Vibracional. Ella me ha concedido el honor de poder asistirle con mis terapias por medio de **"Las Fuerzas Sanadoras de los Sonidos y Vibraciones Armónicas",** La Terapia Magnética Armónica Vibracional, y La Terapia de Biomagnetismo. Anita me honra con sus palabras cuando dice que las frecuencias de las vibraciones y los tonos que utilizo en mis activaciones y tratamientos de sonidos "son tan profundos, ricos y coloridos, que la poseían", continúa, "Salía de allí, bailando, cantando y con mucha alegría". Su evaluación sobre mi trabajo me inspira a continuar adelante haciendo lo máximo para esmerarme y poder ayudar a la humanidad por medio de mis investigaciones científicas y mis trabajos en el área de la medicina vibracional.

En una de las muchas conversaciones interesantes que he tenido con Anita a través de los 32 años que la conozco, recuerdo que me mencionó que a mediados de los años 50's estaba casada con el Sr. Mitchell y ambos tenían mucho interés de tener un bebé. Pero debido a que Anita estaba muy activa en su carrera artística y la cual envolvía mucha actividad física de baile, no podía concebir. Su esposo conocía el gran científico Royal Raymond Rife, y le habló a éste del problema que Anita estaba teniendo para concebir. Rife en esa época se encontraba detenido en una cárcel inmerecidamente. Sin embargo, dice Anita que Rife le dijo a su esposo Mitchell, que hablara con su socio, el cual se encontraba manejando su laboratorio de "Medicina Vibracional" en Nueva York y que le dijera a éste que le diera tres tratamientos a Anita con su "Máquina de Rife". Unas semanas después de Anita finalizar el tercer tratamiento de Rife, quedó embarazada de su hija Jane Vélez Mitchell (Jane es moderadora de noticias en la TV). Anita es una fuente de inspiración para nuestra generación y también lo será para muchas generaciones futuras. Gracias Anita por tu sabiduría, por amar la vida, por tus trabajos creativos y por el cariño que siempre me has brindado.

Antonio Kabral, productor, director de programación y cámaras de TV. Por todo el apoyo que me ha brindado a través de las presentaciones y las entrevistas donde me ha dirigido junto al conocido moderador Omar Cabrera en el programa de TV "Crecer" de TV Azteca. Por presentar mi tesis de **"Las Fuerzas Sanadoras de los Sonidos Armónicos y El Poder de Sanación Por Medio de la Voz y la Mente"** en los ciclos de conferencias que el coordina en el Teatro del Elmhurst Hospital en Queens Nueva York. Por su fraternal y benevolente amistad y por su interés de ayudar a la humanidad a través de todos los eventos informativos que el programa y coordina en TV, centros de conferencias y teatros.

Marisol Carrere, actriz, escritora y productora. Por concederme el honor de asistirle con mis terapias por medio de **"Las Fuerzas Sanadoras de los Sonidos y Vibraciones Armónicas"**, La Terapia Magnética Armónica Vibracional, y La Terapia de Biomagnetismo y Nutrición. Marisol me honra con sus palabras al expresar que por medio de la compilación de sonidos armónicos de mi C.D., La Terapia de Medicina Vibracional, Nutrición y de Bio-Magnetismo y junto al uso de afirmaciones positivas, le ayudó a poder sobrevivir la condición que sufría de cáncer. Por su linda y benevolente amistad, por su deseo de que otras personas conozcan y se beneficien de mis investigaciones científicas y trabajos en el área de la medicina vibracional. Por crear y dirigir proyectos de teatro y cine que tratan de temas constructivos que realzan la calidad de vida de las personas y por su reciente película de corto metraje "Yo Soy Julia & Yo Soy el Proyecto de Paz."

Linda Russo, licenciada en leyes, por todo el apoyo que me ha brindado en todos mis asuntos legales, por sus recomendaciones y asesoramientos legales. Por ser mi hermana, mi amiga, parte de mi familia y por todo el cariño que me ha brindado desde que llegué a la Ciudad de Nueva York hace 32 años. Especialmente porque Linda es un ser que siempre se ha interesado en ayudar a su prójimo por medio de sus talentos y su profesión.

Darío Cárdenas, ingeniero electrónico, professor de matemáticas en la Universidad de City College en Nueva York. Por todo el apoyo que me ha brindado en mi tesis de **"Las Fuerzas Sanadoras de los Sonidos y Vibraciones Armónicas, El Poder de Sanación por Medio de la Voz y la Mente" y La Terapia Magnética Armónica Vibracinal**. Por su fraternal amistad y al igual por el cariño que me ha brindado su representante y promotora, la Sra. Hermelinda Cárdenas. Por compartir sus conocimientos sobre las energías electromagnéticas y de tecnologías bio-energéticas. Por su interés de ayudar a la humanidad por medio de sus investigaciones científicas y las conferencias que él ofrece sobre cómo entender el universo electromagnético, la energía eléctrica e iónica en los seres vivos.

Laurisa Brandekam, por todo el apoyo que me brindó a través de la verificación y correcciones gramaticales de algunos de los capítulos del libro, por sus recomendaciones, por todo el apoyo espiritual, por honrarme con su presencia en muchas de las conferencias, talleres, activaciones y conciertos que he ofrecido en diferentes instituciones en el pasado y principalmente por el cariño de hermana que siempre me ha brindado. Por compartir conmigo sus conocimientos y por su deseo de ayudar a la humanidad por medio de sus prácticas místicas shamánicas Mayas.

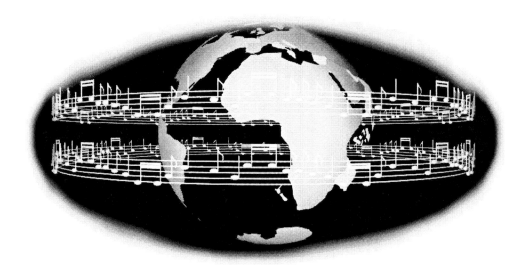

Nuestro Planeta, la Madre Tierra (Gaia),
es la gigantesca orquesta sinfónica,
que incesantemente está en concierto,
generando sonidos y vibraciones de forma natural".
- J.E.M.

Acerca de Jay Emmanuel Morales

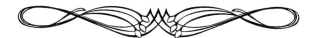

Jay Emmanuel Morales, A.K., V.M., (Kinesiólogo, Medicina Vibracional), Medicina Ayurvédica, Herbología Natural, Medicina Biomagnética, Nutrición Orgánica Natural, Terapia de Energía Pránica, Qi Gong, Reiki, Yoga, Yoga Kundalini y Meditación Transcendental.

En su práctica de sanación él también incorpora el poder terapéutico y preventivo por medio del uso de la técnica de la ciencia de la piramidología, la sacro geometría, el efecto curativo de las cámaras de sonidos acústicos y el poder curativo del agua reestructurada y las esencias de plantas botánicas medicinales que él programa por medio de su metodología vibracional de frecuencias de sonidos armónicos específicos.

El elemento agua H_2O, al igual que los suplementos de herbología natural y los minerales tienen la facultad de almacenar la memoria de las frecuencias de sonidos armónicos y cuando estos son ingeridos, las frecuencias son transportadas a través de las ondas electromagnéticas que son generadas por el cerebro, el sistema nervioso y el corazón hacia los meridianos, órganos y sistemas del cuerpo.

Jay Emmanuel es el Fundador de la **Organización del Poder de la Armonía, Salud y Red Global de Bienestar.** Su organización no es una organización con fines lucrativos. Esta se enfoca en difundir y educar a la comunidad con información de estudios e investigaciones científicas sobre métodos de salud alternativos naturales que incorporan el uso de nutrición natural orgánica, de la herbología, el uso de sonidos y vibraciones armónicas, la musicoterapia, el poder mental creativo de visualización, afirmaciones, mantras, las oraciones, la meditación, yoga, qi gong y otros métodos. El propósito es de ayudar a las personas a que obtengan buena salud mediante el estímulo del proceso natural de sanación de la mente, cuerpo y espíritu.

El cuerpo tiene una farmacia natural interna que responde a los procesos naturales equilibrados. Por ende, el propósito es, de lograr desarrollar hábitos naturales constructivos y de hacer modificaciones en nuestras vidas, en la dieta, de estar en armonía con todos los elementos y las energías generadas por nuestro planeta. Asegurarnos de crear pensamientos positivos, de hablar palabras creativas, de cantar canciones con resoluciones positivas, para manifestar buena salud y establecer el equilibrio en nuestra vida y para que de igual manera todos los seres en el planeta podamos vivir en paz, armonía y en un orden natural equilibrado, haciendo buen uso y a la vez protegiendo los recursos naturales de nuestra Madre Tierra Gaia.

Gaia nos suple sus elementos esenciales de forma natural y con el amor puro de madre, para que nosotros y al igual que las futuras generaciones y todos los seres que habitamos la Tierra nos beneficiemos y podamos disfrutar equilibradamente de la preservación de las riquezas que ella nos concede.

Jay Emmanuel es un embajador de la paz y se ha presentado en innumerables ocasiones en conferencias y activaciones basado en su tesis **Las Fuerzas Sanadoras de los Sonidos y Vibraciones Armónicas y el Poder de Sanación de La Voz y la Mente,** en las Naciones Unidas en Nueva York, La Fraternidad Universal del Maestre Dr. Serge Reynaud de la Ferriere, Las Ferias de Salud (New Life Expos) en Florida, Nueva York y Colorado. El ha ofrecido conferencias, talleres y activaciones para el Festival de la Raza Humana (One Human Race Festival) en Washington y Pagosa Springs, Colorado. Ha sido invitado en tres ocasiones diferentes para ofrecer sus conferencias y activaciones en La Serenísima Gran Logia Masónica de la Lengua Española para los Estados Unidos de Norteamérica, localizada en la Ciudad de Nueva York. Ha participado llevándole sus conocimientos en el área de la musicoterapia, el poder de sanación de la voz, de la mente, la música y los sonidos armónicos a los estudiantes de las escuelas públicas en el Bronx, Nueva York. También ha ofrecido sus talleres y activaciones en El Espacio Metatrón en México, y en diferentes organizaciones en España, Egipto, Israel, Rusia, Ecuador, Colombia, Puerto Rico, Japón y muchos otros países.

El 27 de septiembre de 1997 el gobernador de Nueva York, el honorable George E. Pataki le otorgó a Jay Emmanuel un pergamino por su exitosa participación en la celebración del mes de la cultura y la educación de la hispanidad. El gobernador Pataki expresó en su mensaje "aplaudo su dedicación y talento y le agradezco su contribución. Su música y su talento enriquecieron nuestro programa y auguraron el éxito de nuestra ceremonia".

El 27 de septiembre de 1998, el Instituto de Cultura de Puerto Rico en Nueva York, le otorgó a Jay Emmanuel Morales el premio "El Arte de la Música" por la excelencia de su obra y por su disposición a servir a la comunidad.

El miércoles 17 de febrero de 1999, Jay Emmanuel fue invitado especial para el tributo ofrecido a la poeta, dramaturga y cantante puertorriqueña Anita Vélez Mitchell efectuado en el Merkin Concert Hall, en el área del Lincoln Center de Nueva York, donde Jay Emmanuel presentó su música acompañado de la Orquesta Sinfónica Pan American, bajo la dirección del maestro Joseph Lliso.

El lunes 22 de febrero de 1999, Jay Emmanuel fue el invitado especial donde presentó sus activaciones de música y sonidos armónicos para el evento titulado "Conocer y Amar a Puerto Rico, USA," un concierto multicultural orientado a la paz y que se llevó a cabo en el auditorio Dag Hammarskjold en las Naciones Unidas y fue organizado por la diplomática Sra. Nilda Luz Rexach.

Jay Emmanuel posee una voz muy poderosa y con un registro musical muy extenso y melódico. El ha venido trabajando y experimentando por más de 30 años con **Las Fuerzas Sanadoras de los Sonidos y Vibraciones Armónicas**. El llama a su técnica, **Terapia Magnética Armónica Vibracional**. El define su práctica básicamente como la técnica utilizada para sanar el cuerpo, la mente y el espíritu por medio de sonidos, tonos musicales y frecuencias que producen vibraciones específicas que restablecen la armonía de los chakras. Cada centro energético del cuerpo, mejor conocido como los chakras vibran en su tono musical específico. **La Terapia Magnética Armónica Vibracional** contribuye en la armonización de la energía vital del cuerpo etérico, del aura, y cuerpo físico.

Jay Emmanuel es un iniciado en las enseñanzas místicas egipcias y él ha coordinado innumerables grupos de viajes educacionales y de metafísica a Egipto por más de 16 años. En sus conferencias y activaciones él comparte sus conocimientos místicos de las grandes escuelas de la antigüedad egipcias con el propósito de que cada uno de los participantes obtenga experiencias que transformen su vida muy positivamente, estimulando el desarrollo evolutivo espiritual de sanación y la activación de nuestra conciencia supra-humana. En sus conferencias, meditaciones y activaciones él aplica el uso de sonidos armónicos específicos en los acordes del solfeo antiguo con el propósito de transportar energéticamente a los participantes de sus conferencias a los templos, centros energéticos y monumentos antiguos egipcios.

Jay Emmanuel ha hecho estudios y experimentos de sonidos acústicos y grabaciones utilizando su voz y los cuencos de alquimia de cuarzo puro dentro de las cámaras del rey y de la reina de la Gran Pirámide de Keops, el Templo de los Hathors en Dendera y el Templo de la diosa Isis en Philae. Egipto.

En Octubre del 2004 participó junto con el Dr. Masaru Emoto en una conferencia, concierto y activación que se llevó a cabo en el auditorio Dag Hammarskjold en las Naciones Unidas, organizado por la Reverenda Susana Bastarrica, presidenta en esa época del departamento de actividades culturales de Feng Shui de esa institución.

El Dr. Masaru Emoto después de esta celebración se llevó el CD **Las Fuerzas Sanadoras de los Sonidos y Vibraciones Armónicas** a su país natal Japón y lo sometió a análisis en su laboratorio, donde se hacen estudios y análisis del efecto de los sonidos y de las frecuencias vibracionales sobre el elemento agua H_2O. El 5 de noviembre del 2004, el Dr. Masaru Emoto, en su laboratorio en Japón, expuso 50 muestras de agua destilada en placas Petri a la música de todo el CD **Las Fuerzas Sanadoras de los Sonidos y Vibraciones Armónicas**. El congeló las 50 muestras de agua, las observó bajo un microscopio electrónico y logró fotografiar 24 patrones hexagonales de este CD. Este análisis procesado por el Dr. Emoto se puede ver en la página electrónica **healingpowerofharmony.com**, en la sección "Análisis de Sonidos" (Sound Analysis).

En el mes de junio del 2012, con motivo de la celebración del último solsticio de verano, celebrado seis meses antes del cierre del ciclo del calendario maya de 25,900 años, él coordinó un viaje educacional y de metafísica a la Riviera Maya, donde hizo activaciones y experimentos de sonidos acústicos de sanación por medio de los sonidos armónicos de su voz, los cuencos de cristales de cuarzo y cuencos tibetanos en los lugares históricos y sagrados; la pirámide de Chichén Itzá, la pirámide de Uxmal y otras pirámides localizadas en el territorio maya que no han sido dadas a conocer y en el Cenote EkBalam Au en Yucatán, México. Jay presentó su tesis de sanación por medio de los Sonidos y Vibraciones Armónicas en tres conferencias y activaciones que se llevaron a cabo muy exitosamente en el Hotel Okaan, localizado en el centro de la selva, en el área de la meseta maya, muy cerca de la pirámide de Chichén Itzá.

Para la celebración del cierre del ciclo del calendario Maya de 25,900 años que tomó lugar el 21 de diciembre del 2012, en Cuernavaca, México, Jay Emmanuel fue invitado por el Dr. Leonel Eduardo Lechuga y su distinguida esposa la Dra. Raquel Liberman a participar en el magistral evento que éstos coordinaron, titulado **"El Cierre del Ciclo Maya y la Trayectoria hacia una Nueva Época"**. Jay Emmanuel ofreció dos conferencias sobre **Las Fuerzas Sanadoras de los Sonidos y Vibraciones Armónicas y El Poder de Sanación de la Voz y la Mente.** En la ceremonia final de cierre junto a sus hermanas de luz, las Chamanas Julia Nava y Lulu López Garay, representantes de la Energía de la Divina Madre Cósmica Guadalupe, se efectuó una poderosa activación con los sonidos y vibraciones armónicas, los cuencos de cristales de alquimia, mantras, cánticos y el aroma de cientos de rosas que abrieron un vórtice energético de luz donde se plasmó la energía de amor de la madre cósmica y de los maestros ascendidos dando la bienvenida a la nueva era de luz y llenó de amor, paz y alegría el espíritu de todos los participantes. Esa poderosa energía de amor incondicional del 21 de diciembre del 2013 de la madre

Cósmica Guadalupe y los maestros ascendidos, fue enviada hacia todos los rincones del planeta Tierra con la intención de activar paz, amor, armonía y orden divino en la consciencia colectiva y en los corazones de todos los seres que habitamos el planeta Tierra.

El 23 de diciembre del 2012, dos días después del comienzo de la nueva era de acuerdo al calendario maya, Jay Emmanuel fue llevado por sus hermanas en la luz, las chamanas Julia Nava y Lulu López Garay a la Capilla del Pocito de la Santa Madre Cósmica de Guadalupe, donde él le cantó a la madona con su voz y con los cuencos de cristales de alquimia, los sonidos armónicos de las esferas y el Ave María de Franz Schubert y de Charles Gounod. Este evento se llevó a cabo improvisadamente en una mañana a eso de las 10:30 A.M., eran solo 18 personas en el grupo que asistieron a este sagrado lugar y en menos de 20 minutos la capilla se abarrotó de gente, los cuales también participaron en la meditación con los sonidos armónicos y estos unieron sus corazones para amplificar la activación de la energía de paz, amor, armonía, compasión y orden divino, que fue enviada a todos los seres en nuestro planeta Tierra.

El Día Internacional de la Paz se observa cada año en todo el mundo, el 21 de septiembre. La Asamblea General de Las Naciones Unidas ha declarado ese día, el día de paz y de igual manera toda esa semana está dedicado a fortalecer los ideales de paz entre todas las naciones y los pueblos del mundo. Las Naciones Unidas invitan a todas las naciones y personas para cumplir una cesación de hostilidades durante todo ese día y semana, y para conmemorar esos días a través de la educación y la sensibilización del público sobre cuestiones relacionadas con la paz. La Reverenda Susana Bastarrica organiza todos los años para esa fecha un magistral evento, una celebración y conciertos llamado "La Vigilia de la Paz Mundial" que se lleva a cabo en el Parque Central de Nueva York. Jay Emmanuel ha sido uno de los invitados de honor en los pasados ocho años, donde él ha presentado su música y conciertos con temas de resolución que difunden el tema de paz, amor y armonía por medio de su poderosa y melodiosa voz. El también finaliza su presentación en la "Vigilia de la Paz Mundial" haciendo una invocación de paz por medio de la activación de los sonidos armónicos de los cuencos de cristales, su voz, y recitando el poderoso mensaje de "La Gran Invocación".

En la celebración del solsticio de primavera y de verano, usualmente dos veces al año y bajo el ciclo lunar de luna nueva o de luna llena, Jay Emmanuel organiza en el Obelisco de Cleopatra, localizado en el Parque Central de Nueva York, detrás del Museo Metropolitano, una meditación y concierto al aire libre, el cual es frecuentado por muchas personas. Este evento se efectúa con el motivo de mostrar agradecimiento al Creador Universal, a la Madre Tierra y sus elementos y a todos los Seres de Luz por todas las bendiciones que recibimos a diario y para activar sanación, paz, armonía y amor y a su vez incrementar la frecuencia del nivel vibratorio de todos los seres que habitamos el planeta Tierra.

Jay Emmanuel ha realizado giras a nivel internacional y también ha aparecido en programas de televisión nacionales que han llegado a audiencias de más de 25 millones de televidentes. Fue entrevistado y presentó su tesis de **Las Fuerzas Sanadoras de los Sonidos y Vibraciones Armónicas, La Terapia Magnética Armónica Vibracional y el Poder de Sanación de la Voz y la Mente** en los programas de televisión **Costa a Costa** con la anfitriona puertorriqueña Malin Falu, el programa de TV **Crecer** con el moderador argentino Omar Cabrera, a través de TV Azteca y muchos otros programas.

Además del concierto y la activación por medio de **Las Fuerzas Sanadoras de los Sonidos y Vibraciones Armónicas y el Poder de Sanación de la Voz y la Mente**, Jay Emmanuel en sus conferencias hace presentaciones audiovisuales de su tesis, así como de su documental sobre las antiguas civilizaciones que incorporan el uso de sonidos armónicos para sanar el cuerpo, la mente y el espíritu. Jay Emmanuel habla acerca de cómo el universo está gobernado por las leyes de la música, cómo la frecuencia de los sonidos están en el centro de la creación, los libros y civilizaciones antiguas que confirman el poder de los sonidos armónicos y cómo los delfines y las ballenas utilizan frecuencias de sonido para comunicarse y colaborar en el bienestar planetario. Muchos ejemplos se dan para iluminar la importancia de los efectos curativos de los sonidos y las vibraciones, especialmente con respecto a los siete centros de energía vital del cuerpo, que tienen una relación directa con el bienestar mental y físico.

Como cantante él tiene una potente gama vocal melódica, Jay Emmanuel combina magistralmente la voz, colores, luces y sonidos, y el uso de los siete cuencos de alquimia de cristal de cuarzo y piedras preciosas y semi-preciosas, calibrados a las frecuencias específicas que tienen resonancia con los chakras del cuerpo humano, para ofrecer sonidos armónicos y vibraciones capaces de elevar a la audiencia a un viaje de sanación incomparable.

Jay Emmanuel nos dice en su composición:

El poder de sanación está dentro de cada uno de nosotros,
abre tu corazón al poder de las Frecuencias de Sonidos Armónicos,
abre tu mente al poder de los pensamientos creativos,
cada pensamiento creado por tu mente está en estado de vibración,
y es la reflexión de la conciencia de tu espíritu.

Las frecuencias armónicas se tornan en luz,
y siete colores forman el arco iris,
y todos los espacios se llenan de amor,
la energía más poderosa de la creación,
que tiene el poder de manifestar transformaciones,
que activan cambios creativos,
que encienden la energía de sanación,
en todos los sistemas, átomos y células,
dentro del corazón y en todas las fibras de nuestro ser.

Los sonidos armónicos, los mantras y la meditación

Los sonidos armónicos, de vocales y mantras,
activan el sublime silencio de la meditación,
y el eco de los sonidos que hacen vibrar mi ser,
encienden la luz que conecta mi espíritu con el universo.

La música y los cánticos armónicos,
los mantras y la meditación,
hacen danzar el espíritu,
En las órbitas espirales del universo,
que unen el corazón y la conciencia,
con la inmensa creación del cosmos.

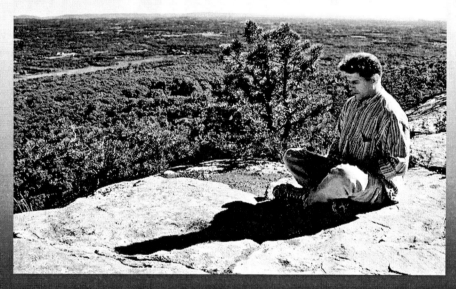

Toda la creación del universo está en movimiento,
todo lo que existe, desde los átomos y
los cuerpos celestes están girando,
todos los seres vivos estamos vibrando
en una revolución infinita,
y todos somos una partícula,
de la sinfonía musical de las esferas.

Los sonidos armónicos, los mantras y la meditación,
conectan la mente con la conciencia colectiva de la creación,
y se encienden las llamas de luz que activan el espíritu,
y la fuerza de amor incondicional que nace del corazón.

Permite que tu vida sea la nota musical del inmenso pentagrama universal que traerá
paz, armonía, sabiduría, energía creativa e iluminación al mundo. Sinceramente, en el
poder de la armonía y la luz,